高等医药院校基础医学实验教学规划教材

医学显微形态学实验

主　编　杨　虹　国宏莉
副主编　徐臣利　邓成国
编　委　(按姓氏笔画排序)
　　　　于　红　王　珏　邓成国　杨　虹
　　　　李久蕊　李巧琴　李必俊　国宏莉
　　　　赵伦华　胡承江　柯奇周　晏长荣
　　　　徐臣利　郭青平

科学出版社
北　京

· 版权所有　侵权必究 ·

举报电话:010-64030229;010-64034315;13501151303(打假办)

内 容 简 介

　　本书系杨虹、国宏莉教授任主编,由湖北医药学院组织学与胚胎学、病理学及形态学实验室等十多位教师共同编写而成。全书内容分为四部分:第一部分为基础性实验;第二部分为综合性实验,融合了相关学科的知识而设计的一些实验;第三部分为创新性实验,第四部分为组织学、病理学切片标本及病理学在体标本彩色图谱。章后附有思考题及参考答案,题型包括判断题、填空题、选择题、简答题、论述题。

　　本书适用于高等医药院校临床、麻醉、影像、护理、检验、口腔、药学等专业实验教学使用。

图书在版编目(CIP)数据

医学显微形态学实验 / 杨虹,国宏莉主编 . —北京:科学出版社,2015.1
高等医药院校基础医学实验教学规划教材
ISBN 978-7-03-042985-8

Ⅰ. 医… Ⅱ.①杨… ②国… Ⅲ. 人体形态学-显微术-实验-高等学校-教材 Ⅳ. R32-33

中国版本图书馆 CIP 数据核字(2015)第 004901 号

责任编辑:李　植 / 责任校对:张怡君
责任印制:赵　博 / 封面设计:范璧合

版权所有,违者必究。未经本社许可,数字图书馆不得使用

科学出版社　出版
北京东黄城根北街 16 号
邮政编码:100717
http://www.sciencep.com

双青印刷厂　印刷
科学出版社发行　各地新华书店经销

*

2015 年 2 月第 一 版　开本:787×1092　1/16
2017 年 1 月第四次印刷　印张:20　插页:20
字数:462 000
定价:65.00 元
(如有印装质量问题,我社负责调换)

《高等医药院校基础医学实验教学规划教材》
编写指导委员会

主　　　任　涂汉军

副　主　任　魏文芳　严世荣

委　　　员　(按姓氏笔画排序)

王汉琴　朱名安　刘　涛　严世荣　李国华

张　鹏　赵万红　郭　阳　涂汉军　魏文芳

丛书主编　朱名安　赵万红

丛书副主编　王汉琴　郭　阳　张　鹏

编　　　委　(按姓氏笔画排序)

王汉琴　石　蕾　朱名安　刘长俊　李文春

杨　虹　杨树国　张　鹏　国宏莉　尚　静

金志雄　赵万红　姚柏春　郭　阳　郭怀兰

唐　微　黄　琪　曾凡龙　鄢红春

总　序

随着现代生命科学及其各种实验技术的飞速发展和高校教学模式的改革，现代高等医学教育更加强调培养学生的探索精神、科学思维、实践能力和创新能力。这就要求从根本上改变实验教学依附于理论教学的传统观念，要从人才培养体系的整体出发，建立以能力培养为主线，分层次、多模块、相互衔接的科学实验教学体系，使实验教学与理论教学既有机结合又相对独立。同时，必须加大对实验项目、实验条件、实验教学体系的改革力度，改革传统的以教研室为单位的教学实验室模式，整合完善现代医学实验室功能和管理，从而提高医学实验教学质量。

本系列实验教材由湖北医药学院组织编写，共9种，包括《医学大体形态学实验(人体解剖学分册)》《医学大体形态学实验(系统解剖学与局部解剖学分册)》《医学显微形态学实验》《病原生物学实验》《医学免疫学实验》《医学生物化学与分子生物学实验》《医学细胞生物学与医学遗传学实验》《预防医学实验》和《医用化学实验》。系统介绍了系统解剖学、局部解剖学、组织胚胎学、病理学、医学免疫学、病原生物学、生物化学与分子生物学、医学细胞生物学和医学遗传学、预防医学和医用化学的实验研究所必需的知识与技术。编写理念是将实验教学按照建设国家实验教学示范中心要求的实验教学模式，借鉴国内外同类实验教材的编写方法，力求做到体系创新、理念创新及编写精美。内容上将基础医学实验教学按照基础医学实验体系进行重组和有机融合，按照实验教学逻辑和规律，将实验内容按模块层次进行编写，基本上包括：①实验操作及常用仪器使用；②基本实验或经典验证性实验；③综合性实验；④研究创新性实验等。不同层次学生可按照本专业培养特点和要求，对不同板块的必选实验项目和自选实验项目进行适当取舍。

其基本理念和设计思路具有以下特点：

1. 明确目标，准确定位　本系列实验教材编写过程中增加了临床应用多、意义较大的实验内容，适当选编新的内容，力求突出基础医学知识在医学相关专业临床工作中的 应用。

2. 突出能力，结合专业　以"自主学习能力、临床执业能力"培养为根本，将各学科的相关知识与临床实践应用"链接"为一体，增强学生学习兴趣，突出应用能力培养，提高学生自主学习能力和学习效果。教材重视生命科学研究中如何发挥学生观察、分析与思辨能力的培养，主要任务是使大学生通过动手，得到实验技术的基本操作技能训练、科学思维和创新能力的培养，同时也要使他们初步了解或掌握先进技术和方法,与迅速发展的学科前沿接轨。

3. 增减内容,突出重点 本系列实验教材在编写过程中,坚持基本理论和基本知识以"必须、实用、够用"的原则。实验内容去旧增新,删繁就简。将原来一些经典实验与现代科学思维相结合,适当压缩,并进行内容和教学方法的改革。对原书的插图进行了精选。对所开设的每一个实验要求达到的培养目标作了清晰而明确的阐述。

4. 整体优化,彰显特色 教材在整体结构上,既考虑到教与学的传统习惯,力求整体上系统化,又考虑到教材内容的创新,体现教材的思想性和先进性;在教材内容的编写上突出专业特色,体现专业特点,强化知识应用,部分教材增加实验流程图以及实验要点和实验结果图的应用,使规划教材具有更广泛的适应性;在结构及内容编排上条理清楚,层次分明,充分体现规范化特点。为扩大学生的知识面,启发其思维,根据每个部分的内容在临床工作中的应用情况,精选相关内容与临床密切相关的学科知识和有应用前景的新进展和新技术,将各相关学科有机结合在一起,具有基础扎实、应用性强、科研创新性突出的优势。

本规划教材的使用对象以本科临床医学专业为主,兼顾预防、麻醉、口腔、影像、药学、检验、护理、康复、生物科学与生物技术、公共事业管理、信息管理与信息系统等专业需求,涵盖全部医学生的基础医学实验教学。

由于基础医学实验教学模式尚存在地区和校际间的差异,本规划教材可能存在偏颇之处,也会有不足和疏漏,敬请广大医学教育专家和同学提出宝贵意见,以便修订再版。

湖北医药学院

《高等医药院校基础医学实验教学规划教材》编委会

2014 年 7 月

前　　言

医学是一门实践性很强的学科,实验教学是医学教育中的重要环节,是培养学生分析问题、解决问题能力的重要手段,也是培养学生创新思维和综合素质的重要途径。"医学显微形态学实验"是基础医学教学的重要组成部分,课程涉及组织学、细胞学、病理学等。本书将以上课程综合编写,尝试建立以能力培养为主线,分层次、多模块、相互衔接的科学教育体系,以期更好地组合教学资源,减少课程间的重复,加强创新性实验,更有利于学生科学探索精神和创新能力的培养。

本书分为四篇:第一篇为基础性实验,介绍实验的基本方法和组织学、病理学、胚胎学的基本实验内容,基本实验与相应学科的理论课同步进行,开设一些经典的验证实验,以巩固理论知识和培养学生的实践动手能力;第二篇为综合性实验,融合了相关学科的知识而设计的一些实验,以培养学生综合运用所学知识分析和解决问题的能力;第三篇为创新性实验,由教师提出问题,并在教师指导下由学生自行设计和完成的一些实验,以培养学生的创新能力;第四篇为组织学、病理学切片标本及病理学大体标本彩色图谱,供学生学习时参考。

由于医学教育的特殊性,学生课外的预习和复习构成了高等医学教育的主要组成部分。因此,我们将思考题和参考答案纳入本实验指导中,习题是根据教学大纲编写,基本涵盖了要求掌握和熟悉的内容,题型包括判断题、填空题、选择题、简答题、论述题,以便学习者在自学的同时进行自我评判。

使用本实验教材,可根据各专业培养目标的要求和学校的实际条件,从中取舍实验内容。由于实验教学改革还处于探索阶段,编写这样的改革教材尚无经验可循,加之我们的水平有限,教材中不足之处在所难免,恳请同行专家和同学们批评指正。

湖北医药学院　杨　虹　国宏莉

2014 年 8 月

本书所有图在正文后均配有彩插。

目　录

第一篇　基础性实验

第一部分　组织学与胚胎学基本实验

第二部分　病理学基本实验

第二篇　综合性实验

第三篇　创新性实验

第一篇　基础性实验

第一部分　组织学与胚胎学基本实验

第一章　绪　　论

【目的要求】

（1）熟悉显微镜使用及注意事项。

（2）了解石蜡切片技术及组织化学技术。

【实验内容】

介绍切片技术。

【思考题】

一、单项选择题

1. HE 染色中的碱性染料是（　　　）

A. 硝酸银　　　　　　　　　B. 醛复红　　　　　　　　C. 甲苯胺蓝

D. 苏木精　　　　　　　　　E. 台盼蓝

2. HE 染色中的酸性染料是（　　　）

A. 硝酸银　　　　　　　　　B. 醛复红　　　　　　　　C. 甲苯胺蓝

D. 伊红　　　　　　　　　　E. 台盼蓝

3. 基本组织不包括（　　　）

A. 肌组织　　　　　　　　　B. 淋巴组织　　　　　　　C. 神经组织

D. 上皮细胞　　　　　　　　E. 结缔组织

4. 石蜡切片中,脱水和浸蜡之间使用的试剂是（　　　）

A. 二甲苯　　　　　　　　　B. 甲酸　　　　　　　　　C. 甲醛

D. 乙酸　　　　　　　　　　E. 乙醇

5. 易被苏木精着色的结构是（　　　）

A. 细胞质　　　　　　　　　B. 细胞外基质　　　　　　C. 线粒体

D. 细胞核内的染色质和核糖体　E. 高尔基复合体

6. 易被伊红着色的结构是（　　　）

A. 细胞质与细胞外基质　　　　B. 细胞核　　　　　　　　C. 染色质和核糖体

D. 染色体　　　　　　　　　E. 核糖体

7. 细胞培养术中对活细胞观察须用（　　　）

A. 透射电镜　　　　　　　　B. 荧光显微镜　　　　　　C. 相差显微镜

D. 偏光显微镜　　　　　　　E. 扫描电镜

8. 免疫组织化学是检测组织细胞中的( )

A. 糖类   B. 脂类   C. 肽类

D. 蛋白   E. 肽和蛋白

9. 石蜡切片常用的脱水剂是( )

A. 乙醇   B. 二甲苯   C. 甲醛

D. 乙酸   E. 氯仿

10. PAS 反应是显示( )

A. 脂类   B. 多糖   C. 肽类

D. DNA   E. 酶类

二、填空题

1. 组织学是研究机体_____结构及其相关_____的科学。组织由形态结构和生理功能相同或相关的_____和_____构成。

2. 人体的基本组织有四大类型,即_____、_____、_____和_____。

3. 苏木精是一种_____染料,使细胞核染成_____;伊红是_____染料,使细胞核染成_____。

4. 免疫组织化学技术是根据_____和_____特异性结合的原理,检测组织中_____和_____的技术。

三、名词解释

1. 组织   2. HE 染色法   3. 组织化学术   4. PAS 反应

四、简答题

1. 组织结构和细胞对不同染料的结合特性有哪几种?

2. 与光镜术比较,透射电镜技术的主要特点有哪些?

五、论述题

说明免疫组织化学技术检测组织和细胞内蛋白质抗原的基本原理和关键技术。

【参考答案】

一、单项选择题

1. D   2. D   3. B   4. A   5. D   6. A   7. C   8. E   9. A   10. B

二、填空题

1. 微细   功能   细胞   细胞外基质

2. 上皮组织   结缔组织   肌组织   神经组织

3. 碱性   蓝紫色   酸性   红色

4. 抗原   抗体   多肽   蛋白质

三、名词解释

1. 组织是形态和功能相同或相似的细胞组成的细胞群体,细胞间可有或多或少的细胞间质(或称细胞外基质)。根据形态结构和功能,人体的组织可分为上皮组织、结缔组织、肌组织和神经组织 4 种基本类型。这些组织按一定的方式有机组合形成器官。

2. HE 染色法是组织学中最常用的染色方法。染色时使用苏木精和伊红;苏木精是碱性染料,将细胞核染成蓝紫色;伊红是酸性染料,将细胞质和细胞外基质中的胶原纤维染成淡红色。

3. 组织化学术是应用化学反应、物理反应或免疫学反应等原理,在组织、细胞原位检测组织或细胞内化学成分,并对其进行定位、定量及相关功能研究的实验技术。凡是组织,细胞内的糖类、脂类、蛋白质、酶类和核酸等都可与相应试剂反应,最后形成有色反应终产物或电子致密物,应用光镜或电镜进行观察。广义的组织化学术还包括免疫组织化学术、原位杂交术等。

4. PAS 反应即过碘酸-Schiff 反应,是显示多糖的一种组织化学反应。其基本原理是过碘酸将糖分子中的乙二醇基氧化为乙二醛基,后者再与 Schiff 试剂中的亚硫酸品红反应,形成紫红色不溶性反应产物,沉积于多糖存在的部位。根据反应产物的多少或颜色的深浅(或光密度)可对多糖进行半定量。

四、简答题

1. 组织结构对不同染料的结合特性有:①与碱性染料亲和力强、易被染色的称嗜碱性。②与酸性染料亲和力强、易被染色的称嗜酸性。③与酸性和碱性染料的亲和力都不强的称中性。④某些结构成分如肥大细胞的胞质颗粒,当用蓝色染料甲苯胺蓝染色时呈紫红色,称为异染性。⑤当用硝酸银染色时,有些组织结构可直接使银离子还原为银颗粒而呈黑色,称为亲银性;而有些组织结构需加入银盐和还原剂才能显色,称为嗜银性。

2. 与光镜术比较,透射电镜术的特点有:①以电子发射器发射的电子束代替光线。②以磁场代替玻璃透镜。③组织取材需快,组织块需新鲜,常用双醛(多聚甲醛和戊二醛)固定,并经锇酸后固定。④由于电子束穿透力弱,组织块需切成超薄切片(50~80nm)。⑤用重金属盐(柠檬酸铅和乙酸铀)代替普通化学染料进行电子染色。⑥在荧光屏或照片上观察结果,以电子密度的高低分辨各种结构。

五、论述题

(1) 免疫组织化学的基本原理是应用带有可见标记的特异性抗原-抗体反应,检测组织、细胞中的抗原物质。

(2) 其关键技术是:①抗体的制备,分离纯化人或动物的某种蛋白质,作为抗原注入另一种动物体内,使该动物产生相应的多克隆抗体;或制备单克隆抗体;②抗体的标记,常用的标记物有荧光染料如异硫氰酸荧光素(FITC)、酶类如辣根过氧化物酶(HRP)、重金属如胶体金等;③组织或细胞制备,需保存尽量多的组织抗原及其抗原性。

(杨 虹 邓成国)

第二章 上皮组织

上皮组织由大量紧密排列的上皮细胞和少量的细胞间质组成。根据被覆上皮细胞的形态和排列层次可将其分为各种类型的单层上皮和复层上皮。它们分布在身体的外表面与体内管、腔、囊的内表面,所以被覆上皮细胞的一面是游离的(游离面),另一面以基膜与结缔组织相连(基底面),两面都具有与其功能相适应的特化结构(如游离面的纤毛与纹状缘,基底面的基膜)。因此,观察上皮组织时应从游离面(管腔的内表面)开始,循序渐进地观察到基底面;并注意不同器官具有特定的上皮类型,这是与其生理功能相适应的。此外,腺上皮是一种有分泌功能的上皮;特殊上皮是一种有感受某种物理或化学性刺激功能的上皮(如鼻腔嗅黏膜上皮及舌味蕾的上皮)。

【目的要求】
(1)掌握被覆上皮的结构特点。
(2)熟悉上皮细胞纤毛运动实验方法及操作技巧。

【重点及难点】
复层扁平上皮和假复层纤毛柱状上皮的结构特点。

【实验内容】

(一)观察切片

观察切片见表2-1。

表2-1 观察切片

观察标本	标本编号	取材	染色法
单层扁平上皮		蛙肠系膜	HE
单层立方上皮		兔肾髓质	HE
单层柱状上皮		胆囊	HE
假复层纤维柱状上皮		气管	HE
复层扁平上皮		食管	HE

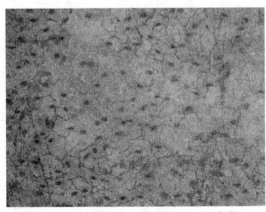

图2-1 肠系膜铺片示单层扁平上皮(高倍)

1. 单层扁平上皮铺片
(1)铺片:肠系膜(图2-1)、镀银法。
(2)低倍镜:选择标本最薄的部位,可见黄色或浅黄色背景上有波纹状黑线。
(3)高倍镜:见上皮细胞呈不规则、多角形,彼此紧密相连。细胞边缘因有银盐沉淀,呈棕黑色的锯齿状。细胞质呈黄色,中央浅黄色区域为胞核的所在位置。

2. 单层立方上皮

（1）切片：肾、HE 染色。

（2）肉眼观：肾表层深红色部分为皮质，皮质下方深层粉红色部分为髓质，把髓质部分放在低倍镜下观察。

（3）低倍镜：在髓质内可见大小不等的圆形管腔，有的管壁是由单层立方上皮围成。选细胞分界清楚的部位换高倍镜观察。

（4）高倍镜：上皮细胞呈立方形，细胞分界清楚，细胞质染色浅而明亮，胞核呈圆形，位于细胞中央，染成紫蓝色（图 2-2）。

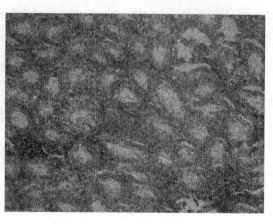

图 2-2 单层立方上皮（高倍）

3. 单层柱状上皮

（1）切片：小肠、HE 染色。

（2）肉眼观：在标本的一面可见有几个大隆起。在这些大隆起的表面又可见很多小突起，小突起的表面被覆一层上皮。

（3）低倍镜：找到小突起，见其表面有一层细胞（图 2-3）。

（4）高倍镜：见细胞呈柱状，排列密集，细胞界限隐约可见。胞核呈长圆形，接近细胞基底部，染成紫蓝色（为什么单层柱状上皮有时可见多层胞核）。在柱状上皮细胞的游离面可见厚度均匀的薄层红色线条状结构，为纹状缘（电镜下为何种结构）。柱状上皮细胞之间有杯状细胞，其顶部胞质常呈白色空泡状（为什么），胞核呈扁平形或三角形，着色深，位于细胞基底部（图 2-4）。

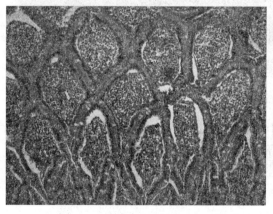

图 2-3 单层柱状上皮（低倍）

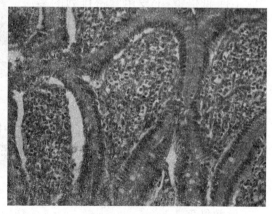

图 2-4 单层柱状上皮（高倍）

4. 假复层纤毛柱状上皮

（1）切片：气管横切面、HE 染色。

（2）肉眼观：在气管管腔表面被染成浅紫蓝色的一层即为上皮组织。

（3）低倍镜：上皮细胞核染成紫蓝色，高低不等。细胞分界不明显。

（4）高倍镜：可见假复层纤毛柱状上皮由高矮不等的四种细胞组成，其形态特点如下（图 2-5）。

1）柱状细胞：数量最多，形似柱状，顶部可达游离面，在其表面可见一排纤细而整齐的

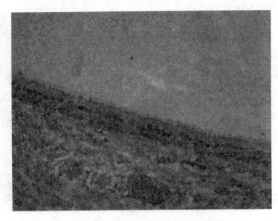

图2-5　假复层纤毛柱状上皮（高倍）

纤毛,胞核呈椭圆形,位于细胞顶部,故排列在整个上皮的表层。

2）杯状细胞:夹在柱状细胞之间,顶部胞质呈白色空泡状,有时可呈浅蓝色。

3）梭状细胞:位于柱状细胞与锥体状细胞之间,胞体呈梭状,胞核呈椭圆形,位于细胞中央,故排列在整个上皮的中层。

4）锥体状细胞:细胞较小,呈锥体形,其基底面紧贴在基膜上,胞核呈圆形,位于细胞中央,在整个上皮中为紧贴基底面的一层胞核。

5）基膜:紧贴上皮基底面,为一层均质状粉红色的薄膜。

5. 变移上皮

（1）切片:扩张期膀胱、HE染色。

（2）高倍镜:可见上皮变薄,仅有2～3层扁平形上皮细胞,侧面观为长梭形。

6. 复层扁平上皮

（1）切片:食管横切面、HE染色。

（2）肉眼观:在管腔表面的紫蓝色厚层部分即为复层扁平上皮。

（3）低倍镜:上皮由紧密排列的多层细胞组成。从表面到深层颜色逐渐加深。上皮深面为结缔组织,两者之间（基膜不明显）的连接处呈波浪形凹凸不平。

（4）高倍镜:近表面的数层细胞为扁平状,着色浅,胞核呈扁平状;中间为数层

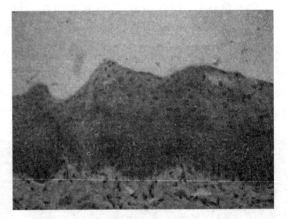

图2-6　复层扁平上皮（高倍）

较大的多边形细胞,胞核呈圆形,位于细胞的中央;紧贴基膜的一层立方形或矮柱状细胞为基底层,胞核呈椭圆形,染色深,位于细胞基底部（此层细胞有什么功能）（图2-6）。

（二）示教

示教见表2-2。

表2-2　示教标本

	示教标本	标本编号	取材	染色法
光镜	间皮		肠系膜	镀银法
	纤毛运动		蛙上腭	未经染色
电镜	小肠上皮			
	杯状细胞			

上皮细胞游离面、侧面、基底面细胞连接的超微结构。

【思考题】

一、单项选择题

1. 光镜下所见的纹状缘或刷状缘电镜下是何结构组成（　　）

A. 微管　　　　　　　　　B. 微丝　　　　　　　　　C. 纤毛

D. 微绒毛　　　　　　　　E. 张力丝

2. 单层立方上皮分布于（　　）

A. 血管　　　　　　　　　B. 胃　　　　　　　　　　C. 子宫

D. 输尿管　　　　　　　　E. 肾小管

3. 假复层纤毛柱状上皮分布于（　　）

A. 食管　　　　　　　　　B. 小肠　　　　　　　　　C. 膀胱

D. 气管　　　　　　　　　E. 外耳道

4. 桥粒具有的功能是（　　）

A. 交换离子和小分子物质　　　B. 封闭细胞间隙阻挡物质通道

C. 使细胞彼此牢固连接　　　　D. 增加细胞的表面积

E. 具有收缩作用

5. 下列哪个器官有单层柱状上皮（　　）

A. 血管　　　　　　　　　B. 膀胱　　　　　　　　　C. 皮肤

D. 小肠　　　　　　　　　E. 食管

6. 未角化复层扁平上皮分布的器官是（　　）

A. 食管　　　　　　　　　B. 气管　　　　　　　　　C. 输卵管

D. 输精管　　　　　　　　E. 输尿管

7. 电镜下观察纤毛的重要结构特点是内含（　　）

A. 9 组双联微管　　　　　　　　　B. 9 组三联微管

C. 9 组三联微管和 2 条中央微管　　D. 9 组二联微管和 2 条中央微管

E. 中部有基体

8. 未角化的复层扁平上皮不存在于（　　）

A. 口腔的腔面　　　　　　B. 食管的腔面　　　　　　C. 胆囊的腔面

D. 阴道的腔面　　　　　　E. 角膜的腔面

9. 较厚的基膜电镜下可分为（　　）

A. 透明层和网板　　　　　B. 基板和基质　　　　　　C. 基板和网板

D. 网板和基质　　　　　　E. 网板和致密层

10. 微绒毛内纵行排列的结构是（　　）

A. 微管　　　　　　　　　B. 微丝　　　　　　　　　C. 中间丝

D. 微体　　　　　　　　　E. 线粒体

11. 具有明显极性的细胞是（　　）

A. 上皮细胞　　　　　　　B. 结缔组织细胞　　　　　C. 神经细胞

D. 肌细胞　　　　　　　　E. 卵细胞

12. 缝隙连接见于（　　）

A. 皮肤表皮　　　　　　　B. 肌梭　　　　　　　　　C. 心肌闰盘

D. 心内膜内皮　　　　　　　　E. 食管的黏膜上皮

13. 中间连接见于(　　)

A. 平滑肌细胞间　　　　B. 运动终板　　　　C. 肾小管的上皮

D. 血管内皮　　　　　　E. 心肌闰盘

14. 半桥粒位于(　　)

A. 闰盘　　　　　　　　B. 骨骼肌细胞间　　　　C. 骨细胞间

D. 平滑肌细胞间　　　　E. 上皮细胞基底面

15. 变移上皮分布于(　　)

A. 膀胱　　　　　　　　B. 阴道　　　　C. 口腔

D. 胃　　　　　　　　　E. 淋巴管

二、填空题

1. 心血管及淋巴管的单层扁平上皮称为_____,位于胸、腹膜及心包膜表面的单层扁平上皮称为_____。

2. 复层上皮分为_____和_____。

3. 上皮细胞的特殊结构中位于游离面的有_____和_____;位于基底面的有_____、_____和_____。

4. 微绒毛的胞质中有许多纵行的_____;纤毛在电镜下中央有两条单独的_____,周围有9组_____。

5. 电镜下基膜分为_____和_____两部分,前者可分为透明层和致密层,后者由网状纤维和基质构成。

三、名词解释

1. 内皮　2. 间皮　3. 间充质　4. 基膜　5. 微绒毛

四、简答题

1. 上皮组织的结构特点、分类和功能特点。

2. 被覆上皮的分类和分布。

3. 比较内皮和间皮的异同点。

4. 上皮细胞的游离面常有哪些特殊化结构? 其基本功能是什么?

五、论述题

1. 试述缝隙连接的分布、结构和功能意义。

2. 试述基膜的细微结构、化学成分和功能。

【参考答案】

一、单项选择题

1. D　2. E　3. D　4. C　5. D　6. A　7. D　8. C　9. C　10. B　11. A　12. C　13. E　14. E　15. A

二、填空题

1. 内皮　间皮

2. 复层扁平上皮　变移上皮

3. 微绒毛　纤毛　质膜内褶　基膜　半桥粒

4. 微丝　微管　二联微管

5. 基板　网板

三、名词解释

1. 铺衬于心血管和淋巴管内表面的单层扁平上皮称为内皮,其表面光滑,利于血液或淋巴流动。

2. 覆盖在胸膜、腹膜和心包膜表面的单层扁平上皮称为间皮,其主要功能是保持器官表面光滑,减少器官间的摩擦。

3. 间充质是胚胎时期一种散在的中胚层组织,由间充质细胞和无定形基质组成。间充质细胞呈星形,细胞核较大,核仁明显,胞质弱嗜碱性,细胞间以突起相互连接成网。间充质细胞分化程度很低,但增殖和分化能力很强。

4. 基膜是上皮细胞基底面与深部结缔组织之间共同形成的薄膜。HE 染色的标本一般不易分辨。电镜下,基膜分为两部分,靠近上皮的部分为基板,与结缔组织相接的部分为网板。基板又可分为透明层和致密层。基板的主要成分有层粘连蛋白、Ⅳ型胶原蛋白和硫酸肝素蛋白多糖等,网板主要由网状纤维和基质构成。基膜除具有支持、连接和固着作用外,还是半透膜,有利于上皮细胞与深部结缔组织进行物质交换;此外还能引导上皮细胞移动,影响细胞的增殖和分化。

5. 微绒毛是上皮细胞游离面伸出的微细指状突起,在电镜下,微绒毛的胞质中有许多纵行的微丝。微绒毛使细胞的表面积显著增大。

四、简答题

1. (1)上皮组织的结构特点:①上皮组织的细胞紧密排列,细胞形态较规则,细胞间质(细胞外基质)极少。②上皮组织的细胞具有极性,即细胞具有朝向体表或器官腔面的游离面和与深部结缔组织相连的基底面,游离面和基底面在结构上和功能上具有明显的差异。③上皮组织一般都附着于基膜上。④上皮组织内没有血管,其营养依靠结缔组织中的血管通过基膜扩散而获得。

(2)上皮组织的分类:根据功能,上皮组织可分为被覆上皮(保护为主)、腺上皮(分泌为主)、感觉上皮(感受刺激)等。

(3)上皮组织的功能:具有保护、吸收、分泌、排泄、感觉等功能。

2. 根据构成上皮的细胞层数,分为单层上皮和复层上皮。单层上皮,又可根据细胞的形态分为单层扁平上皮、单层立方上皮、单层柱状上皮和假复层纤毛柱状上皮四种;复层上皮,又可根据其表层细胞的形态分为复层扁平上皮、复层柱状上皮和变移上皮三种。单层扁平上皮,铺衬于心血管和淋巴管内表面的单层扁平上皮称为内皮;覆盖在胸膜、腹膜和心包膜的单层扁平上皮称为间皮。单层立方上皮分布于肾小管等处。单层柱状上皮分布于胃、肠、子宫、输卵管的内表面等部位。假复层纤毛柱状上皮主要分布呼吸道的内表面。复层扁平上皮,未角化的复层扁平上皮,分布于口腔、食管和阴道等处;角化的复层扁平上皮分布于皮肤的表皮。变移上皮多分布于泌尿道的内表面。复层柱状上皮分布于眼睑结膜、男性尿道等处。

3. ①内皮和间皮都是单层扁平上皮,细胞扁平而薄,表面呈多边形,细胞核扁圆形,居于细胞中央。②内皮衬贴于心脏、血管和淋巴管的腔面;游离面光滑,有利于血液和淋巴液的流动;也有利于细胞内、外物质的交换。③间皮衬于心包腔、胸膜腔和腹膜腔的表面;细胞表面光滑、湿润,有利于内脏运动。

4. 上皮组织的游离面上常有微绒毛和纤毛。微绒毛的主要生理功能是扩大细胞的表面积。纤毛可定向摆动,将黏附于上皮表面的分泌物及有害物排出,有清洁、保护作用。

五、论述题

1. ①缝隙连接又称通讯连接,除存在于上皮细胞之间外,还广泛分布于结缔组织细胞(如骨细胞)之间、心肌细胞之间、神经细胞之间等。②缝隙连接常呈斑状;连接处细胞间隙变窄,仅 2~3nm。③相邻细胞膜上有配布规律的柱状颗粒(连接小体),每个颗粒由 6 个柱状亚单位(连接蛋白)组成,中央有一条直径 2nm 的管腔,相邻细胞膜上的柱状颗粒彼此相接,管腔也相通。④缝隙连接是细胞间直接交通的管道,相邻细胞内的某些小分子物质和离子可借小管彼此交换,传递化学信息;缝隙连接处电阻低,也有利于细胞间电冲动的传递。

2. ①基膜是位于上皮组织与其深部结缔组织之间的特殊的细胞外基质,在光镜下一般难以辨认,但比较厚的基膜常呈嗜酸性均质薄膜。②基膜的 PAS 反应为阳性,银染色呈棕黑色。③电镜下基膜可分 3 层:靠近上皮的为电子密度低的透明板;中间为电子密度高的基板,由上皮细胞分泌形成;靠近结缔组织的是网织板或网板,较厚,由网状纤维和基质构成,由结缔组织的成纤维细胞产生。有的基膜无网板。④基膜的化学成分主要是Ⅳ型胶原蛋白、层粘连蛋白、硫酸乙酰肝素蛋白多糖、纤连蛋白等。⑤基膜对上皮组织有支持、连接和固着作用;基膜是一种半透膜,有利于上皮和结缔组织之间的物质交换;基膜对上皮细胞的增殖、分化、迁移也有重要影响。

(邓成国 杨 虹)

第三章　结缔组织

结缔组织在组成上具有共同特点(共性)：由少量细胞和较多的细胞间质(基质和纤维)组成。结缔组织细胞分散在细胞间质中，不像上皮组织那样排列成层，也不直接与外界环境相接触。由于各种结缔组织分布的位置和生理功能不同，在形态结构上表现出很大的差异，在观察时应联系其生理功能，分析它们在组织结构上的特点(特性)，在光镜下加以识别。

本章要求通过实验，掌握结缔组织的特点，疏松结缔组织的形态结构、生理功能及分布。熟悉致密结缔组织、脂肪组织及网状组织的结构特点。

【目的要求】

掌握疏松结缔组织的光镜结构。

【重点及难点】

疏松结缔组织的铺片。

【实验内容】

(一) 观察切片

观察切片见表3-1。

表3-1　观察切片

观察标本	标本编号	取材	染色法
疏松结缔组织		兔皮下组织铺片	皮下活体注射台盼蓝后取之，经HE、地衣红和硫堇染色
疏松结缔组织		小肠黏膜下层切片	HE
致密结缔组织		指皮切片	HE
脂肪组织		指皮	HE

1. 疏松结缔组织铺片

(1) 铺片：兔皮下疏松结缔组织内注射台盼蓝活体染料数日后，取皮下疏松结缔组织做成铺片标本，经HE、地衣红和硫瑾染色(图3-1)。

(2) 肉眼观：见铺片呈紫红色，选择较透亮的区域放在低倍镜下观察。

(3) 低倍镜：可见纤维纵横交错，排列疏松。粉红色的带状纤维为胶原纤维，紫红色的细丝状纤维为弹性纤维。纤维之间有很多散布的细胞。

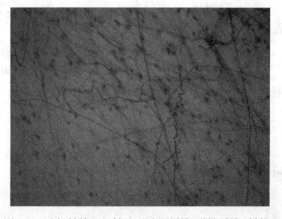

图3-1　疏松结缔组织铺片示胶原纤维、弹性纤维(低倍)

(4) 高倍镜

1) 胶原纤维：数量较多，排列成束，粗细不等，纵横交错，交叉排列，有的呈波浪形。

2) 弹性纤维:多单根走行,末端有弯曲或分枝,折光性强,染色较深(地衣红染色法),呈紫红色。

3) 成纤维细胞:数量较多,胞体大,形状不规则,细胞界限不清楚(为什么)。细胞质弱嗜碱性(电镜下什么结构丰富,与生理功能有什么联系),染色很浅,胞质内没有颗粒。胞核呈椭圆形,染色浅,可看到1~2个核仁。

4) 浆细胞:胞体呈圆形或椭圆形,大小不等。胞质嗜碱性(为什么),胞核小而圆,多位于细胞一侧,染色质常密集在核膜内面,呈辐射状排列(车轮状核)。

5) 巨噬细胞:细胞形状多不规则。胞核小而圆,染色深;胞质丰富,嗜酸性,可见被吞噬进去的大小不等的蓝色台盼蓝颗粒;通过这一现象,证明巨噬细胞有吞噬功能。

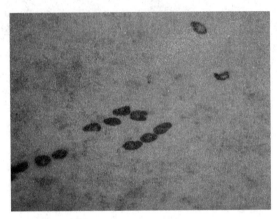

图3-2 肥大细胞(高倍)

6) 肥大细胞:细胞呈圆形或椭圆形,常成群排列。胞质内充满着粗大的紫红色异染性(即颗粒染成的颜色与染料颜色的差异性,如蓝色的甲苯胺蓝染肥大细胞颗粒呈紫红色)颗粒。胞核呈圆形或卵圆形,染色浅(图3-2)。

此外还可见各种白细胞。

2. 疏松结缔组织切片

(1) 切片:小肠黏膜下层、HE染色。

(2) 肉眼观:小肠管腔内表面着色深的部分为黏膜层,另一面红色部分为肌层,两层之间浅红色部分为黏膜下层。

(3) 低倍镜:找到黏膜下层,这层可见疏松结缔组织,可见粉红色的粗细不等的胶原纤维束排列疏松而杂乱。其间有散在的染成紫蓝色的细胞核。

(4) 高倍镜:胶原纤维束呈粗细不等的切面,排列不规则;成纤维细胞的胞质染色浅,细胞界限不清楚;胞核为长椭圆形或梭形,核仁明显。

3. 致密结缔组织

(1) 切片:指皮、HE染色。

(2) 肉眼观:表面呈紫蓝色的部分为表皮,其下方浅红色部分为真皮,转低倍镜观察真皮。

(3) 低倍镜:真皮为致密结缔组织,主要成分为胶原纤维,密集排列而不规则。

(4) 高倍镜:胶原纤维集成粗细不等的束,并交织成致密的网,可见束的各种切面。细胞成分相对较少,多为成纤维细胞和纤维细胞。

4. 脂肪组织

(1) 切片:指皮、HE染色。

(2) 肉眼观:表面染色较深部分为表皮,其下方浅红色部分为真皮,真皮下方为皮下组织。

(3) 低倍镜:皮下组织内可见疏松结缔组织和脂肪组织(由很多空泡状的脂肪细胞组成)。

(4) 高倍镜:脂肪组织由大量脂肪细胞堆积在一起,形成脂肪小叶,其间隔以疏松结缔组织。脂肪细胞呈圆形或椭圆形,密集存在时为多边形。细胞质呈空泡状(为什么),胞核常被挤在周边,呈半月形,着色深;大多数细胞见不到细胞核(为什么)。

(二) 示教

示教见表3-2。

表3-2　示教标本

	示教标本	标本编号	取材	染色法
光镜	浆细胞		气管	HE
	肥大细胞		鼠肠系膜	甲苯胺蓝染色
	网状细胞		淋巴结	HE
	网状纤维		淋巴结	镀银法
	成纤维细胞			
电镜	巨噬细胞			
	肥大细胞			
	胶原原纤维			

【思考题】

一、单项选择题

1. 电镜下能看出周期性横纹的结构是(　　)

A. 神经原纤维　　　　　　　B. 神经纤维　　　　　　　C. 弹性纤维

D. 胶原原纤维　　　　　　　E. 平滑肌纤维

2. 关于弹性纤维的特点,错误的是(　　)

A. 由弹性蛋白和微原纤维组成　　　B. 电镜下具有明暗相间的周期性横纹

C. HE染色标本上呈淡红色,折光性强　　　D. 弹性强,韧性差

E. 新鲜时呈黄色

3. 结缔组织中能产生肝素的细胞是(　　)

A. 成纤维细胞　　　　　　　B. 浆细胞　　　　　　　C. 肥大细胞

D. 巨噬细胞　　　　　　　　E. 间充质细胞

4. 参与免疫应答,有强大吞噬作用的重要细胞是(　　)

A. 成纤维细胞　　　　　　　B. 巨噬细胞　　　　　　　C. 浆细胞

D. 肥大细胞　　　　　　　　E. 间充质细胞

5. 主要由Ⅲ型胶原蛋白构成,并具有嗜银性的纤维是(　　)

A. 胶原纤维　　　　　　　　B. 肌原纤维　　　　　　　C. 网状纤维

D. 张力原纤维　　　　　　　E. 胶原原纤维

6. 新鲜时称为黄纤维的是(　　)

A. 弹性纤维　　　　　　　　B. 胶原纤维　　　　　　　C. 网状纤维

D. 张力原纤维　　　　　　　E. 神经原纤维

7. 胶原蛋白由下列哪种细胞分泌(　　)

A. 脂肪细胞　　　　　　　　B. 巨噬细胞　　　　　　　C. 肥大细胞

D. 浆细胞　　　　　　　　　E. 成纤维细胞

8. 具有韧性大,抗拉力强,称作白纤维的是(　　)

A. 胶原纤维   B. 弹性纤维   C. 网状纤维

D. 张力原纤维   E. 肌原纤维

9. 胞质内有异染性颗粒并可脱颗粒引发过敏的细胞是(　　)

A. 浆细胞   B. 单核细胞   C. 肥大细胞

D. 成纤维细胞   E. 脂肪细胞

10. 具有很强吞噬作用,有免疫作用的细胞是(　　)

A. 成纤维细胞   B. 巨噬细胞   C. 未分化间充质细胞

D. 肥大细胞   E. 脂肪细胞

11. 能合成三种纤维和基质,参与创伤修复的细胞是(　　)

A. 成纤维细胞   B. 浆细胞   C. 巨噬细胞

D. 肥大细胞   E. 脂肪细胞

12. 浆细胞来源于(　　)

A. B 淋巴细胞   B. T 淋巴细胞   C. 单核细胞

D. 纤维细胞   E. 成纤维细胞

13. 能合成分泌免疫球蛋白(Ig)的细胞是(　　)

A. 未分化的间充质细胞   B. 脂肪细胞   C. 浆细胞

D. 巨噬细胞   E. 肥大细胞

14. 下列哪种细胞含嗜天青颗粒(　　)

A. 纤维细胞   B. 未分化的间充质细胞   C. 肥大细胞

D. 单核细胞   E. 成纤维细胞

15. 电镜下含有大量溶酶体的细胞是(　　)

A. 成纤维细胞   B. 肥大细胞   C. 脂肪细胞

D. 未分化的间充质细胞   E. 巨噬细胞

16. 电镜下,胞质内粗面内质网、游离核糖体发达的细胞是(　　)

A. 成纤维细胞   B. 肥大细胞   C. 纤维细胞

D. 单核细胞   E. 脂肪细胞

17. 生化组成成分有 I 型和 III 型胶原蛋白的纤维有(　　)

A. 网状纤维   B. 弹力纤维   C. 张力原纤维

D. 神经纤维   E. 胶原纤维

18. 巨噬细胞是由下列何种细胞分化而来(　　)

A. 间充质细胞   B. 单核细胞   C. 网状细胞

D. 内皮细胞   E. 淋巴细胞

19. 关于巨噬细胞的描述,错误的是(　　)

A. 细胞表面有突起和皱褶

B. 胞质嗜酸性

C. 胞质内含初级溶酶体、次级溶酶体和吞噬体等

D. 有趋化性

E. 合成和分泌白三烯、肝素和组胺

二、填空题

1. 疏松结缔组织的纤维成分包括_____、_____和_____。

2. 肥大细胞的颗粒中含有_____、_____和_____,胞质内还合成_____,该细胞参与过敏反应。

3. 间充质是由_____和_____组成。

4. 胶原纤维是由更细的_____集合而成,它的化学成分是_____和_____型_____蛋白构成。

5. 网状纤维_____染色显示黑褐色,又称_____纤维。呈_____阳性反应。主要由_____型_____蛋白构成

6. 弹性纤维新鲜时呈_____色,又称黄纤维,电镜下由_____和_____构成。

三、名词解释

1. 细胞外基质　2. 分子筛　3. 胶原蛋白　4. 嗜银纤维

四、简答题

1. 试述成纤维细胞结构与功能的关系。

2. 试述疏松结缔组织基质的分子构成及意义。

3. 试述巨噬细胞的结构特点和功能。

4. 疏松结缔组织有哪些细胞?

五、论述题

1. 试述浆细胞的来源、光镜及电镜结构特点、分布和功能。

2. 试述肥大细胞的来源、光镜及电镜结构特点、分布和功能。

【参考答案】

一、单项选择题

1. D　2. B　3. C　4. B　5. C　6. A　7. E　8. A　9. C　10. B　11. A　12. A　13. B　14. D　15. E　16. A　17. E　18. B　19. E

二、填空题

1. 胶原纤维　弹性纤维　网状纤维

2. 组胺　肝素　嗜酸粒细胞趋化因子　白三烯

3. 间充质细胞　基质

4. 胶原原纤维　Ⅰ　Ⅲ　胶原

5. 镀银　嗜银　PAS　Ⅲ　胶原

6. 黄　微原纤维　弹性蛋白

三、名词解释

1. 细胞外基质又称细胞间质,包括无定形的基质、细丝状的纤维和不断循环更新的组织液。细胞外基质由细胞产生,构成细胞生存的微环境,有支持、联系、保护和营养细胞的作用,对细胞增殖、分化、迁移及信息传导也有重要影响。

2. 蛋白多糖聚合体的立体构型为有许多微孔隙的结构,称为分子筛。小于孔隙的水和营养物、代谢产物、激素、气体分子等可以通过,而大于孔隙的大分子物质、细菌和肿瘤细胞等不能通过,使基质成为限制细菌等有害物质扩散的防御屏障。

3. 胶原蛋白简称胶原,主要由成纤维细胞分泌。分泌到细胞外的胶原再聚合成胶原原纤维,电镜下,胶原原纤维上有明暗交替的周期性横纹,横纹周期为64nm。胶原原纤维再借少量黏合质黏结成胶原纤维。

4. 嗜银纤维即网状纤维,因其表面被覆有蛋白多糖和糖蛋白,故PAS反应阳性,并具有

嗜银性,用银染法染成棕黑色。嗜银纤维较细,分支多,交织成网;由Ⅲ型胶原蛋白构成,电镜下也有周期性横纹。嗜银纤维多分布于结缔组织与其他组织交界处,如基膜的网板、肾小管和毛细血管周围,淋巴组织、造血器官和内分泌腺中也含有较多的嗜银纤维。

四、简答题

1.①光镜下,成纤维细胞扁平、多突起;细胞核较大,呈扁卵圆形,染色质颗粒细小稀疏,着色浅,核仁明显;细胞质较丰富,呈弱嗜碱性。②电镜下,细胞质内富有粗面内质网、游离核糖体和发达的高尔基复合体。③上述结构特点表明,成纤维细胞合成蛋白质的功能旺盛,既合成和分泌胶原蛋白和弹性蛋白,生成胶原纤维、网状纤维和弹性纤维,也合成和分泌基质的蛋白多糖和糖蛋白。④成纤维细胞处于静止状态时,称为纤维细胞。光镜下,细胞变小,呈长梭形,细胞核小,呈长扁椭圆形,着色深,细胞质少,常呈嗜酸性;电镜下,细胞质内粗面内质网少,高尔基复合体不发达。⑤在一定条件下,如创伤修复、结缔组织再生时,纤维细胞又能再转变为成纤维细胞。⑥成纤维细胞常通过基质糖蛋白的介导附着在胶原纤维上;在趋化因子(如淋巴因子、补体等)的吸引下,可作趋化性运动;成纤维细胞还有一定吞噬异物颗粒和胶原蛋白的能力。

2.基质是一种由生物大分子构成的胶状物质,有一定黏性,这些大分子物质包括蛋白多糖和纤维粘连蛋白等。蛋白多糖由蛋白质和多糖分子构成。多糖部分为氨基己糖多糖,又称糖胺多糖,有的含硫酸根,如硫酸软骨素、硫酸角质素和硫酸肝素等;有的不含硫酸根,如透明质酸。透明质酸是曲折的长链大分子,构成蛋白多糖复合物的主干,其他糖胺多糖则与核心蛋白相连,再通过结合蛋白与透明质酸结合在一起。由此构成的蛋白多糖聚合体曲折盘绕,形成多微孔的筛状结构,称为分子筛。小于微孔的水、营养物、代谢物、激素、气体等可以通过,大于微孔的物质如细菌则不能通过,从而形成了一道重要的防卫屏障。

3.巨噬细胞形态多样,功能活跃时,常伸出较长的伪足而形状不规则。胞核较小,卵圆形,多呈嗜酸性。电镜下,细胞表面有许多皱褶、微绒毛。胞质内含大量初级溶酶体、次级溶酶体、吞噬体和残余体。细胞膜附近有较多的微丝和微管。巨噬细胞有重要的防御功能,具有吞噬和清除异物及衰老细胞、分泌多种生物活性物质,以及参与和调节机体免疫应答等功能。

4.疏松结缔组织含有:成纤维细胞、巨噬细胞、浆细胞、肥大细胞、脂肪细胞、未分化间充质细胞和白细胞。

五、论述题

1.①浆细胞来源于B淋巴细胞。在抗原的刺激下,B淋巴细胞激活、增殖,转变为浆细胞。成熟浆细胞为终末细胞,寿命较短,仅存活数天至数周,退化后被巨噬细胞吞噬清除。②光镜下,浆细胞呈卵圆形或圆形;细胞核呈圆形,多偏居细胞一侧,染色质成粗块状沿核膜内面呈辐射状排列;细胞质丰富,呈嗜碱性,核旁有一浅染区。③电镜下,浆细胞表面平滑,仅见少量的微绒毛状突起;细胞质内含有大量平行排列的粗面内质网和游离核糖体,有发达的高尔基复合体,中心体位于核旁浅染区内。④浆细胞通常在疏松结缔组织内较少,而在病原菌或异性蛋白质易于入侵的部位,如消化道、呼吸道固有层结缔组织内及慢性炎症部位较多。⑤浆细胞具有合成与分泌抗体即免疫球蛋白和多种细胞因子的功能,参与体液免疫应答和调节炎症反应。

2.①一般认为,肥大细胞的祖细胞来源于骨髓,经血流迁移到结缔组织内,发育为肥大细胞。②光镜下,细胞较大,呈圆形或卵圆形;细胞核小,多位于中央;细胞质内充满嗜碱性颗粒,颗粒具有异染性和水溶性。③电镜下,颗粒大小不一,表面有单位膜包裹,内部结构常呈多样性,在深染的基质内含螺旋状或网格状晶体,或含细颗粒状物质。④肥大细胞颗粒内含组胺、肝素、嗜酸粒细胞趋化因子等,可迅速释放;细胞质基质含白三烯,其释放比较迟缓。⑤肥大细胞分布很广,常沿小血管和小淋巴管分布,也存在于某些器官被膜、周围神经的神经外膜和神经束膜结缔组织内。在身体易接触外界抗原的地方,如皮肤、呼吸道和消化管上皮下方的结缔组织内,肥大细胞特别多。⑥肥大细胞的功能包括:接受变应(过敏原)原刺激时释放多种介质,引起速发型过敏反应,如荨麻疹、哮喘、过敏性皮炎和过敏性休克等;颗粒内还含有类胰蛋白酶、胃促胰酶和糜蛋白酶,释放后可降解结缔组织的基质成分,促进基质的新陈代谢;激活后可诱导成纤维细胞增生,促进胶原纤维的合成;释放的肝素还可促进血管内皮迁移,导致血管增生;此外,肥大细胞和神经细胞之间可能存在相互作用,共同调节微环境。

（杨　虹　邓成国）

第四章 血 液

血液和淋巴液分别是流动于心血管和淋巴管内的液态组织。血液又称外周血,健康成人约有5L,占体重的7%。血液是由红细胞、白细胞、血小板和血浆组成。血细胞主要在骨髓生成。血液中的血细胞陆续衰老死亡,骨髓则源源不断地输出新生细胞,形成动态平衡。血细胞的形态、数量、百分比和血红蛋白含量的测定结果称为血象。患病时,血象常有显著变化,检查血象对诊断疾病十分重要。用 Wright 或 Giemsa 染色法染血涂片,是最常用的观察血细胞形态的方法。

【目的要求】

掌握各种血细胞的形态结构。

【重点及难点】

血涂片。

【实验内容】

(一) 观察切片

观察切片见表4-1

表4-1 观察切片

观察标本	标本编号	取材	染色法
血涂片		人血液	Wright 或 Giemsa 染色

1. 红细胞

(1) 低倍镜:涂片中有大量橘红色、无胞核的红细胞和胞体较大、数量较少的有胞核的白细胞。选择涂片较薄、红细胞分布均匀而白细胞数量较多的区域,换高倍镜观察。

(2) 高倍镜:双凹面圆盘状,无胞核,胞质染成橘红色,中央色浅,周边色深(为什么,其形态结构与其生理功能有什么关系)。

2. 白细胞 胞质内含有特殊颗粒、有胞核的白细胞为有粒白细胞,包括中性粒细胞、嗜酸、嗜碱粒细胞;胞质内无特殊颗粒、有胞核的白细胞为无粒白细胞,包括淋巴细胞与单核细胞。

(1) 中性粒细胞:在白细胞中数量最多,(占白细胞总数百分之几),细胞呈圆形,紫蓝色的胞核一般分为2~5叶(2~3叶的较多),叶间有染色质丝相连(胞核分叶的多少说明了什么)。胞质染成粉红色,其内可见很多细小、分布均匀、染成紫

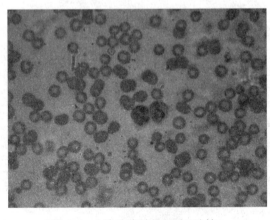

图4-1 血涂片中性粒细胞(油镜)

红色的颗粒(图4-1)。

(2)嗜酸粒细胞:数量较少(占白细胞总数百分之几),较大于中性粒细胞。胞核紫色,常分成2叶(3叶的少见),呈"八"字形;胞质内充满粗大而发亮、分布均匀、染成橘红色的圆形颗粒。找不到时可看示教(图4-2)。

(3)嗜碱粒细胞:数量很少(占白细胞总数百分之几),较小于嗜酸粒细胞。胞核着色浅,常呈"S"形或不规则;胞质内可见大小不等、分布不均匀、染成紫蓝色的颗粒。找不到时可看示教。

(4)淋巴细胞:数量较多(占白细胞总数百分之几),可分大、中、小三种,以小淋巴细胞为最多。细胞和胞核都呈圆形和椭圆形,胞核染成深紫蓝色,一侧常有小凹陷;胞质很少,染成蔚蓝色,包围在胞核的周围,有时很难看到(如小淋巴细胞),胞质内有少量染成紫红色的嗜天青颗粒(图4-3)。

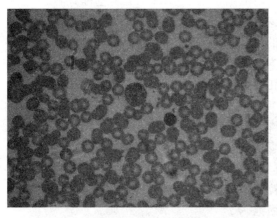
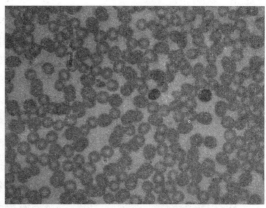

图4-2 血涂片 嗜酸粒细胞(油镜)　　　图4-3 血涂片 淋巴细胞(油镜)

(5)单核细胞:数量不多(占白细胞总数百分之几),胞体最大。胞体呈圆形或椭圆形。胞核大,呈卵圆形、肾形或马蹄形,常位于细胞一侧,染色质排列成网状,染色浅;胞质染成浅灰蓝色,可见很多细小、染成紫红色的嗜天青颗粒(图4-4)。

(6)血小板:标本上常呈星形或多角形,大小不等。胞质中央有细小的紫色颗粒(颗粒区),周边部分染成浅蓝色(透明区)(图4-5)。

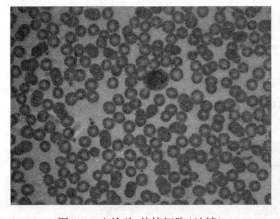
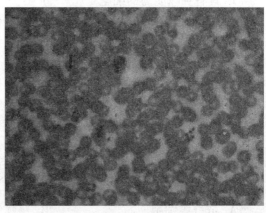

图4-4 血涂片 单核细胞(油镜)　　　图4-5 血涂片 血小板(油镜)

（二）示教

示教见表 4-2。

表 4-2　示教标本

示教标本	标本编号	取材	染色法
光镜网织红细胞		人血涂片	煌焦油蓝染色
电镜红细胞			

【思考题】

一、单项选择题

1. RBC 的平均寿命一般为（　　）

A. 数周　　　　　　　　B. 数天　　　　　　　　C. 半年左右

D. 一年左右　　　　　　E. 120 天左右

2. 关于成熟红细胞形态结构的叙述错误的是（　　）

A. 双凹圆盘状　　　　　B. 线粒体少　　　　　　C. 无细胞核

D. 胞质内充满大量的血红蛋白　E. 具有红细胞膜骨架

3. 嗜碱粒细胞的颗粒内含有（　　）

A. 碱性磷酸酶和组胺　　B. 碱性磷酸酶、组胺和肝素　C. 组胺、肝素、白三烯

D. 过氧化物酶　　　　　E. 组胺酶

4. 患过敏性疾病或寄生虫病时，血液中哪种白细胞增高（　　）

A. 中性粒细胞　　　　　B. 嗜酸粒细胞　　　　　C. 嗜碱粒细胞

D. 单核细胞　　　　　　E. 淋巴细胞

5. 机体受细菌严重感染时，哪种白细胞显著增高（　　）

A. 中性粒细胞　　　　　B. 嗜酸粒细胞　　　　　C. 嗜碱粒细胞

D. 单核细胞　　　　　　E. 淋巴细胞

6. 造血干细胞起源于（　　）

A. 红骨髓　　　　　　　B. 肝　　　　　　　　　C. 脾

D. 胸腺　　　　　　　　E. 卵黄囊、血岛

7. 具有吞噬能力的细胞是（　　）

A. 淋巴细胞　　　　　　B. 嗜酸粒细胞　　　　　C. 肥大细胞

D. 中性粒细胞　　　　　E. 网织红细胞

8. 无细胞核和细胞器的细胞为（　　）

A. 红细胞　　　　　　　B. 血小板　　　　　　　C. 间充质细胞

D. 脂肪细胞　　　　　　E. 网织红细胞

9. 由 B 淋巴细胞分化而来，产生免疫球蛋白的细胞是（　　）

A. 成纤维细胞　　　　　B. 巨噬细胞　　　　　　C. 浆细胞

D. 肥大细胞　　　　　　E. 间充质细胞

10. 导致过敏反应的是哪种细胞（　　）

A. 成纤维细胞　　　　　B. 巨噬细胞　　　　　　C. 浆细胞

D. 肥大细胞　　　　　　E. 间充质细胞

11. 对寄生虫有杀灭作用,胞质颗粒内有长方形结晶体的细胞是(　　)

    A. 中性粒细胞　　　　　　　B. 淋巴细胞　　　　　　　C. 嗜酸粒细胞

    D. 单核细胞　　　　　　　　E. 嗜碱粒细胞

12. 胞质内颗粒中含有肝素、组胺、嗜酸粒细胞趋化因子的细胞是(　　)

    A. 嗜碱粒细胞　　　　　　　B. 嗜酸粒细胞　　　　　　C. 单核细胞

    D. 淋巴细胞　　　　　　　　E. 中性粒细胞

13. 胞质含嗜天青颗粒和特殊颗粒的细胞是(　　)

    A. 单核细胞　　　　　　　　B. 淋巴细胞　　　　　　　C. 嗜酸粒细胞

    D. 嗜碱粒细胞　　　　　　　E. 中性粒细胞

14. 用煌焦油兰染色呈细网状的血细胞是(　　)

    A. 红细胞　　　　　　　　　B. 淋巴细胞　　　　　　　C. 单核细胞

    D. 网织红细胞　　　　　　　E. 中性粒细胞

二、填空题

1. 嗜碱性细胞的颗粒中含有肝素、组胺、嗜酸粒细胞趋化因子等成分,故能参与_____反应和抗_____的作用。

2. 红骨髓主要由_____和_____组成。

3. 造血干细胞起源于人胚第三周初的_____,出生后主要存在于红骨髓中,其次是脾、肝、淋巴结、外周血和脐带内。

4. 造血组织主要由_____和_____组成。

5. 成熟的红细胞无_____,无_____,呈双凹盘形。

三、名词解释

1. 网织红细胞　2. 造血组织　3. 造血祖细胞

四、简答题

1. 试述红细胞的形态结构及功能。

2. 血细胞如何分类?各种血细胞的正常值是多少?

3. 试述中性粒细胞的结构及功能。

4. 试述血细胞发生过程中形态变化的一般规律。

五、论述题

1. 试述有粒白细胞的结构和功能特点。

2. 试述无粒白细胞的结构及功能特点

【参考答案】

一、单项选择题

1. E　2. B　3. C　4. B　5. A　6. E　7. D　8. A　9. C　10. D　11. C　12. A　13. E
14. D

二、填空题

1. 过敏　凝血

2. 造血组织　血窦

3. 卵黄囊壁的血岛

4. 网状组织　造血细胞

5. 核　细胞器

三、名词解释

1. 网织红细胞　是从骨髓进入血液的新生红细胞。细胞内尚残留部分核糖体,用煌焦油蓝染色呈细网状,故称网织红细胞。它们在血流中经过约一天后核糖体消失,细胞完全成熟。在成人,网织红细胞占红细胞总数的 0.5%~1.5%。在骨髓造血功能发生障碍的患者,网织红细胞计数降低。

2. 造血组织　是产生血细胞的组织,存在于骨髓腔内,主要由网状组织和造血细胞组成。网状细胞和网状纤维构成造血组织的网架。网孔中充满不同发育阶段的各种血细胞,以及少量造血干细胞、巨噬细胞、脂肪细胞和间充质细胞等。

3. 造血祖细胞　是由造血干细胞分化而来的分化方向确定的干细胞,也称为定向干细胞,包括红细胞系造血祖细胞、粒细胞单核细胞系造血祖细胞和巨核细胞系造血祖细胞等,它们在不同的集落刺激因子作用下,分别分化为形态可辨认的各种血细胞。

四、简答题

1. 红细胞直径约为 $7.5\mu m$,呈双面凹的圆盘状。成熟红细胞无细胞核,也无细胞器。细胞质内主要成分是血红蛋白,能结合 O_2 和 CO_2。红细胞有一定弹性和形态可变性。红细胞的主要功能是运输 O_2 和部分 CO_2。红细胞的平均寿命为 120 天左右,衰老的红细胞在肝、脾、骨髓中被巨噬细胞吞噬。

2. 血细胞包括红细胞、白细胞和血小板。根据白细胞质内有无特殊颗粒,可分为有粒白细胞和无粒白细胞两类。有粒白细胞又依特殊颗粒的嗜色性,分为中性粒细胞、嗜酸粒细胞和嗜碱粒细胞。无粒白细胞又分为单核细胞和淋巴细胞。其正常数值是:红细胞男性为 $(4.0~5.5)\times10^{12}/L$;女性为 $(3.5~5.0)\times10^{12}/L$。血红蛋白男性为 $120~150g/L$;女性为 $110~140g/L$。白细胞为 $(4~10)\times10^9/L$。其中中性粒细胞占 50%~70%;嗜酸粒细胞占 0.5%~3%;嗜碱粒细胞占 0~1%;淋巴细胞占 25%~30%;单核细胞占 3%~8%。血小板为 $(100~300)\times10^9/L$。

3. 中性粒细胞占白细胞总数的 50%~70%。细胞呈球形,直径为 $10~12\mu m$,核呈分叶状,一般 2~5 个叶,中间有细丝相连,核染色质浓密而染色深。核分叶越多越衰老。胞质染成粉红色,含许多细小的、分布均匀的中性颗粒,包括嗜天青颗粒和特殊颗粒两种。嗜天青颗粒占 20%,体积稍大,染成紫色,是一种溶酶体,能分解吞噬的异物。特殊颗粒占 80%,体积较小,染成淡红色。内含碱性磷酸酶、吞噬素、溶菌酶等,能杀灭细菌。中性粒细胞具有活跃的变形运动和吞噬功能并具有趋化性,能以变形运动穿出血管并集中到细菌感染部位,吞噬细菌,当吞噬细菌后,自身也常死亡,成为脓细胞。

4. 血细胞发生是一连续发展过程,大致可分原始、幼稚和成熟三个阶段,其形态变化规律可归纳为:①胞体由大变小,但巨核细胞胞体由小变大。②胞核由大变小,红细胞核最终消失,粒细胞核由圆形变为杆状、最终形成分叶核,但巨核细胞核由小变大、呈分叶状;染色质由细疏变粗密,染色由浅变深;核仁由多变少,渐至消失。③胞质由少变多,嗜碱性逐渐变弱,变为嗜酸性,但淋巴细胞和单核细胞仍保持嗜碱性;胞质内的特殊物质逐渐增多,如红细胞中的血红蛋白、粒细胞中的特殊颗粒等。④细胞分裂能力从有到无,但淋巴细胞仍有潜在的分裂能力。

五、论述题

1. 有粒白细胞分为中性粒细胞、嗜酸粒细胞和嗜碱粒细胞 3 种。①中性粒细胞直径为 $10~12\mu m$。细胞核呈分叶状,可分 2~5 叶不等,以 2~3 叶多见;此外也可见杆状核。核内的染色质颗粒粗大,凝聚成块状,核仁不明显。胞质颗粒可分为两种:特殊颗粒染为淡红色,较小,约占80%,颗粒内含碱性磷酸酶、溶菌酶、吞噬素等;嗜天青颗粒是一种溶酶体,染为淡紫色,较大,约占20%,颗粒内含酸性磷酸酶、髓过氧化物酶等。中性粒细胞能做变形运动,由血液进入结缔组织中,具有活跃的吞噬能力。在急性细菌性感染时,其数量增多。②嗜酸粒细胞直径为10~15μm。细胞核多分为2叶,染色质颗粒粗大。细胞质内含有粗大的、分布均匀的嗜酸性颗粒,染为橘红色;电镜下,可见颗粒有膜包被,内含晶状小体,以及酸性磷酸酶、芳基硫酸酯酶、过氧化物酶和组胺酶等。嗜酸粒细胞具有变形运动和趋化性,可吞噬异物和抗原抗体复合物,灭活组胺以减弱过敏反应、杀灭寄生虫。当患过敏性疾病或寄生虫病时,血液中嗜酸粒细胞增多。③嗜碱粒细胞直径为10~12μm。细胞核亦分叶,但常不规则或呈"S"形,轮廓不清楚。细胞质内含嗜碱性颗粒,染为深紫蓝色,并具有异染性;颗粒大小不等,分布不均,常遮盖细胞核;颗粒内含有肝素和组胺等,白三烯存在于细胞基质中。肝素具有抗凝血作用,组胺和白三烯参与过敏反应。

2. 无粒白细胞分为淋巴细胞和单核细胞两种。①淋巴细胞按其大小可分为小、中、大淋巴细胞,血液内以小淋巴细胞数量最多。小淋巴细胞的细胞核呈圆形,一侧常有凹陷,染色质致密呈块状,染色深;细胞质很少,常在细胞周边成一窄缘,嗜碱性,染为天蓝色,含少量嗜天青颗粒。大、中型淋巴细胞数量较少,细胞核呈椭圆形,胞质较丰富,内含少量嗜天青颗粒。根据发生部位、表面特征、寿命长短和免疫功能的不同,淋巴细胞可分为T淋巴细胞、B淋巴细胞和NK细胞3类。T淋巴细胞约占血液中淋巴细胞总数的75%,寿命较长,可达数月至数年,参与细胞免疫。B淋巴细胞占血液中淋巴细胞总数的10%~15%,寿命长短不等,为数日、数周至数年,参与体液免疫。NK细胞约占淋巴细胞总数的10%,可直接杀伤肿瘤细胞和被病毒感染的细胞。②单核细胞是血液中体积最大的细胞,直径为14~20μm。细胞核形态多样,呈圆形、卵圆形、肾形、不规则形或马蹄形;核染色质呈疏网状,染色较浅。细胞质丰富,呈弱嗜碱性,染为浅灰蓝色,胞质有许多细小的嗜天青颗粒,颗粒内含过氧化物酶、非特异性酯酶和酸性磷酸酶等。电镜下细胞表面有皱褶和短的微绒毛,胞质含溶酶体和吞噬泡。单核细胞具有活跃的变形运动和明显的趋化性,在血液中停留1~5天后,穿出血管壁进入不同的组织内,分化为巨噬细胞。单核细胞和巨噬细胞都能吞噬异物颗粒,消除体内衰老的细胞,并可分泌多种生物活性物质,参与调节免疫反应。

(杨 虹 邓成国)

第五章 软骨和骨

软骨组织由软骨细胞和软骨基质构成。软骨组织及其周围的软骨膜构成软骨。骨是由骨组织、骨膜和骨髓等构成的坚硬器官,在机体中发挥支持、运动和保护作用。由于骨中含有大量的钙、磷等矿物质,故骨还是机体钙、磷的储存库。

【目的要求】

掌握软骨和骨的光镜结构。

【重点及难点】

长骨的结构、骨发生。

【实验内容】

观察切片见表5-1。

表5-1 观察切片

观察标本	标本编号	取材	染色法
透明软骨			HE
骨磨片			大力紫浸染法
骨发生			HE

1. 透明软骨(hyaline cartilage)气管(HE)

(1) 肉眼观:本片为气管的横切面。在管壁中部呈蓝色带状或环状结构,即透明软骨。

(2) 低倍镜:寻找淡蓝色(或紫蓝色)的带状结构(即透明软骨)。在软骨的表面有外周软骨膜(什么组织)着色红。软骨膜向外移行为外周的疏松结缔组织,着色浅(图5-1)。

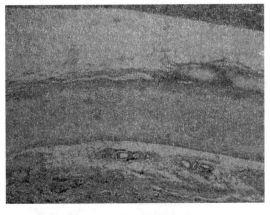

图5-1 透明软骨(低倍)

图5-2 透明软骨(高倍)

1) 细胞间质:透明软骨的细胞间质嗜碱性,呈现深浅不均的紫蓝色。软骨边缘部基质比中部浅(为什么)。包埋在基质内的胶原纤维未显示。切片上所见的圆形或椭圆形的空隙即软骨陷窝。在制片过程中软骨细胞收缩变小,致使细胞与陷窝壁之间出现明显的腔隙。陷窝周围的基质染色较深称软骨囊(强嗜碱性)。

2）软骨细胞（chondrocyte）：在软骨陷窝内，因已收缩变小，呈多突起状。软骨细胞的形态可从陷窝而得知。在软骨浅层的细胞较幼稚，呈扁平形，与软骨平行，成层排列；位居深部的软骨细胞，体积较大，为圆形或椭圆形，常三五成群分布。

（3）高倍镜：见图5-2。

2. 长骨骨干横切面（冷冻切片，特殊染色）（显示密质骨的结构）（图5-3）

（1）肉眼观：骨干横切面的一部分，略呈弓形，凹面为侧面（骨髓腔面）。

（2）低倍镜：骨陷窝为椭圆形，骨小管为细丝状，两者均被染成褐色。骨小管在骨基质中穿行。所见大小不等的圆形管（多半含有棕红色的物质），是骨单位（ostecn）的中央管（哈弗管）。环绕此管呈同心圆排列的环行结构，为哈弗骨板。在骨单位之间呈弧形、不规则的骨折为间骨板。移动切片在骨髓腔侧可见内环骨板靠近骨髓腔，较薄、不完整。有些部位有骨松质附着，松质骨的骨小梁呈指状，或吻合成网，

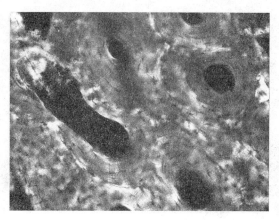

图5-3 骨切片特殊染色（低倍）

突向骨髓腔；外环骨板较厚，其中有小的骨单位存在。外环骨板的表面有骨外膜覆着。有的标本内可见横行的穿通管（Volkmann管），其周围无向心性排列的骨板层。

（3）高倍镜：骨陷窝位于骨板之间或骨板内，骨小管从骨陷窝发出，向四周呈放射状排列，相邻骨陷窝的骨小管彼此连通。有的陷窝内可见褐色椭圆形物，此即骨细胞。在骨单位内环绕中央管呈同心圆状排列的骨板，明暗相间，是因相邻骨板纤维排列的方向不同所致。中央管内棕色物系含有血管和神经的结缔组织、未成熟的骨单位，其中央管沿管壁可见一些着褐色呈扁椭圆形的成骨细胞附着。

图5-4 脱灰骨（低倍）

3. 脱灰骨（HE） 本片为经酸浸泡处理，除去钙盐后，制成的骨干横切面。

（1）低倍镜：本片的结构与17号相同，只是骨小管不明显。见中央管大小不等，未成熟的骨单位其中央管大，哈弗斯骨板层数少。哈弗骨板呈环行纹理，着色深浅不同，彼此明暗相间排列。骨单位之间可见间骨板，内外环骨板也可见。骨外膜和骨内膜残缺不全（图5-4）。

（2）高倍镜：在骨板之间和骨板内有小的腔隙，即骨陷窝。陷窝内有蓝色小点即骨细胞核，胞质因脱水收缩而不明显。

在中央管腔面可见骨内膜附着。

4. 骨发生（HE）

（1）肉眼观：本片系幼兔胫骨近侧端之纵切面，类似鼓槌。骨干部分色深呈柄状，一端膨大，其中部色深的团块为次级骨化中心，此中心周围浅者是软骨组织。在次级骨化中心

与骨干之间的浅色区及靠近浅带着色更深的区域内,可见到软骨细胞增殖、肥大、基质钙化和成骨等现象。先选此部位置低倍镜下观察软骨内骨化的基本过程,再观察骨干表面的骨膜及其深面的骨领(图5-5)。

(2)低倍镜:推动切片寻找一个较粗的长骨。首先从靠近次级骨化中心的骨、软骨处开始,向着骨髓腔依次观察软骨性骨发生的各区(图5-6)。

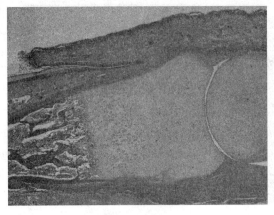

图5-5　骨发生

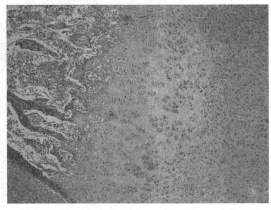

图5-6　骨发生(低倍)

1)静止软骨区:是一般透明软骨,软骨细胞散在分布,细胞小,核圆。

2)软骨增生区:软骨细胞及陷窝变扁,密集排列成行。

3)软骨基质钙化区:软骨细胞及软骨陷窝显著扩大,仍排列成行,但本肥大的细胞在制片过程中因收缩而变小。成行的细胞及陷窝的基质相对减少(基质钙化,应着蓝色,但有的标本染色较浅)。

4)骨化区:软骨已破坏,大部分被吸收。残余的钙化软骨基质呈不规则的纵条状,其表面由成骨细胞生成的类骨质附着,形成新生的骨小梁。小梁之间的隧道内与骨干的骨髓腔内均可见到较多幼稚的血细胞。移动切片在骨干外面找骨膜及其下的骨领。

5)骨膜:致密结缔组织,内层细胞多,外层纤维多。

6)骨领:紧位于骨膜下,包绕软骨中段的薄层初级骨松质,着色红,呈网状或不规则片状的骨质,网眼内有骨髓细胞。

(3)高倍镜:观察骨小梁的结构。

1)骨细胞(osteocgte):骨小梁内有骨细胞,多收缩变小,但陷窝明显。

2)成骨细胞(osteoblast):位于骨小梁的表面,或骨外膜的深面,其胞体多呈卵圆形,突起不明显,胞质嗜碱性、着紫红色,核圆形或卵圆形位置常偏心。

3)破骨细胞(osteoclast):数量很少,位于骨小梁周边的凹陷内。破骨细胞胞体大,胞质嗜酸性,着红色,含有数个细胞核。

【思考题】

一、单项选择题

1. 类骨质所指的物质是(　　)

A. 未钙化的骨基质　　　　B. 钙化的基质　　　　C. 钙化的基质和纤维

D. 有机基质　　　　　　　E. 松质骨

2. 形成类骨质的细胞是(　　)

A. 间充质细胞　　　　　　　　B. 成骨细胞　　　　　　　C. 骨原细胞

D. 骨细胞　　　　　　　　　　E. 破骨细胞

3. 相邻骨细胞突起之间连接的方式是(　　　)

A. 中间连接　　　　　　　　　B. 紧密连接　　　　　　　C. 缝隙连接

D. 相嵌连接　　　　　　　　　E. 桥粒

4. 下列哪种细胞具有形成胶原纤维的功能(　　　　)

A. 间充质细胞　　　　　　　　B. 骨细胞　　　　　　　　C. 破骨细胞

D. 骨原细胞　　　　　　　　　E. 成骨细胞

5. 由多个单核细胞融合而成的细胞(　　　)

A. 间充质细胞　　　　　　　　B. 骨细胞　　　　　　　　C. 骨祖细胞(或骨原细胞)

D. 成骨细胞　　　　　　　　　E. 破骨细胞

6. 胞质内有大量粗面内质网,游离核糖体和高尔基复合体的细胞是(　　　　)

A. 未分化的间充质细胞　　　　B. 骨原细胞(或骨祖细胞)

C. 骨细胞　　　　　　　　　　D. 成骨细胞

E. 破骨细胞

7. 夹在相邻两层骨板之间或分散排列于骨板内的细胞(　　　　)

A. 骨细胞　　　　　　　　　　B. 破骨细胞　　　　　　　C. 成骨细胞

D. 骨原细胞　　　　　　　　　E. 单核细胞

8. 骨生长与再生时,向周围分泌基质和纤维的细胞是(　　　)

A. 未分化的间充质细胞　　　　B. 骨细胞　　　　　　　　C. 破骨细胞

D. 骨祖细胞(或骨原细胞)　　　E. 成骨细胞

9. 骨组织的细胞成分有(　　　)

A. 骨细胞　　　　　　　　　　　B. 骨细胞与骨祖细胞

C. 骨细胞与破骨细胞　　　　　　D. 骨细胞与未分化的间充质细胞

E. 骨祖细胞(或骨原细胞)、骨细胞、破骨细胞与成骨细胞

10. 构成耳郭的软骨是(　　　)

A. 透明软骨　　　　　　　　　B. 弹性软骨　　　　　　　C. 纤维软骨

D. 纤维软骨与弹性软骨　　　　E. 透明软骨与弹性软骨

11. 下列哪种细胞不是骨组织的细胞成分(　　　)

A. 破骨细胞　　　　　　　　　B. 骨细胞　　　　　　　　C. 骨原细胞

D. 成骨细胞　　　　　　　　　E. 间充质细胞

二、填空题

1. 根据软骨组织含有的纤维成分不同可分为_____、_____和_____三种。

2. 骨组织的细胞成分包括_____、_____、_____和_____四种。

3. 电镜下成骨细胞胞质内有大量的_____、_____和发达的_____。

4. 破骨细胞胞质呈_____性,可有_____个核。

5. 骨发生方式有_____和_____两种。

6. 软骨内成骨发生过程从中央向两端推移,自骺端到骨髓腔之间依次可分为_____、_____、_____和_____四个连续的过程。

三、名词解释

1. 同源细胞群　2. 骨单位(哈弗斯系统)　3. 软骨内成骨　4. 骨板　5. 类骨质

四、简答题

1. 试比较透明软骨、弹性软骨和纤维软骨组织结构的异同。

2. 长骨骨干密质骨的结构特点。

3. 骨组织的构成和两类骨组织的构筑特点。

4. 成骨细胞和破骨细胞的结构特点及其生理功能。

五、论述题

1. 试述骨是如何加长和增粗的。

2. 试述成骨细胞的来源、结构及其功能。

【参考答案】

一、单项选择题

1. A　2. B　3. C　4. E　5. E　6. D　7. A　8. E　9. E　10. B　11. E

二、填空题

1. 透明软骨　弹性软骨　纤维软骨

2. 骨祖细胞　成骨细胞　骨细胞　破骨细胞

3. 粗面内质网　游离核糖体　高尔基复合体

4. 嗜酸　2~50

5. 膜内成骨　软骨内成骨

6. 软骨储备区　软骨增生区　软骨钙化区　成骨区

三、名词解释

1. 位于软骨中部的软骨细胞成群分布,每一群由2~8个软骨细胞聚集在一起,由同一个幼稚的软骨细胞分裂增殖形成。越靠近软骨中部,同源细胞群的细胞数量越多,反映了软骨的间质性生长。

2. 骨单位是长骨密质骨的主要结构,又称哈弗斯系统。呈长圆筒状,沿长骨的长轴排列。由中央管和呈同心圆排列的多层哈弗斯骨板组成。中央管含有结缔组织、血管和神经等。哈弗斯系统是长骨中起支撑作用的主要结构。

3. 软骨内成骨是人体大多数骨的发生方式。先由间充质形成一个软骨雏形,以后逐渐将其替换成骨。替换的顺序是先中段、后两端,中段形成骨干,两端形成骨骺。骨干和骨骺的中央形成骨髓腔。骨干、骨骺之间保留的骺板则为骨加长的生长基础。

4. 骨板是骨组织的基本结构单位,由平行排列的胶原纤维和沿纤维长轴沉积的针状骨盐结晶构成,骨板内和骨板间有骨细胞。相邻骨板内的纤维走向互成垂直。

5. 在骨组织中,未钙化的细胞外基质称为类骨质,由胶原纤维和有机骨基质构成。在骨形成过程中,先由成骨细胞产生类骨质,钙盐沉积后形成骨质。

四、简答题

1.(1) 相同点:①均由软骨细胞和软骨基质构成。②软骨细胞位于软骨陷窝内;软骨周边的为幼稚软骨细胞,体积较小,常单个分布;软骨中央的为成熟软骨细胞,体积较大,多为2~8个集聚在一起,构成同源细胞群。③软骨基质由纤维和基质组成,软骨陷窝周围的基质含较多的硫酸软骨素,呈强嗜碱性,称为软骨囊。④软骨组织内均不含血管。

(2) 不同点:软骨基质内所含纤维的成分各异,透明软骨含胶原原纤维,纤维软骨含大量平行或交叉排列的胶原纤维束,弹性软骨含大量弹性纤维。

2. 长骨密质骨由环骨板、骨单位和间骨板3部分构成:①环骨板位于长骨骨干内、外表层,分别称为内环骨板和外环骨板。外环骨板厚,由数层或数十层骨板构成,较规则地环绕于骨干的外周;内环骨板薄,仅由数层骨板构成,不如外环骨板规则。②骨单位又称哈弗斯系统,位于内、外环骨板之间;为短柱状结构,由多层呈同心圆排列的哈弗斯骨板围绕中央管构成;中央管内有血管和神经。③间骨板位于骨单位之间或骨单位与内、外环骨板之间,形状不规则,由数层平行的骨板构成;是骨生长和改建过程中哈弗斯骨板或环骨板未被吸收的残留部分。④骨密质中还有横向穿行的穿通管,内含血管和结缔组织,联通相邻骨单位的中央管。

3. 骨组织由基质、纤维和细胞构成。钙化的细胞外基质称为骨质。未钙化的细胞外基质称为类骨质。细胞包括骨祖细胞、成骨细胞、骨细胞和破骨细胞四种。骨细胞最多,位于骨质的骨陷窝内,其他三种细胞均位于骨组织的边缘。骨质内的胶原纤维,在同一层骨板中呈平行排列,相邻骨板中的纤维走向互成垂直。

4.(1)成骨细胞位于成骨活跃的骨组织表面,常单层排列,胞体呈立方形或矮柱状。细胞表面有许多细小突起,与相邻的成骨细胞或骨细胞突起形成缝隙连接。细胞核大而圆。胞质嗜碱性。成骨细胞产生有机骨基质并释放基质小泡,小泡内含小的骨盐结晶,小泡膜上有钙结合蛋白,可促进钙盐的沉积。当成骨细胞被骨质包埋后,便成为骨细胞。

(2)破骨细胞数量较少,位于骨组织表面,是一种多核的大细胞,含有6~50个核,胞质呈泡沫状,多为嗜酸性,贴近骨质的一侧有皱褶缘。破骨细胞有溶解和吸收骨基质的作用。

五、论述题

1.(1)骨的增粗:骨外膜下的骨原细胞分化为成骨细胞,后者在骨干表面添加骨组织,使骨干变粗。而在骨干的内表面,破骨细胞吸收骨组织,使骨髓腔横向扩大。

(2)骨的加长:通过骺板的不断生长和演变而实现。①从骨骺端到骨干的骨髓腔,骺板依次分为4个区:软骨储备区、软骨增生区、软骨钙化区和成骨区。②成骨细胞在钙化的软骨基质表面成骨,构成条索状的过渡型骨小梁。③破骨细胞在钙化的软骨基质和过渡型骨小梁表面进行破骨,从而骨髓腔向长骨两端扩展。④软骨钙化区不断地被破骨细胞分解吸收,软骨增生区不断补充软骨钙化区,软骨储备区不断有部分软骨细胞增生,补充软骨增生区。如此,骨不断加长。⑤至17~20岁时,骺板软骨被骨组织取代,成为骺线,骨终止加长。

2.①成骨细胞由骨原细胞增殖分化而来。②细胞呈立方形或矮柱状,通常单层排列在骨组织表面;细胞核大而圆,胞质嗜碱性;电镜下可见丰富的粗面内质网和发达的高尔基复合体。③成骨细胞的主要功能是分泌类骨质和使类骨质钙化:细胞产生类骨质,并向类骨质中释放基质小泡,小泡内含细小的钙化结晶;钙化结晶进入类骨质后,即以此为基础形成羟基磷灰石结晶。④成骨细胞还可分泌多种细胞因子,参与调节骨组织的形成和吸收。⑤成骨细胞被自身分泌的类骨质包埋后,转变为骨细胞。

（杨　虹　邓成国）

第六章 肌 组 织

肌组织主要由肌细胞组成。肌细胞细长呈纤维形,故又称为肌纤维。根据肌纤维的形态、分布和功能不同,可将肌组织分为骨骼肌、心肌和平滑肌三种类型。本章实验要求通过观察三种肌纤维纵、横切面的光镜结构,掌握三种肌纤维的相同点(共性)及不同点(特性),在切片上能够识别三种肌纤维;并注意观察肌纤维与结缔组织、血管的相互关系,通过电镜图像的观察,掌握骨骼肌与心肌的超微结构及两者的不同。

【目的要求】

(1)掌握三种肌组织的光镜结构。

(2)熟悉平滑肌分离标本的实验方法。

【重点及难点】

骨骼肌和心肌的结构特点。

【实验内容】

(一)平滑肌细胞分离制片法

1. 取材 青蛙的胃壁。

2. 固定 用30%乙醇或0.5%甲醛溶液固定24~48h后,剥去黏膜及浆膜,保留肌层。

3. 浸离 将肌层组织撕散成小块,投入40%氢氧化钠溶液内侵蚀软化,先用玻璃棒击打,使组织分散成碎片,再用滴管吸液不断冲击组织,使其分散,并滴加冰乙酸使浸液变为中性(用pH试纸测试)为止。至组织呈混悬状时,换入蒸馏水洗数次。

4. 沉积 将组织混悬液静置或离心后,倾去上清液,将沉积肌组织倾入甘油内透明,保存备用。

5. 装片 吸取少许组织甘油混悬液滴于载玻片上,加盖玻片,镜下观察。镜下可见单个呈梭形的平滑肌细胞。由于未经染色,观察时光线应适当暗些。(注:青蛙胃壁较好分离,但组织软化要适度,否则难分离。软化时间过长则影响染色。若需制成永久性标本,当用锂卡红或苏木精·伊红染色,经脱水、透明、树胶封固)

(二)观察切片

观察切片见表6-1。

表 6-1 观察切片

观察标本	标本编号	取材	染色法
骨骼肌		舌肌	HE
心肌		心脏	HE
平滑肌		小肠	HE

1. 骨骼肌

(1)切片:骨骼肌,HE染色。

(2)低倍镜:骨骼肌纤维被染成粉红色,纵切面呈长带状,横切面呈不规则的多边形,分散排列在疏松结缔组织之间。

（3）高倍镜

1）纵切面：肌纤维呈长带状，平行排列，其内有很多平行排列、纵行的肌原纤维。在肌膜内面有数量很多、纵行排列的扁椭圆形胞核，染成紫蓝色。如将视野光线稍调暗，在肌纤维上可显示出明暗相间的横纹，即明带和暗带相间排列而成。

2）横切面：肌纤维呈多边形或不规则圆形，边缘为肌膜。在肌膜内面可见一至数个胞核（为什么有的横切面上未见胞核）。肌原纤维的横切面呈红色小点状（图6-1）。

2. 心肌

（1）切片：心脏、HE染色。

（2）肉眼观：中间染成粉红色的部分为心肌，将此部分放在低倍镜下观察。

（3）低倍镜：可见心肌纤维的各种切面染成粉红色。在肌纤维之间可见疏松结缔组织及大量毛细血管。肌纤维纵切面呈短柱状，有分支互相连接。相邻肌纤维末端互相连接。肌纤维横切面呈不规则形（图6-2）。

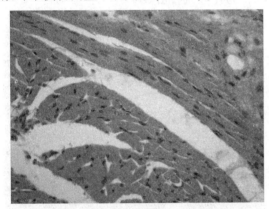

图6-1　骨骼肌纵横切（高倍）

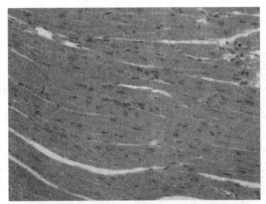

图6-2　心肌横切（低倍）

（4）高倍镜

1）纵切面：短柱状心肌纤维平行排列，其分支互相连接。胞核呈椭圆形，1~2个，位于肌纤维中央；在胞核两端胞质染色较浅（为什么），并见有棕黄色的脂褐质颗粒。将视野光线稍调暗，肌纤维上可见明带、暗带相间排列而形成的横纹，但不如骨骼肌纤维明显。在心肌纤维末端连接处可见染成深红色的横行或阶梯形粗线，即为闰盘（图6-3，图6-4）。

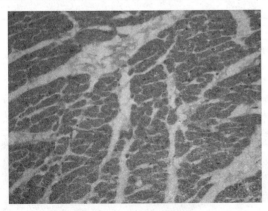

图6-3　心肌横切（高倍）

图6-4　心肌闰盘（高倍）

2）横切面:肌纤维呈不规则圆形小块。有的可见圆形胞核位于肌纤维的中央,有的未见胞核(为什么,其位置与骨骼肌纤维胞核的位置有什么不同)。肌丝束嗜酸性,染成粉红色,以胞核为中心呈放射状排列,并多分布在肌纤维周边部。

3. 平滑肌

（1）切片:小肠、HE 染色。

（2）肉眼观:标本上凹凸不平的一侧为肠腔面,外层染成红色的部分即为平滑肌。

（3）低倍镜:找到平滑肌层,可清楚地看到其分为纵、横切面。

（4）高倍镜

1）纵切面:平滑肌纤维呈长梭形,胞质染成粉红色,胞核呈长椭圆形或杆状,有时呈螺旋形,位于肌纤维中央,染成紫蓝色(图 6-5)。

2）横切面:平滑肌纤维呈现为大小不等的圆形或多边形粉红色小点,这是由于平滑肌纤维交错排列,切面不可能都切在肌纤维的中部,因此,有的切面中央看到一个圆形的胞核,但其大小不等(为什么),有的切面看不到胞核(为什么)(图 6-6)。

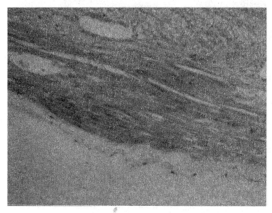

图 6-5　平滑肌纵切(高倍)

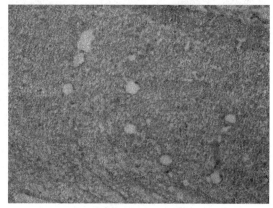

图 6-6　平滑肌横切(高倍)

（三）示教

示教见表 6-2。

表 6-2　示教标本

示教标本	标本编号	取材	染色法
光镜	骨骼肌横纹	骨骼肌纵切	铁苏木精染色
	心肌闰盘	心肌	钾矾苏木精染色
电镜	平滑肌	平滑肌分离标本	HE
	骨骼肌		
	心肌		

【思考题】

一、单项选择题

1. 骨骼肌收缩的结构基础是(　　　　)

A. 粗面内质网　　　　　　B. 肌节　　　　　　C. 线粒体

D. 横小管   E. 肌质网

2. 横纹肌纤维内的 Ca^{2+} 储存在（   ）

A. 肌质内   B. 肌质网内   C. 原肌球蛋白

D. 横小管内   E. 肌钙蛋白上

3. 骨骼肌纤维的肌膜向肌质内凹陷形成的结构为（   ）

A. 横桥   B. 横小管   C. 终池

D. 肌质网   E. 纵小管

4. 关于肌节的描述,错误的是（   ）

A. 是骨骼肌收缩的基本结构单位

B. 肌原纤维是由许多肌节连续排列而成

C. 收缩时肌节变短

D. 肌节含有粗肌丝、细肌丝和中间丝

E. 肌节是指相邻两条 Z 线之间的一段肌原纤维

5. 下列关于骨骼肌纤维细胞核的描述,正确的是（   ）

A. 多个,位于细胞中央   B. 多个,均匀分布于肌质内   C. 一个,位于细胞中央

D. 多个,位于肌膜下   E. 一个,位于肌膜下

6. 下列关于心肌纤维的描述,不正确的是（   ）

A. 闰盘位于肌纤维连接处   B. 肌纤维分支吻合成网   C. 具有横纹

D. 含多个细胞核   E. 呈圆柱状

7. 组成粗肌丝的蛋白为（   ）

A. 原肌球蛋白   B. 肌钙蛋白   C. 肌球蛋白和原肌球蛋白

D. 肌球蛋白   E. 肌动蛋白

8. 心肌细胞彼此相连形成功能整体的结构是（   ）

A. T 小管   B. 肌质网   C. 闰盘

D. 肌丝   E. 二联体

9. 下列关于明带和暗带的描述,错误的是（   ）

A. 明带中央有 H 带   B. 明带又称 I 带   C. 明带中央有 Z 线

D. 暗带又称 A 带   E. H 带中央有 M 线

10. 关于平滑肌纤维的光镜结构,下列正确的是（   ）

A. 平滑肌纤维呈长柱形,多核,位于细胞周边

B. 平滑肌纤维呈短柱形,单核,位于细胞中央

C. 沿细胞长轴可见明暗相间的横纹

D. 平滑肌纤维呈长梭形,单核,位于细胞中央

E. 平滑肌纤维的连接处可见闰盘

11. 肌节的组成是（   ）

A. 1/2A+I+1/2A   B. 1/2A+I   C. 1/2I+A+1/2I

D. 1/2A+1/2I   E. 1/2I+A

12. 骨骼肌三联体的结构和功能是（   ）

A. 一个横小管(传递兴奋)和两侧的终池(储存、释放 Ca^{2+})

B. 两个横小管(传递兴奋)和一个终池(储存、释放 Ca^{2+})

C. 一个横小管(传递兴奋)和一个终池(储存、释放 Ca^{2+})

D. 一个横小管(储存、释放 Ca^{2+})和一个终池(传递兴奋)

E. 两个横小管(储存、释放 Ca^{2+})和一个终池(传递兴奋)

13. 骨骼肌(skeletal muscle)纤维的肌膜向肌质内凹陷形成(　　)

A. 肌质网　　　　　　　B. 胞质内的小泡群　　　　　C. 终池

D. 纵小管　　　　　　　E. 横小管

14. 下列关于肌球蛋白分子的描述,错误的是(　　)

A. 具有 ATP 酶活性　　　B. 突出于粗肌丝表面,形成横桥

C. 能与 ATP 结合　　　　D. 朝向 M 线

E. 能与肌动蛋白结合

15. 与粗肌丝横桥结合的位点位于(　　)

A. 肌动蛋白　　　　　　B. 肌球蛋白　　　　　　　　C. 肌钙蛋白

D. 原肌球蛋白　　　　　E. 肌红蛋白

二、填空题

1. 肌组织按结构和功能分为_____、_____和_____三类。

2. 骨骼肌受躯体神经支配,属_____;心肌和平滑肌受自主神经支配,为_____。

3. 三种肌纤维中,_____的肌质内含有脂褐素,它是_____的残余体,随着_____而增多。

4. 骨骼肌收缩时,肌节中的 A 带长度_____,I 带_____,H 带_____。

5. 一个肌节包括一个完整的_____带和与其相邻的两个_____带,一个肌节内_____处有横小管。

三、名词解释

1. 闰盘　2. 肌节　3. 横小管　4. 肌质网　5. 三联体

四、简答题

1. 比较三种肌纤维的光镜结构特点。

2. 试述骨骼肌纤维的超微结构和各结构的功能。

五、论述题

心肌纤维与骨骼肌相比超微结构有何不同?

【参考答案】

一、单项选择题

1. B　2. B　3. B　4. D　5. D　6. D　7. D　8. C　9. A　10. D　11. C　12. A　13. E　14. D　15. A

二、填空题

1. 骨骼肌　心肌　平滑肌

2. 随意肌　不随意肌

3. 心肌纤维　溶酶体　年龄增长

4. 不变　缩短　缩短或消失

5. A　1/2I　两

三、名词解释

1. 闰盘是心肌纤维连接处特有的结构。

2. 相邻两条 Z 线之间的一段肌原纤维称为肌节,每个肌节由 1/2 I 带、A 带和 1/2 I 带构成。肌节是骨骼肌纤维结构和功能的基本单位。

3. 横小管是肌膜向肌质内凹陷形成的与肌纤维长轴垂直的小管,可将肌膜的兴奋迅速传至细胞内每个肌节。

4. 肌质网是肌纤维中特化的滑面内质网,位于横小管之间。

5. 三联体由一条横小管与两侧的终池共同构成,其功能是将兴奋从肌膜传递到肌质网膜。

四、简答题

1.

	骨骼肌	心肌	平滑肌
一般形态	长圆柱形	短柱形,有分支	长棱形
细胞核	多个,椭圆形,位于肌膜下	多为单个,卵圆形,位于细胞中央	单个,椭圆形,位于细胞中央
肌原纤维	有,明显	有,但不明显	无
横纹	有且明显	有,但不甚明显	无
闰盘	无	有	无

2. 电镜下:①肌原纤维是由粗、细肌丝构成。粗肌丝,其中点固定于 M 膜上,两端有横桥,细肌丝位于 Z 膜两侧,一端固定于 Z 膜上,一端伸入粗肌丝之间,收缩时细肌丝向 M 膜滑动,肌节缩短,有收缩作用。②横小管是由肌膜向肌细胞内凹陷形成的小管,是兴奋传入肌纤维的通道。③肌质网位于横小管之间,纵行包绕在每条肌原纤维的周围,膜上有丰富的钙泵,肌质网的功能是储存和调节肌质中的 Ca^{2+},进而调节肌纤维的收缩与舒张。

五、论述题

①心肌纤维内的肌丝被肌质网、横小管和许多纵行排列的线粒体分隔成粗细不等的肌丝束,而不形成明显的肌原纤维;②横小管较粗,位于 Z 线水平;③肌质网不发达,末端不形成明显的终池。往往一侧的纵小管末端略微膨大,与横小管紧贴形成二联体,极少有三联体。由于肌质网不发达,储 Ca^{2+} 能力低;④心肌细胞间形成特殊的连接——闰盘。在光镜下呈阶梯状,横位部分有中间连接和桥粒,起牢固地结合作用;纵位部是缝隙连接,相邻心肌细胞间可以交换化学信息,传递神经冲动,使整个心肌成为功能上的统一体;⑤心肌纤维内含有许多大的线粒体。心肌纤维的光镜结构:心肌纤维呈短柱状,多数有分支并相互连接成网。心肌纤维之间的连接处称为闰盘,在 HE 染色标本中,闰盘呈深色的阶梯状或横线状。多数心肌纤维有一个核,呈卵圆形,位于细胞中央,少数为双核。心肌纤维也有周期性横纹及 I 带、A 带等结构,但不如骨骼肌纤维明显。

(于 红 柯奇周)

第七章 神经组织

神经组织是由神经元和神经胶质细胞组成。神经元是神经系统的结构和功能单位,并以突触彼此联络。它们具有感受刺激、传导冲动的功能。有些神经元尚有内分泌的功能。神经胶质细胞对神经元起支持、保护、营养和绝缘等作用。

【目的要求】

(1)掌握神经组织的基本结构和神经元的结构与功能;突触的超微结构特点与分类;神经纤维的结构与分类。

(2)熟悉神经胶质细胞的类型和功能。

(3)了解神经末梢的分类、结构与功能。

【重点及难点】

神经元形态结构及其与神经胶质细胞的区别;突触的结构特点;有髓神经纤维的结构特点。

【实验内容】

(一)观察切片

1. 多级神经元 I(脊髓前角运动神经元分离标本)

(1)低倍镜:可见很多染成蓝色的多突细胞,即为脊髓前角运动神经元。细胞核呈圆形,染成深蓝色,胞体较大,自胞体周伸出若干长短不等的突起,轴、树突不易分辨。

(2)高倍镜:在低倍镜下找一个较为典型的多突起神经元换高倍镜进行观察,可见胞体内神经原纤维交叉成网,胞突中神经原纤维则平行排列。核圆,深蓝色,核仁不大清楚,视野中分散的许多深蓝色点为神经胶质细胞核。

2. 多级神经元 II(脊髓横切面)

(1)肉眼观:标本呈扁圆形,中央深红色呈蝴蝶形者为脊髓灰质;周围染色较浅者为脊髓白质。灰质的腹侧膨大处为前角,是多级神经元(运动神经元)的聚集处。背侧较细长的突出处为后角,其内也有许多多级神经元——联络神经元(中间神经元)(表7-1)。

表 7-1 观察切片

观察标本	标本编号	取材	染色法
脊髓前角运动细胞		脊髓	Well 法
大脑锥体细胞		大脑	Cox 镀银法
神经原纤维和突触扣结		脊髓	Cajal 镀银法
有髓神经纤维		坐骨神经	HE
触觉小体、压觉小体		人指掌皮	HE
运动终板		骨骼肌压片	氯化金法
神经胶质细胞		大脑	Golgi 镀银法
小脑蒲肯野细胞		小脑	Cox 镀银法

（2）低倍镜：灰质中央的小孔为中央管的横断面，调到前角内可见深紫红色的多级神经元，胞体大而多突起；神经胶质细胞核染成浅蓝色。选一个突起较多而又切到核的多级神经元，换高倍镜观察。

（3）高倍镜：前角内多级运动神经元的胞体大而突起多，故呈多边形。胞核大而圆，位于胞体中央，染色较浅，呈空泡状，核仁明显，胞质内充满嗜碱性大小不等的颗粒状或块状结构，染成紫蓝色，即尼氏体（嗜染质）。后角内可见染成紫红色的多边形神经元，即联络神经元，以及神经纤维和染成浅蓝色的神经胶质细胞核。此外，可见中央管管壁是由室管膜细胞组成。

3. 多级神经元Ⅲ（大脑皮质）

（1）肉眼观：大脑皮质切片无固定外形特征。

（2）低倍镜：可见大脑皮质中染成棕黑色的各种神经元的完整形态。找一个典型的大锥体细胞进行观察。胞体呈锥体形，看不到其内的结构。尖端发出一条很粗而较长的主树突伸向皮质表面，还可见较多的分支。其基底两侧也发出水平走向较粗的树突，也有较多分支。从锥体细胞基底面（即树突的对侧）发出一条细而长、粗细均匀、分支少的轴突（图7-1）。

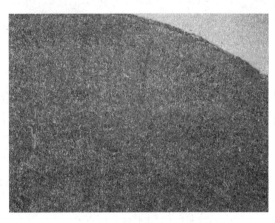

图 7-1　大脑皮质（低倍）

（3）高倍镜：在树突及其分支上可见较多细小的树突棘。在轴突上未见此结构。

4. 神经原纤维和突触扣结（脊髓横切）

（1）肉眼观：呈椭圆形、棕褐色界面，中央部灰质染色较深。

（2）低倍镜：在灰质前角内可见较多大小不等、形状不一、呈棕褐色的神经元。神经元之间为大量纵横交错的神经纤维。选择一个胞体较大而突起较多的神经元，换高倍镜观察。

（3）高倍镜：胞核大而圆，染成浅黄色。胞体及突起内都有棕褐色、细丝状的神经原纤维。它们在胞体内交织分布，在突起内侧平行分布。在神经元胞体或树突上有数量不等的棕褐色小结或环扣状结构与其接触，此为另一个神经元轴突终末形成的球状膨大，称突触扣结。

5. 有髓神经纤维（坐骨神经纵、横切）

（1）肉眼观：切片呈长条状者为纵切、圆块状者为横切，每一切面内均含许多有髓神经纤维。需分别进行观察。

（2）低倍镜

1）纵切面：长条状切面两侧有神经外膜断面，内有紧密平行排列的有髓神经纤维。

2）横切面：圆块状切面周缘为神经外膜。外膜的结缔组织中含有血管、脂肪细胞等。结缔组织还将神经分割成许多神经纤维束，这些包绕神经纤维束的薄层结缔组织膜，称为神经束膜。神经束膜中又有少量结缔组织深入神经纤维束内，包在每条神经纤维外面，构成神经内膜（图7-2）。

（3）高倍镜

1）纵切面：粗看有许多红色线条状结构，较平行排列。细看可见每条神经纤维为三条平行排列的线状结构，中间染成紫红色、一条较粗的线状结构即为轴突；轴突两边呈泡状的结构部分为髓鞘；髓鞘外缘染成浅红色的细丝状结构为神经膜（施万细胞最外面的一层薄膜与基膜构成），可见紫蓝色呈椭圆形的神经膜细胞（施万细胞）核。神经纤维上每隔一段距离有一个狭细的结，它是由神经膜向轴索凹陷、髓鞘中断而形成的一个狭窄区，即郎飞结。两结之

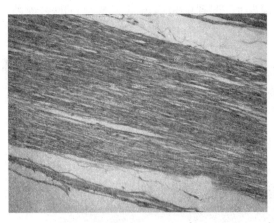

图 7-2 有髓神经纤维纵切（低倍）

间的一段有髓神经纤维为一个结间体。结间体粗细不等、长短不一，一般而言，轴突越粗，其髓鞘也越厚，结间体也越长。每一个结间体的髓鞘是由一个施万（雪旺）细胞的胞膜融合，并呈同心圆状包卷一段轴突而成。有的髓神经纤维外观似莲藕。

2）横切面：可见大小不等的圆形结构，即神经纤维的横切面（细胞样）；其中央染成紫红色的小点是轴突的横切面；轴突周围空白或浅染区是髓鞘。髓鞘外周染成红色的环状结构为神经膜，有时可见神经膜细胞核（图 7-3）。

6. 触觉小体与环层小体（指掌皮）

（1）肉眼观：紫红色的一侧为表皮，下方红色者为真皮，真皮下方粉红色部分为皮下组织。

（2）低倍镜：在真皮与表皮交界处，可见许多凸向表皮的乳头状结构，内含毛细血管和触觉小体。触觉小体呈椭圆形、染粉红色。在真皮深层的结缔组织内可见体积较大的圆形或椭圆形小体，即环层小体（图 7-4）。

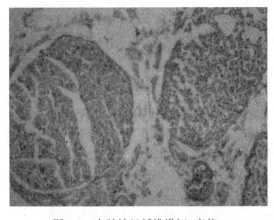

图 7-3 有髓神经纤维横切（高倍）

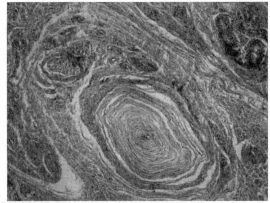

图 7-4 环层小体（低倍）

（3）高倍镜：触觉小体长轴与皮肤表层垂直，外包有结缔组织囊，小体内由许多横列的扁平细胞。环层小体一般以横切面为多，呈圆形，小体的中央有一个染成红色的小点，为神经纤维末梢的横切面，周围包以多层由扁平细胞呈同心圆排列的被囊。环层小体纵切面呈椭圆形，小体中央有一条染成红色的杆状结构，其为裸露的轴突（图 7-5）。

7. 运动终板(骨骼肌压片)

(1)肉眼观:呈紫灰有黑纹的不规则块状。

(2)低倍镜:骨骼肌纤维染成浅紫色,而神经纤维染成黑色,神经纤维束反复分支,最后单根神经纤维的终末膨大形成爪状末梢,附着在骨骼肌纤维表面。

(3)高倍镜:可见终板的爪状末梢常呈扣状膨大与骨骼肌纤维连接。连接处的肌纤维局部向表面稍有隆起,此处肌质较多。

8. 神经胶质细胞(大脑)

(1)肉眼观:呈棕黑色不规则薄片,用大马胶封藏。

(2)低倍镜:切片上有沟与回的一侧是大脑表面的皮质部分;深部为大脑髓质。背景为浅黄色,其中有较多染黑色多突起的细胞被显示出来。在

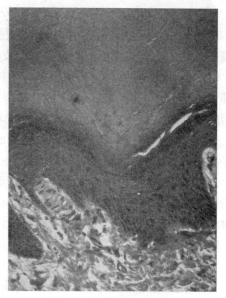

图7-5 触觉小体(高倍)

皮质内,部分胞体较大的为神经元。其内还有较多粗细不等染成黑色的线条为血管。

(3)高倍镜:在大脑皮质的浅层,可见多突起的星形细胞,其突起短而粗,分支多而表面粗糙,看不到内含的胶质丝。有的突起末端膨大而成脚板,附着在毛细血管壁上及脑和脊髓表面。此种细胞即为原浆性星形胶质细胞。在大脑髓质内也有多突起的星形细胞,突起细长而直,呈放射状排列,分支较少而表面平滑,有的突起末端膨大呈脚板。此种细胞即为纤维性星形胶质细胞。呈大脑皮质和髓质内,胞体小于星形胶质细胞,呈梨形或椭圆形的细胞为少突胶质细胞,从胞体发出3~5条短突起,分支少而呈串珠状。

9. 小脑蒲肯野细胞

(1)肉眼观:起伏不平者为小脑皮层表面。

(2)低倍镜:蒲肯野细胞为多极神经元,神经元胞体和突起均为黑色。胞体较大,呈梨形;轴突由胞体底部发出,较细,不易看到;树突由胞体顶部发出,通常有2~3支主树突,然后反复分支,形似柏叶。

必要时可用高倍镜观察。

(二) 示教

示教见表7-2。

表7-2 示教标本

	示教标本	标本编号	取材	染色法
光镜	小胶质细胞		大脑皮质	Hortega 镀银法
	无髓神经纤维		交感神经	HE
	游离神经末梢		人指尖皮	镀银法
	肌梭		骨骼肌	镀银法
电镜	多极神经元及突触		脊髓	Cajal 镀银法
	有髓神经纤维			
	运动终板			

1. 光镜标本

（1）小胶质细胞：高倍镜小胶质细胞最小而少，胞体椭圆或细长，核小染色深，呈扁平或三角形。小胶质细胞的胞突少且分支亦少，常自胞体两端发出，突起表面有小棘。

（2）无髓神经纤维：高倍镜外周为神经外膜，内部是线条状平行排列的无髓神经纤维。神经纤维较细，排列较紧密，因此，每条神经纤维的界限不易分清。由于无髓鞘，故神经膜紧贴轴突，两者界限很难区别。神经膜细胞的核呈椭圆形。

（3）游离神经末梢：高倍镜可见染成黑色的神经纤维由真皮进入染成浅红色的复层扁平上皮内，在上皮细胞之间分支行走。

（4）肌梭：低倍镜可见肌梭呈长梭形，表面包有染色较浅的结缔组织被囊，囊内可见纵行的骨骼肌纤维，即梭内肌纤维，有的可见肌纤维两端的横纹。数条染成黑色、粗细不等的神经纤维进入肌梭内，分支缠绕在肌梭内肌纤维上。

2. 电镜图像

（1）多级神经元与突触

1）胞体：胞核、粗面内质网、游离核糖体、高尔基复合体、神经丝、微管、线粒体、多泡小体及脂褐质等。

2）胞突：树突内结构与核周质近似，其表面可见树突棘；轴突内只有神经丝、微管、微丝、线粒体、滑面内质网和一些小泡等结构。

3）突触：突触前成分可见突触前膜、突触小泡、线粒体、微丝、微管、神经丝、滑面内质网等；突触间隙；突触后成分可见突触后膜。

（2）有髓神经纤维：可见轴突、轴突系膜、髓鞘板层。

（3）运动终板：可见轴突终末形状、突触前膜、突触小泡、线粒体、微丝、微管等结构；骨骼肌纤维表面局部隆起，突触后膜与后膜内褶、细胞核与线粒体；突触间隙。

（三）讨论

病毒或毒素侵犯神经系统的形态学途径。

【思考题】

一、单项选择题

1. 按神经元功能，将其分为（　　　）

A. 味觉神经元、听觉神经元和视觉神经元

B. 胆碱能神经元和肾上腺素能神经元

C. 高尔基Ⅰ型神经元和高尔基Ⅱ型神经元

D. 氨基酸能神经元和胺能神经元

E. 感觉神经元、中间神经元和运动神经元

2. 周围神经系统的有髓神经纤维，相邻两个施万细胞之间的连接部分是（　　　）

A. 神经管   B. 髓鞘   C. 髓鞘切迹

D. 郎飞结   E. 节间体

3. 突触内与信息传递直接相关的结构是（　　　）

A. 中间丝   B. 微管   C. 突触小泡

D. 微丝   E. 线粒体

4. 周围神经系统的神经胶质细胞有（　　　）

A. 星形胶质细胞和小胶质细胞　　　　B. 少突胶质细胞和星形胶质细胞

C. 少突胶质细胞和卫星细胞　　　　　D. 施万细胞和小胶质细胞

E. 施万细胞和卫星细胞

5. 突触在光镜下通常表现为(　　　)

A. 突触后膜　　　　　　　　　B. 突触后成分　　　　　　　C. 突触小体

D. 突触小泡　　　　　　　　　E. 树突

6. 按神经元的突起数目,将其分为(　　　)

A. 星形神经元、梭形神经元和锥形神经元

B. 多突起神经元和少突起神经元

C. 大神经元、中神经元和小神经元

D. 多极神经元、双极神经元和假单极神经元

E. 高尔基Ⅰ型和高尔基Ⅱ型神经元

7. 中枢神经系统内的神经胶质细胞有(　　　)

A. 星形胶质细胞、少突胶质细胞、小胶质细胞和卫星细胞

B. 星形胶质细胞、少突胶质细胞、小胶质细胞和室管膜细胞

C. 少突胶质细胞、小胶质细胞、卫星细胞和室管膜细胞

D. 少突胶质细胞、小胶质细胞、卫星细胞和施万细胞

E. 少突胶质细胞、星形胶质细胞、卫星细胞和室管膜细胞

8. 具有吞噬能力的神经胶质细胞是(　　　)

A. 小胶质细胞　　　　　　　　B. 少突胶质细胞　　　　　　C. 星形胶质细胞

D. 施万细胞　　　　　　　　　E. 卫星细胞

9. 轴突内不含(　　　)

A. 微管　　　　　　　　　　　B. 神经丝　　　　　　　　　C. 尼氏体

D. 神经原纤维　　　　　　　　E. 神经递质

10. 突触后膜是指(　　　)

A. 树突棘的细胞膜　　　　　　B. 树突的细胞膜

C. 接受神经递质一侧的细胞膜　D. 释放神经递质一侧的细胞膜

E. 神经元胞体的细胞膜

11. 周围神经系统的有髓神经纤维的髓鞘来自(　　　)

A. 星形胶质细胞　　　　　　　B. 少突胶质细胞　　　　　　C. 室管膜细胞

D. 施万细胞　　　　　　　　　E. 卫星细胞

12. 突触小体是光镜下观察到的(　　　)

A. 突出前成分　　　　　　　　B. 树突　　　　　　　　　　C. 树突棘

D. 突触间隙　　　　　　　　　E. 突触后成分

13. 尼氏体由(　　　)

A. 滑面内质网和线粒体构成　　　B. 粗面内质网和微管构成

C. 粗面内质网和滑面内质网构成　D. 粗面内质网和游离核糖体构成

E. 滑面内质网和游离核糖体构成

14. 神经原纤维由(　　　)

A. 神经丝构成　　　　　　　　C. 微管构成　　　　　　　　C. 微丝构成

D. 神经丝和微管构成　　　　　　　　E. 微丝和微管构成

15. 中枢神经系统的有髓神经纤维的髓鞘来自(　　　)

A. 星形胶质细胞　　　　　　B. 少突胶质细胞　　　　　C. 小胶质细胞

D. 卫星细胞　　　　　　　　E. 施万细胞

16. 神经组织由以下哪项组成(　　　)

A. 神经元和神经胶质细胞　　B. 神经元和神经纤维　　　C. 神经元和神经

D. 神经胶质细胞和神经纤维　E. 神经胶质细胞和神经

17. 突触前膜是指(　　　)

A. 树突棘的细胞膜　　　　　　　　B. 树突的细胞膜

C. 接受神经递质一侧的细胞膜　　　D. 释放神经递质一侧的细胞膜

E. 神经元胞体的细胞膜

18. 神经递质的受体位于(　　　)

A. 胞体细胞膜上　　　　　　B. 轴膜上　　　　　　　　C. 突触后膜上

D. 突触前膜上　　　　　　　E. 突触间隙内

19. 神经元细胞核的结构特点是(　　　)

A. 球形,较大,着色较浅,核仁明显　B. 分叶,较大,着色较浅,核仁明显

C. 球形,较小,着色较浅,核仁明显　D. 球形,较大,着色较深,核仁明显

E. 球形,较大,着色较浅,核仁不明显

20. 下列对化学性突触的描述,错误的是(　　　)

A. 突触前膜可释放神经递质　　B. 以电流作为信息载体

C. 突触前成分中含突触小泡　　D. 突触后膜胞质面附有致密物质

E. 是一种特殊的细胞连接

21. 下列对神经元的描述,错误的是(　　　)

A. 胞体内含神经原纤维和尼氏体　B. 轴突无尼氏体

C. 树突内含神经原纤维　　　　　　D. 细胞核含常染色质较多

E. 核仁不明显

二、填空题

1. 神经元的形态不一,但都可分为_____、_____和_____三部分。

2. 神经纤维是由神经元的_____及包绕它的_____构成。

3. 电镜下,化学性突触由_____、_____和_____三部分构成。

4. HE 染色,尼氏体呈_____性,电镜下,由发达的_____和_____构成。

三、名词解释

1. 尼氏体　2. 郎飞结　3. 突触　4. 神经纤维

四、简答题

1. 神经元胞体的细胞质中的特征性结构是什么? 并简述其特点。

2. 神经胶质细胞的分类。

3. 周围神经系统的有髓神经纤维的结构特点与功能。

4. 神经元的突起有哪些? 简述其结构特点和功能。

五、论述题

1. 神经元的分类。

2. 化学性突触的结构和功能。

【参考答案】

一、单项选择题

1. E　2. D　3. C　4. E　5. C　6. D　7. B　8. A　9. C　10. C　11. D　12. A　13. D

14. D　15. B　16. A　17. D　18. C　19. A　20. B　21. E

二、填空题

1. 胞体　树突　轴突

2. 长轴突　神经胶质细胞

3. 突触前成分　突触间隙　突触后成分

4. 强嗜碱　粗面内质网　游离核糖体

三、名词解释

1. 尼氏体是神经元胞质内的强嗜碱性结构,在 HE 染色切片中呈紫蓝色斑块状或颗粒状。电镜下,尼氏体由平行排列的粗面内质网和游离核糖体组成,因此尼氏体是神经元合成蛋白质的场所。尼氏体分布在胞体和树突内,轴突内无尼氏体。

2. 周围神经系统的施万细胞和中枢神经系统的少突胶质细胞包裹轴突形成有髓神经纤维的髓鞘,髓鞘呈节段状,相邻两节段间无髓鞘的缩窄部称为郎飞结,此处轴膜裸露。

3. 突触是神经元与神经元之间,或神经元与效应细胞之间传递信息的结构。也是一种特化的细胞连接方式。最常见的是一个神经元的轴突终末与另一个神经元的树突、树突棘或胞体连接,分别构成轴-树、轴-棘和轴-体突触。

4. 神经纤维是由神经元的长轴突及包绕它的神经胶质细胞构成。根据神经胶质细胞是否形成髓鞘,可将其分为有髓神经纤维和无髓神经纤维两类。

四、简答题

1. 神经元胞体的细胞质中的特征性结构为尼氏体和神经原纤维。尼氏体是神经元胞质内的强嗜碱性结构,在 HE 染色切片中呈紫蓝色斑块状或颗粒状。电镜下,尼氏体由平行排列的粗面内质网和游离核糖体组成,因此尼氏体是神经元合成蛋白质的场所。神经原纤维在镀银染色切片中,呈棕黑色细丝,交错排列成网。电镜下,由神经丝、微管和微丝构成。

2. 神经胶质细胞根据所处位置的不同可分为中枢神经系统的神经胶质细胞及周围神经系统的神经胶质细胞。前者分为星形胶质细胞、少突胶质细胞、小胶质细胞和室管膜细胞;后者分为施万细胞和卫星细胞两种。

3. 周围有髓神经纤维的轴突外包有一层髓鞘。髓鞘分成许多节段,各节段间的缩窄部位称为郎飞结,相邻郎飞结之间的一段称为结间体。每一结间体的髓鞘由一个施万细胞的细胞膜包卷而成。郎飞结轴膜处裸露,适于轴膜内外离子交换,利于神经冲动传导。有髓神经纤维传导神经冲动,是从一个郎飞结跳到相邻的另一个郎飞结,因此,传导的速度比无髓神经纤维要快。

4. 神经元的突起有树突和轴突两种。树突形如树枝状,在分支上常有短小的树突棘,树突的功能主要是接受刺激;轴突通常只有一个,其内无尼氏体,轴突末端的分支较多,形成轴突终末,其主要功能是传导神经冲动。

五、论述题

1. 按突起数目可将神经元分为多极神经元、双极神经元和假单极神经元三种。多极神经元有一个轴突和多个树突;双极神经元有一个轴突和一个树突;假单极神经元从胞体发出一个突起,距胞体不远又呈"T"形,其分为两支,一支分布到外周的其他组织和器官称为周围突,另一支进入中枢神经系统称为中枢突。按轴突长短可将神经元分为长轴突的大神经元和短轴突的小神经元。按功能可将神经元分为感觉神经元、运动神经元和中间神经元。按神经元释放的神经递质可将神经元分为胆碱能神经元、胺能神经元、肽能神经元和氨基酸能神经元。

2. 化学性突触由突触前成分、突触间隙和突触后成分组成。突触前成分是轴突终末的膨大部分,主要由突触前膜和突触小泡组成。突触前膜为轴突终末的细胞膜,比一般细胞膜略厚。突触小泡呈圆形或椭圆形,其内含有乙酰胆碱、去甲肾上腺素或肽类等神经递质。突触终末轴质内还含有线粒体、微丝、微管等。突触间隙是突触前膜与突触后膜之间 15~30nm 的狭窄间隙,含有糖蛋白和一些细丝状物质。突触后成分是后一神经元或效应细胞与突触前成分相对应的局部区域。该处的细胞膜增厚,为突触后膜,含有能与神经递质特异性结合的受体。当神经冲动抵达突触前膜时,促使突触小泡贴附在突触前膜上,以胞吐方式将突触小泡内的神经递质释放到突触间隙,并作用于突触后膜上相应的受体,引起突触后神经元的膜电位发生变化,产生神经冲动。

（柯奇周　于　红）

第八章 神 经 系 统

神经系统主要由神经组织构成。分为中枢神经系统和周围神经系统两部分。前者包括脑和脊髓,后者由脑神经节和脑神经、脊神经节和脊神经、自主神经节和自主神经组成。

【目的要求】

(1) 熟悉大脑皮质的分层;小脑皮质的分层。

(2) 了解血-脑屏障的结构和意义;脊髓的结构及神经节的结构。

【重点及难点】

脊髓和脊神经节的结构。

【实验内容】

观察切片见表8-1。

表8-1 观察切片

观察标本	标本编号	取材	染色法
脊髓		脊髓	HE
大脑皮质		大脑	HE
小脑皮质		小脑	HE
脊神经节		脊神经节	HE
交感神经节		交感节	HE

观察方法:在教师指导下,参照教材模式图或相关图谱进行观察。

1. 脊髓

(1) 肉眼观:脊髓横切面略呈扁圆形,染紫红色、中央染色较深,呈蝴蝶形的小块状区为灰质,周围色浅的为白质。

(2) 低倍镜:灰质呈深红色,灰质外围的白质呈浅红色,前正中裂与后正中沟把脊髓分为左后两半。左半与右半借灰质连合连接。仔细观察可见灰质连合中有一圆形或椭圆形的小孔为中央管。管腔壁面有管膜上皮。可见染成深紫色排列紧密的细胞核。灰质中可见:①前角位于前正中裂两侧,比较粗短,其中含有胞体较大的运动神经细胞群,其数量较多,是小型多极神经元,属于联络神经元或中间神经元。②后角在后正中沟两侧。比较细长,颜色较浅红,其中神经细胞数量较少,胞体较小,是小型的多极神经元,属于联络神经元或中间神经元。③侧角只见于胸段脊髓,位于前、后角之间,并向外突入白质,形成三角形区域,它是自主性神经系统的节前神经元,亦属多极神经元。其中神经细胞数量和胞体大小均介于前、后角者之间。④白质染浅红色,在前索、后索与侧索内均可见神经纤维束的横切面。

2. 大脑皮质

(1) 肉眼观:呈浅紫红色,有一定层次感。

(2) 低倍镜:观察大脑皮质各层概况,然后将视野转至着色最浅的表层,换高倍镜由外向内依次进行观察。①分子层:最外面着色最浅的一层。此层神经细胞较小,也很少,即水平细胞和星形细胞。但两者在 HE 片上不易区分。在细胞间有较多与表面平行的神经纤维。分子层表面为软脑膜。②外颗粒层:位于分子层深面,此层主要由小型锥体细胞组成,另有少量星形细胞。细胞数量较多,排列较紧密,染色较分子层深。③外锥体细胞层:位于外颗粒层深面。此层主要由小型和中型锥体细胞组成,以中型者为多,细胞分布较外颗粒层稀疏。④内颗粒层:位于锥体细胞层深面。此层细胞多为星形细胞,排列密集。⑤内锥体细胞层:位于内颗粒层深面。主要由中型及大型锥体细胞组成。⑥多形细胞层:此层接近大脑髓质,与节细胞层无明显界线。此层以梭形细胞为主,另有少量锥体细胞和颗粒细胞。细胞排列疏松。大脑髓质位于多形细胞层深面,有神经胶质细胞而无神经细胞,主要是无髓神经纤维。

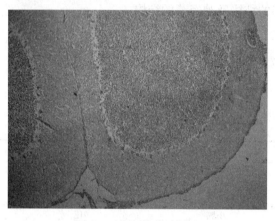

图 8-1　小脑皮质(低倍)

3. 小脑皮质

(1) 肉眼观:小脑表面有许多平行的横沟,把小脑分割成许多小脑叶,每叶表面染成浅红色和其邻近染成紫红色的部分即小脑皮质(灰质)。小叶中央浅红色区为小脑髓质(白质)。

(2) 低倍镜:比较小脑皮质与髓质的结构(图 8-1)。

(3) 高倍镜:由皮质表面向髓质中央观察。小脑皮质在高倍镜下由浅入深可见三层结构:①分子层,在皮质的最外层。较厚,着浅红色,细胞稀少。以浦肯野梨形细胞的树突为主,星形细胞、篮状细胞的胞体和突起及神经胶质细胞核均分布于此层,但分辨不清。其表面有由疏松结缔组织形成薄层的软脑膜。②浦肯野细胞层,在分子层深面,浦肯野细胞胞体大,呈梨形,胞核球形较大、色浅、核膜清楚,胞体上端有时可见 1~2 支树突。③颗粒层,位于浦肯野细胞层深面,靠近髓质,含颗粒细胞和一些高尔基细胞。这些神经元排列紧密,细胞核多,小而圆,着色深紫,如颗粒状。颗粒细胞为数多,胞质少,类似小淋巴细胞。此外还有神经胶质细胞核。小脑髓质:着淡红色,可见神经胶质细胞核和神经纤维。

4. 脊神经节

(1) 肉眼观:切面常呈长条形,表面有一层结缔组织包围,中间着紫色部分为神经细胞和神经纤维。

(2) 低倍镜:脊神经节外包有一薄层结缔组织被膜。实质内的感觉神经元(假单极神经元)被神经纤维束和结缔组织分割成若干群或若干行。胞体呈圆形或椭圆形,大小不等。大的神经元胞质染色较浅,小的神经元胞质染色较深。神经纤维多为有髓神经纤维。它们自胞体发出后穿行于神经细胞群之间。但在本片中,看不到它们从胞体伸出的情况。在神经节的两端,神经纤维汇集成脊神经或神经根(图 8-2)。

图 8-2　脊神经节(低倍)

（3）高倍镜：大的脊神经节细胞着较浅的紫红色，胞质内尼氏小体颗粒细小。小的脊神经节细胞着色较深，胞质内尼氏小体颗粒略粗。脊神经节细胞的胞核均大而圆，染色质稀疏而着色浅。核仁明显。在每个神经细胞周围有数个小的圆形或卵圆形细胞核围绕。它们属于神经胶质细胞，称为卫星细胞或被囊细胞（胞体呈扁圆形或立方形）。在卫星细胞外面还可见薄层结缔组织，与卫星细胞一起形成一个围绕神经细胞的包裹（图8-3）。

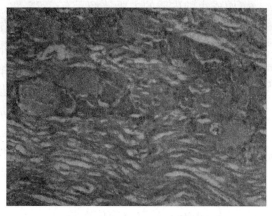

图8-3 脊神经节（高倍）

5. 交感神经节

（1）肉眼观：呈圆形、半圆形或长条形，着紫红色。

（2）低倍镜：可见交感神经节由结缔组织被膜包绕，被膜下实质部分由神经元、神经纤维和少量结缔组织组成。

（3）高倍镜：神经元呈圆形或椭圆形，胞体大小相近，多散在分布，细胞核偏于一侧，核仁明显，核的形态与脊神经节中的神经元的胞核相似。神经元外围也有卫星细胞。节内的神经纤维（多为无髓神经纤维）交错排列。

【思考题】

一、单项选择题

1. 大脑皮质由内向外依次是（ ）

A. 内颗粒层、外颗粒层、多形细胞层、内锥体细胞层、外锥体细胞层和分子层

B. 内颗粒层、外颗粒层、多形细胞层、外锥体细胞层、内锥体细胞层和分子层

C. 多形细胞层、内锥体细胞层、内颗粒层、外锥体细胞层、外颗粒层和分子层

D. 多形细胞层、内颗粒层、内锥体细胞层、外颗粒层、外锥体细胞层和分子层

E. 外锥体细胞层、外颗粒层、多形细胞层、内锥体细胞层、内颗粒层和分子层

2. 大脑皮质的内锥体细胞层的主要构成细胞是（ ）

A. 大型锥体细胞   B. 中型锥体细胞   C. 大、中型锥体细胞

D. 小型锥体细胞   E. 中、小型锥体细胞

3. 大脑皮质的多形细胞层的主要构成细胞是（ ）

A. 梭形细胞   B. 篮状细胞   C. 星形细胞

D. 水平细胞   E. 上行轴突细胞

4. 脊髓灰质前角内主要的神经元是（ ）

A. δ运动神经元和γ运动神经元   B. α运动神经元和β运动神经元

C. β运动神经元和γ运动神经元   D. α运动神经元和δ运动神经元

E. α运动神经元和γ运动神经元

5. 小脑皮质内的传出神经元是（ ）

A. 颗粒细胞   B. 浦肯野细胞   C. 星形细胞

D. 篮状细胞   E. 高尔基细胞

6. 构成小脑皮质的主要神经元有（　　　）

A. 星形细胞、锥体细胞、篮状细胞、高尔基细胞和颗粒细胞

B. 星形细胞、梭形细胞、篮状细胞、高尔基细胞和颗粒细胞

C. 星形细胞、篮状细胞、锥体细胞、高尔基细胞和颗粒细胞

D. 星形细胞、浦肯野细胞、篮状细胞、高尔基细胞和颗粒细胞

E. 浦肯野细胞、梭形细胞、篮状细胞、高尔基细胞和颗粒细胞

7. 脊髓灰质内的主要神经元是（　　　）

A. 单极神经元　　　　　　　　　　B. 假单极神经元

C. 双极神经元和假单极神经元　　　D. 多极神经元

E. 双极神经元和多极神经元

8. 从外向内，三层脑脊膜依次是（　　　）

A. 硬膜、软膜和蛛网膜　　　B. 硬膜、蛛网膜和软膜　　　C. 软膜、硬膜和蛛网膜

D. 蛛网膜、硬膜和软膜　　　E. 蛛网膜、软膜和硬膜

9. 神经节可分为（　　　）

A. 脊神经节、脑神经节和迷走神经节　B. 脊神经节、脑神经节和自主神经节

C. 脊神经节、脑神经节和感觉神经节　D. 脊神经节、脑神经节和运动经节

E. 脊神经节、脑神经节和副交感神经节

10. 分泌脑脊液的细胞是（　　　）

A. 毛细血管内皮细胞　　　B. 星形胶质细胞　　　　C. 脉络丛上皮细胞

D. 卫星细胞　　　　　　　E. 施万细胞

11. 小脑分子层的主要构成细胞是（　　　）

A. 星形细胞和颗粒细胞　　　B. 星形细胞和篮状细胞

C. 颗粒细胞和篮状细胞　　　D. 高尔基细胞和篮状细胞

E. 星形细胞和高尔基细胞

12. 小脑皮质由表及里的分层结构是（　　　）

A. 分子层、锥体细胞层和颗粒层　　　B. 分子层、颗粒层和浦肯野细胞层

C. 分子层、浦肯野细胞层和节细胞层　D. 分子层、浦肯野细胞层和颗粒层

E. 浦肯野细胞层、颗粒层和分子层

13. 大脑皮质的外锥体细胞层的主要构成细胞是（　　　）

A. 中、小型锥体细胞　　　B. 中、大型锥体细胞　　　C. 中型锥体细胞

D. 小型锥体细胞　　　　　E. 大型锥体细胞

14. 血-脑屏障的结构包括（　　　）

A. 毛细血管内皮、基膜和室管膜　　　B. 毛细血管内皮、基膜和裂孔膜

C. 毛细血管内皮、基膜和脉络膜　　　D. 毛细血管内皮、基膜和神经胶质膜

E. 毛细血管内皮、基膜和软脑膜

15. 属于自主神经节的是（　　　）

A. 感觉神经节和运动神经节　　　B. 运动神经节和交感神经节

C. 感觉神经节和副交感神经节　　　D. 运动神经节和副交感神经节

E. 交感神经节和副交感神经节

16. 闰绍细胞可以抑制其活动的细胞是(　　　)

A. α运动神经元　　　　　B. γ运动神经元　　　　　C. δ运动神经元

D. β运动神经元　　　　　E. α和γ运动神经元

17. 下列对脊髓灰质的描述,错误的是(　　　)

A. 是神经元胞体集中的部位　　　B. 可分为前角、后角和侧角

C. 前角内多数是躯体运动神经元　　D. 后角内含闰绍细胞

E. 侧角内是内脏运动神经元

二、填空题

1. 神经节是周围神经系统集中的部位,可分为_____、_____和_____三种。

2. 大脑皮质和小脑皮质最浅的一层均称为_____。

3. 脑脊膜是包裹在脑和脊髓表面的结缔组织膜,由外向内分_____、_____和_____三层。

三、名词解释

1. 血-脑屏障　2. 闰绍细胞

四、简答题

1. 脊髓灰质前角有哪些神经元? 其功能特点是什么?

2. 脊神经节有何结构特点?

五、论述题

1. 小脑皮质可分为几层? 各层主要由哪些神经元构成?

2. 大脑皮质可分为几层? 各层主要由哪些神经元构成?

【参考答案】

一、单项选择题

1. C　2. C　3. A　4. E　5. B　6. D　7. D　8. B　9. B　10. C　11. B　12. D　13. A

14. D　15. E　16. A　17. D

二、填空题

1. 脊神经节　脑神经节　自主神经节

2. 分子层

3. 硬膜　蛛网膜　软膜

三、名词解释

1. 血-脑屏障是血液与脑组织之间的一道屏障结构,由毛细血管内皮及其细胞间的紧密连接、基膜、周细胞及星形胶质细胞突起的脚板组成。它可防止毒素及其他有害物质侵入脑内,起到保护阻挡的作用,并可调节血液和细胞外液同脑脊液之间的物质交换,维持神经系统内环境稳定。

2. 闰绍细胞是脊髓前角的一种中间神经元,其轴突与α神经元胞体形成突触,发挥抑制α神经元的作用。

四、简答题

1. 脊髓灰质前角的神经元有α运动神经元、γ运动神经元和闰绍细胞。α运动神经元支配骨骼肌的运动,γ运动神经元支配肌梭内的肌纤维,闰绍细胞与α运动神经元的胞体形成突触,释放甘氨酸,抑制α运动神经元活动。

2. 脊神经节属于感觉神经节,内含许多假单级神经元胞体群和平行排列的神经纤维

束。神经元胞体发出一个突起，其根部在胞体附近盘曲，然后呈"T"形分支，一支进入脊髓，另一支分布到周围器官，其终末形成感觉神经末梢，胞体及其附近盘曲的胞突外面有一层卫星细胞包裹，在"T"形分支处改由施万细胞包裹。

五、论述题

1. 小脑皮质一般可分为 3 层，从表层到深层依次为：①分子层，较厚，含大量神经纤维，神经元则少而分散，主要有星形细胞和篮状细胞两种。②浦肯野细胞层，由一层排列规则的浦肯野细胞胞体构成，它们是小脑皮质中最大的神经元，胞体呈梨形。③颗粒层，含有密集的颗粒细胞和一些高尔基细胞。

2. 大脑皮质一般可分为 6 层，从表层到深层依次为：①分子层，此层较厚，位于大脑皮质的最表面。神经元较少，主要是水平细胞和星形细胞，水平细胞的树突和轴突与皮质表面平行分布；还有许多与皮质表面平行的神经纤维。②外颗粒层，由许多星形细胞和少量小型锥体细胞构成。③外锥体细胞层，较厚，主要由中小型锥体细胞和星形细胞组成，以中型锥体细胞占多数。④内颗粒层，细胞密集，多数为星形细胞。⑤内锥体细胞层，主要由大、中型锥体细胞组成。在中央前回运动区，此层有巨大锥体细胞。⑥多形细胞层，以梭形细胞为主，还有锥体细胞和颗粒细胞。

（柯奇周　于　红）

第九章　眼　和　耳

眼是视觉器官,主要由眼球构成,还有眼睑、眼外肌和泪器等附属器。耳由外耳、中耳和内耳组成,前者传导声波,后者为听觉感受器和位觉感受器的所在部位。

【目的要求】

(1) 掌握角膜、视网膜的结构与功能;内耳膜迷路的结构与功能。

(2) 了解眼睑的光镜结构。

【重点及难点】

视网膜、螺旋器的结构。

【实验内容】

观察切片见表9-1。

表 9-1　观察切片

观察标本	标本编号	取材	染色法
眼球		眼球	HE
眼睑		人眼睑	HE
内耳		耳蜗	HE

1. 眼球

(1) 肉眼观:此标本为一个完整眼球切面,呈椭圆形,构成眼球轮廓的粗线即眼球壁,其一边略向外突者为角膜,与其对应的一边有一个向外突出的短棒状结构为视神经。角膜后方空腔处有一个椭圆形、紫红色小块为晶状体的切面。晶状体后方的大空腔为玻璃体所在的位置。

(2) 低倍镜:移动切片,由外向内全面观察,区分眼球壁三层膜的结构特点和位置关系(图9-1)。

1) 纤维膜(外膜)

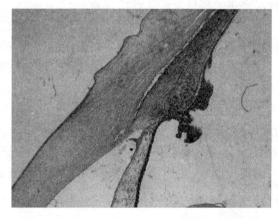

图 9-1　眼球壁前部(低倍)

A. 角膜:角膜上皮层为无角化复层扁平上皮;角膜实质为一层较厚的致密结缔组织;角膜内皮层为单层扁平上皮。整体观,角膜透明无血管,为均匀一致的淡红色,表面光滑平整,亦可见浅紫色的细胞核。

B. 巩膜:连于角膜后方,由致密结缔组织构成,可见大量胶原纤维和少量弹性纤维。在巩膜角膜角处可见巩膜静脉窦。

2) 血管膜(中膜):由结缔组织构成,含较多血管和色素细胞,分三部分。

A. 虹膜:在角膜与晶状体之间,为睫状体的延伸部分,切面呈深褐色细带状,两侧细带之间的空隙即瞳孔。虹膜的瞳孔缘内可见染成红色的平滑肌纤维(瞳孔括约肌)的横切面,虹膜后部近晶状体一侧隐约可见一条呈浅红色的瞳孔开大肌。

B. 睫状体:紧连虹膜后部,于巩膜前端内侧突起,呈三角形,内含睫状肌,染红色,因肌纤维走向不同,故其在切片中的形态也不同。此外还可见血管和色素细胞。

C. 脉络膜:由连于睫状体之后的薄层疏松结缔组织构成,富有血管和黑色素。

3)视网膜(内膜):位于中膜内面,可分为盲部和视部。

A. 盲部:紧贴虹膜和睫状体内面,主要为色素上皮细胞。

B. 视部:贴于脉络膜内面的一层较厚的部分。此层可明显看到细胞排列为四层。制片时有些部分视网膜已剥离,仅见色素上皮层附着于脉络膜上。

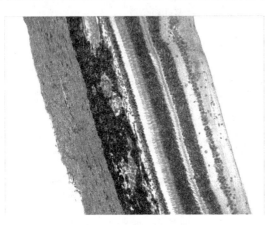

图9-2 视网膜(高倍)

(3)高倍镜:重点观察视网膜四层结构和晶状体(图9-2)。

1)视网膜

A. 色素上皮层:紧贴脉络膜,为单层立方形色素上皮细胞,核呈圆形,位于细胞中央,胞质内充满褐色的色素颗粒以致细胞境界不清。

B. 视锥细胞层、视杆细胞层:两种视细胞胞体细长,但视锥细胞比视杆细胞粗。它们的外突伸向色素细胞层,内突伸向双极细胞层。细胞排列密集,不易区分两种细胞。HE片上可见两者的突起呈粉红色纵纹,密集的核呈紫蓝色点状排列。

C. 双极细胞层:胞体较大,轮廓不清,排列较整齐,其突起被切断。镜下只能看到排列较疏的细胞核呈蓝紫色,排成一条较窄的带状。

D. 节细胞层:胞体较大,核圆,染色浅,核仁清楚,胞质内可见蓝色的尼氏体。节细胞为多极神经元。

2)晶状体:为富于弹性的双凸透镜样的透明体。HE染色下呈红色,其外面包有一层均质状薄膜,呈淡红色,即晶状体囊。囊的深面晶状体皮质前表面有一层单层立方上皮构成的晶状体上皮。晶状体实质分两部分,外周部分称为皮质,为与表面平行排列的晶状体纤维,细胞核明显,皮质呈红色;中央部分称为晶状体核,其中纤维界限不清,细胞核消失,呈蓝灰色。

2. 眼睑

(1)肉眼观:标本多为"V"形红色小条块状,尖端为睑缘。

(2)低倍镜:皮肤为复层扁平上皮,皮肤内附有睫毛和皮脂腺;皮下组织为疏松结缔组织,富有弹性纤维;眼轮匝肌在皮下组织深面,为横纹肌纤维束的横断面;睑板在眼轮匝肌后方,由致密结缔组织组成,睑板内有睑板腺;睑结膜紧贴睑板,为复层柱状上皮。将镜头移到睑缘,可见附有睫毛、睑板腺导管的开口(不完整或有时未切到)(图9-3)。

3. 内耳

(1)肉眼观:标本的一侧有一锥形结构,形似蜗牛壳的纵切面,其正中染成红色的部分为蜗轴。蜗轴两侧有几个小室腔,即骨性耳蜗的横切面。

(2)低倍镜:蜗轴呈淡红色长宽带状,其两侧为蜗管断面的结构(图9-4)。

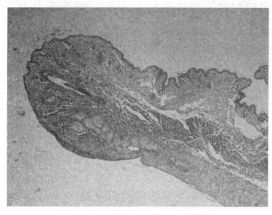

图 9-3 眼睑(低倍)

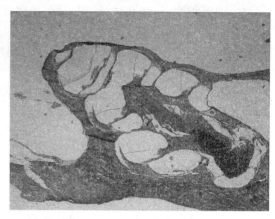

图 9-4 内耳(低倍)

1) 蜗轴:是耳蜗的一个骨性轴,由蜗轴向耳蜗管发出骨性螺旋板。在骨螺旋板发出的部位,有成团的神经节细胞,即螺旋神经节。在蜗轴中有许多有膜、有鞘的神经纤维和血管通过。

2) 骨性蜗管:为蜗轴两侧的卵圆形管的横断面,每侧有 3~5 个空腔。每一个骨性耳蜗管内又可见 3 个小腔,由隔膜分隔而成。其中外侧部呈 3 角形的小腔为膜蜗管。膜蜗管有上、外、下三个壁,在下壁有特殊分化的听器即螺旋器,又称 Corti 器。在膜蜗管的上方隔以前庭膜邻前庭阶;下方隔以螺旋器邻鼓室阶(图 9-5)。

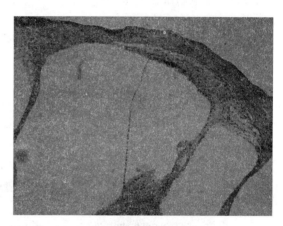

图 9-5 膜蜗管与螺旋器(低倍)

(3) 高倍镜:重点观察膜蜗管的 3 个壁。

1) 上壁:即前庭膜,是一斜行的结缔组织薄膜,其两面均覆以单层扁平上皮。因此膜极薄,中间的结缔组织不太清楚。

2) 外壁:是骨性蜗管壁的一部分。此处骨膜肥厚成三角形,称为螺旋韧带,在其蜗管面覆以复层柱状上皮,上皮内含有许多薄壁的小血管,故又称其为血管纹。

3) 下壁:由内半部的骨螺旋板和外半部的膜螺旋板构成。骨螺旋板上面骨膜增厚,突入蜗管内形成螺旋缘,其上覆盖一层柱状上皮。此上皮与前庭膜上皮相连续。螺旋缘表面的细胞分泌形成一层富含糖蛋白的胶质膜,伸入蜗管内形成盖膜,在螺旋器上方呈一粉红色长带状,有时切到部分,有时则无(因切片关系所致)。

膜螺旋板连于骨螺旋板和螺旋韧带之间,其下为一层内皮细胞,上方有特化上皮细胞形成的螺旋器。中间为基膜,内有听弦。

A. 内柱细胞、外柱细胞:排列成两行,外侧为外柱细胞,内侧为内柱细胞,内、外柱细胞的基底部较宽,含有圆形细胞核,位于近基底部,胞体中部细而长,彼此分离围成一个三角形的小腔隙称为内隧道。

B. 内指细胞:在内柱细胞内侧、内毛细胞的下方,只有一列。其胞核位于细胞下部。

C. 内毛细胞:呈烧瓶状,排成一列,坐落在内指细胞的指状突起上,核位于细胞近基部,其表面的短毛在光镜下不易见到。

D. 外指细胞:在外柱细胞的外侧,为高柱状细胞,核位于细胞中央,细胞排列成 3~4 行。

E. 外毛细胞:位于外指细胞之上,胞核位于细胞近基底部,为 3~5 列细胞。内毛细胞内侧和外毛细胞外侧的细胞均属支持细胞。

【思考题】

一、单项选择题

1. 对眼球壁结构描述错误的是(　　)

A. 分纤维膜、血管膜、视网膜 3 层　　　　B. 纤维膜包括角膜和巩膜

C. 血管膜包括虹膜、睫状体和脉络膜　　　D. 视网膜分视部和盲部

E. 纤维膜内富含色素

2. 不属于角膜特征的是(　　)

A. 分角膜上皮、前界层、角膜基质、后界层和角膜内皮 5 层

B. 富含感觉神经末梢

C. 毛细血管丰富

D. 角膜上皮再生能力强

E. 前界层损伤后不能再生

3. 巩膜的主要成分是(　　)

A. 网状纤维　　　　　　　B. 粗大的胶原纤维　　　　C. 弹性纤维

D. 胶原原纤维　　　　　　E. 平滑肌

4. 与角膜缘结构和功能不相符的是(　　)

A. 位于角膜和巩膜移行处

B. 有巩膜静脉窦和小梁网

C. 小梁间有小梁间隙,是房水循环的通道

D. 小梁间隙阻塞可使眼内压升高,导致白内障

E. 巩膜静脉窦为环形小管,管内充满房水

5. 关于眼球壁血管膜的描述错误的是(　　)

A. 位于眼球壁中层,能营养视网膜　　　　B. 分虹膜、睫状体和脉络膜 3 部分

C. 富含血管和色素　　　　　　　　　　　D. 具有调节屈光和瞳孔大小的功能

E. 脉络膜具有感光功能

6. 关于虹膜的描述错误的是(　　)

A. 分前缘层、虹膜基质和虹膜上皮 3 层

B. 中央有瞳孔

C. 前缘层主要为不连续的成纤维细胞和色素细胞

D. 虹膜基质富含色素细胞,但不含血管

E. 虹膜上皮前层特化为瞳孔括约肌和瞳孔开大肌

7. 睫状体上皮(　　)

A. 由 1 层立方细胞组成　　　　　　　　　B. 由 2 层扁平细胞组成

C. 不含色素　　　　　　　　　　　　　　D. 能合成胶原蛋白,分泌房水

E. 调节瞳孔大小

8. 对视网膜描述错误的是(　　　)

A. 主要细胞成分有色素上皮细胞、视细胞、双极细胞和节细胞

B. 神经胶质细胞是 Müller 细胞

C. 光镜下可分为 10 层

D. 黄斑中央凹处只有视杆细胞

E. 视神经乳头无感光功能

9. 视网膜的细胞不包括(　　　)

A. 色素细胞 　　　　　　　　　　　　B. 视锥细胞和视杆细胞

C. 毛细胞 　　　　　　　　　　　　　D. 节细胞

E. 双极细胞

10. 关于视网膜色素上皮细胞描述错误的是(　　　)

A. 单层矮柱状细胞,基部附于玻璃膜 　　B. 细胞顶部胞质突伸入视细胞之间

C. 胞质内含有黑素颗粒和吞噬体 　　　D. 储存维生素 A,参与视紫红质的合成

E. 能感受强光,增强视锥细胞的功能

11. 视网膜脱离多发生在(　　　)

A. 脉络膜和玻璃膜之间 　　　　　　　B. 玻璃膜和色素上皮之间

C. 色素上皮和视细胞层之间 　　　　　D. 视细胞层和内核层之间

E. 内核层和节细胞层之间

12. 不是视杆细胞的特征的是(　　　)

A. 对强光和色觉敏感

B. 外节呈圆柱形

C. 外节顶部膜盘不断脱落并被色素细胞吞噬

D. 感光物质的合成需维生素 A

E. 主要位于视网膜外周

13. 对视锥细胞的描述错误的是(　　　)

A. 细胞核较大,染色较浅

B. 外节膜盘与细胞膜分离,顶部膜盘不断脱落

C. 细胞分 3 类,分别含红敏视色素、蓝敏视色素和绿敏视色素

D. 缺少含红(绿)敏视色素的视锥细胞会引起红绿色盲

E. 黄斑中央凹处只有视锥细胞

14. 含视紫红质、感受暗光和弱光的细胞是(　　　)

A. 色素上皮细胞 　　　　　B. 视杆细胞 　　　　　C. 视锥细胞

D. 双极细胞 　　　　　　　E. 节细胞

15. 与中央凹的视觉敏锐无关的是(　　　)

A. 视网膜最薄

B. 只有视锥细胞和色素上皮层

C. 光线通过屈光装置直接落在视锥细胞上

D. 视锥细胞与双极细胞、节细胞形成一对一的视觉通路

E. 距离视神经最近,视觉通路最短

16. 关于晶状体的结构叙述错误的是( )

A. 双凸透明体

B. 前表面有单层立方上皮

C. 外包薄层均质的晶状体囊,由交织成网的胶原纤维组成

D. 浅层晶状体纤维构成皮质,中心部纤维构成晶状体核

E. 无血管,由房水提供营养

17. 白内障的主要原因是( )

A. 房水产生过多   B. 房水流出受阻   C. 角膜混浊

D. 晶状体混浊   E. 玻璃体混浊

18. 关于玻璃体的描述错误的是( )

A. 位于晶状体和视网膜之间   B. 为无色透明胶状物

C. 99%为水,含透明质酸、玻璃蛋白等   D. 有屈光和维持眼球形状等作用

E. 玻璃体损伤后由透明细胞修复

19. 关于膜迷路的结构叙述错误的是( )

A. 位于骨迷路内,与骨迷路间充填外淋巴   B. 分膜半规管、球囊和椭圆囊、膜蜗管

C. 由单层扁平上皮和薄层结缔组织构成   D. 位觉感受器由管壁黏膜局部增厚形成

E. 椭圆囊内的位觉感受器称壶腹嵴

20. 关于壶腹嵴的结构和功能叙述错误的是( )

A. 位于膜半规管的壶腹内   B. 由支持细胞、毛细胞和壶腹帽构成

C. 毛细胞顶部有许多静纤毛   D. 壶腹帽的糖蛋白由毛细胞分泌

E. 感受头部旋转运动的开始和终止

21. 关于椭圆囊斑和球囊斑的结构和功能叙述错误的是( )

A. 由支持细胞、毛细胞和顶部的位砂膜构成

B. 位砂膜表面的位砂为碳酸钙结晶

C. 椭圆囊斑和球囊斑的位置互成直角

D. 位砂膜的糖蛋白由支持细胞分泌

E. 毛细胞感受的刺激经耳蜗神经传入脑

22. 膜迷路不包括( )

A. 膜半规管   B. 前庭   C. 椭圆囊

D. 球囊   E. 膜蜗管

23. 螺旋器的听弦位于( )

A. 盖膜   B. 前庭膜   C. 膜螺旋板

D. 骨螺旋板   E. 血管膜

24. 位觉感受器的结构特征不包括( )

A. 含有毛细胞   B. 含有运动神经元

C. 含有支持细胞   D. 毛细胞基部与神经纤维形成突触

E. 支持细胞顶部有胶状膜覆盖

25. 关于膜蜗管的结构错误的是( )

A. 位于耳蜗内,周围充满外淋巴

B. 围绕蜗轴盘旋两圈半,切面呈三角形

C. 顶壁为前庭膜

D. 外侧壁为复层扁平上皮,含血管,称为血管纹

E. 底壁上皮增厚形成螺旋器

二、填空题

1. 视细胞又称_____,视细胞可分为两种,即_____和_____。

2. 眼球内容物包括_____、_____和_____。

3. 内耳结构复杂,形同迷宫,故又称_____,由两部分组成,即_____和_____。

4. 螺旋器,是基膜上感受听觉的高度分化结构,由两种细胞组成,即_____和

_____。

三、名词解释

1. 视盘　2. 中央凹　3. 壶腹嵴

四、简答题

1. 眼球壁由内向外依次由哪三层组成?

2. 角膜从前至后分为哪几层?

3. 视网膜视部由内向外依次由哪几层构成?

4. 眼的屈光系统由哪几部分构成?

5. 位觉感受器有哪些?分别感受什么运动或状态?

五、论述题

1. 光线依次通过哪些结构到达视网膜的感光细胞,并转化为神经冲动传出眼球?

2. 眼球中哪些重要结构与房水的产生和回流有关?简述其结构特点。

3. 简述螺旋器的结构和功能。

【参考答案】

一、单项选择题

1. E　2. C　3. B　4. D　5. E　6. D　7. D　8. D　9. C　10. E　11. C　12. A　13. B　14. B　15. E　16. C　17. D　18. E　19. E　20. D　21. E　22. B　23. C　24. B　25. D

二、填空题

1. 感光细胞　视杆细胞　视锥细胞

2. 房水　晶状体　玻璃体

3. 迷路　骨迷路　膜迷路

4. 支持细胞　毛细胞

三、名词解释

1. 视盘又称为视神经乳头,是位于黄斑鼻侧的一圆盘形隆起,为视神经穿出处,并有视网膜中央动、静脉通过。此处无感光细胞,又称生理盲点。

2. 黄斑中央的浅凹,称为中央凹。中央凹是视网膜最薄的部分,除色素上皮外,只有视锥细胞。视锥细胞与双极细胞、节细胞之间形成一对一的联系,能精确传导视觉信息,故中央凹是视觉最敏锐的部位。

3. 壶腹嵴是膜半规管壶腹部黏膜局部增厚形成的嵴状隆起,上皮由支持细胞和毛细胞组成,其上覆盖壶腹帽。毛细胞位于壶腹嵴顶部的支持细胞间,细胞顶部有许多静纤毛和1根动纤毛,基部与前庭神经末梢形成突触。壶腹帽为支持细胞分泌的糖蛋白性胶状物,毛

细胞的纤毛伸入其内。壶腹嵴的功能是感受头部旋转运动的开始和终止时的刺激。

四、简答题

1. 眼球壁由内向外依次为纤维膜、血管膜和视网膜。

2. 角膜从前至后分为5层：角膜上皮、前界层、角膜基质、后界层及角膜内皮。

3. 视网膜视部由内向外分为4层：色素上皮层、视细胞层、双极细胞层和节细胞层。

4. 眼的屈光系统由4部分构成分别为：角膜、房水、晶状体和玻璃体。

5. 椭圆囊斑和球囊斑，均为位觉感受器，又统称为位觉斑，感受身体的直线变速运动和静止状态；此外，壶腹嵴也是位觉感受器，感受身体或头部的旋转变速运动。

五、论述题

1. ①光线通过角膜、前房水、瞳孔、后房水、晶状体、玻璃体等屈光装置后，再透过视网膜的节细胞层、双极细胞层到达视细胞。②视细胞分为视杆细胞和视锥细胞两种，其外突的外节（即视杆细胞和视锥细胞）有许多平行排列的膜盘，膜盘上镶嵌的感光物质分别感受暗光、弱光和强光、色觉，并转变为神经冲动。③神经冲动通过视细胞的内突（即轴突）传递给双极细胞的树突。④双极细胞的轴突再将神经冲动传给节细胞。⑤最后，节细胞的轴突汇集成视神经离开眼球，将冲动传向中枢。

2. ①参与房水产生和回流的结构有睫状体、瞳孔、小梁网和巩膜静脉窦。②睫状体由睫状肌、基质和上皮组成。睫状肌为3组走行方向不同的平滑肌；基质为富含血管和色素细胞的结缔组织；上皮的外层为立方形的色素细胞，内层为立方或矮柱状的非色素细胞。非色素细胞的分泌和基质血管的渗出形成房水。③瞳孔是虹膜中央的圆孔，睫状体产生的房水从后房经瞳孔进入前房，并流向前房角。④房水在前房角进入小梁网的间隙。小梁网位于角膜缘的内侧部，由角膜基质纤维、后界层和角膜内皮向后扩展而成。小梁由胶原纤维覆以内皮构成，小梁之间有小梁间隙。⑤小梁间隙与巩膜静脉窦相通，后者是一环形管道，管壁由内皮、不连续的基膜和薄层结缔组织构成。房水流入巩膜静脉窦，而后经静脉导出。

3. ①螺旋器又称 Corti 器，位于膜蜗管的基膜上，由支持细胞和毛细胞组成。②支持细胞有柱细胞和指细胞两种，均贴附于基膜上。柱细胞分内柱细胞和外柱细胞，排列为内、外两行，中间为内隧道；细胞基部较宽，顶部彼此嵌合，胞质内有丰富的张力原纤维，起支持作用。③指细胞也分内指细胞和外指细胞，分别有1列和3~5列，分列于内、外柱细胞的内侧和外侧；指细胞呈长柱形，顶部伸出指状突起，具有支托毛细胞的功能。④毛细胞分内毛细胞和外毛细胞，分别坐落在内、外指细胞的顶部，内毛细胞排成1列，外毛细胞排成3~4列；毛细胞顶部有许多静纤毛。⑤胶质性的盖膜覆盖在螺旋器的上方。⑥螺旋器是听觉感受器，当外耳道的声波传递到蜗管的外淋巴时，外淋巴的振动使螺旋器的基膜共振，导致盖膜与毛细胞的静纤毛接触，使毛细胞产生神经冲动，并将冲动经耳蜗神经传入中枢，形成听觉。

（晏长荣　李必俊）

第十章　循环系统

循环系统包括心血管系统和淋巴管系统。心脏、动脉、毛细血管、静脉及淋巴管道,它们的管壁均可分为内膜、中膜、外膜三层,但因其功能不同而结构有异。

【目的要求】

(1) 掌握心壁的光镜结构特点。

(2) 掌握大、中、小动(静)脉管壁的光镜结构;毛细血管的光镜结构。

(3) 熟悉心脏传导系统的组成。

【重点及难点】

中动脉、中静脉及浦肯野纤维。

【实验内容】

(一) 观察切片

观察切片见表10-1。

表 10-1　观察切片

观察标本	标本编号	取材	染色法
心脏		心脏	HE
大动脉		大动脉	HE
中动脉和中静脉		中动脉和中静脉	HE
小动脉和小静脉		空肠	HE
毛细血管		肠系膜铺片	HE

观察方法:在教师指导下,参照教材模式图及相关图谱进行分析、比较、记忆。

1. 心　脏

(1) 肉眼观:为心壁的一部分切成,染红色,大部分为心肌。心壁纵切,可区分心房、心室和心瓣膜。

(2) 低倍镜:移动切片,区分心内膜、心肌膜和心外膜。心内膜较薄,着浅红色;心肌膜最厚,色深红;心外膜着色浅,含脂肪组织(图 10-1)。

(3) 高倍镜

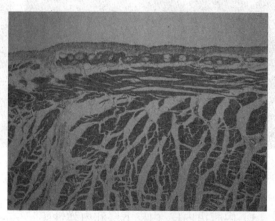

图 10-1　心内膜(低倍)

1) 心内膜:较薄,可见三层不同结构。

A. 内皮:由单层扁平上皮构成,红色,核扁长呈紫色。

B. 内皮下层:淡红色,为细密结缔组织,含胶原纤维、弹性纤维和少量平滑肌。

C. 心内膜下层:为疏松结缔组织,含有纵、横断面的浦肯野纤维,其直径较一般心肌纤维短而粗,染色浅,肌原纤维少,多分布于胞质周围部,核大而圆,位于中央,染色质疏松,核仁清楚。细胞间有发达的闰盘(图 10-2)。

2)心肌膜:于心室壁最厚,由各种切面的心肌纤维构成,其间有丰富的毛细血管和少量结缔组织。于心房肌壁较薄,心肌纤维较细。

3)心外膜:由含大量脂肪细胞的疏松结缔组织和间皮组成(图 10-3)。

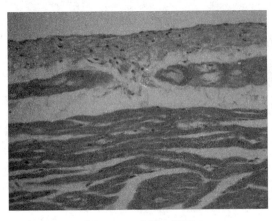

图 10-2　心内膜(高倍)　　　　　　　　图 10-3　心外膜(低倍)

2. 大动脉(主动脉横切面)

(1)肉眼观:为紫红色环状或半环状薄片。

(2)低倍镜:大动脉管壁的三层结构中,内膜薄而染色浅;中膜特厚而染色深,含有大量环形排列的粗而呈波浪形的弹性纤维;外膜相对较薄,由疏松结缔组织构成(图 10-4,图 10-5)。

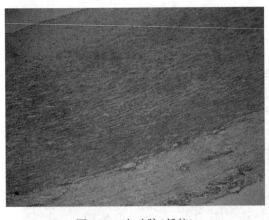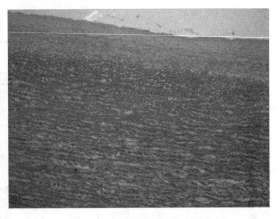

图 10-4　大动脉(低倍)　　　　　　　　图 10-5　大动脉(低倍)内膜

(3)高倍镜

1)内膜由内皮、内皮下层和内弹性膜三层构成。

A. 内皮为单层扁平上皮,可见深紫色的细胞核衬于管腔内表面。

B. 内皮下层,较中等动脉厚,由细密结缔组织构成,因制片时收缩而不太明显。

C. 内弹性膜有数层,与中膜的弹性膜汇合(相连续)而不易与中膜的弹性膜相区别(图 10-6)。

2)中膜最厚,弹性膜有 40~70 层,其间夹有少量平滑肌和胶原纤维。弹性膜红而亮,呈同心圆波浪带状排列。

3）外膜较中膜薄,由疏松结缔组织构成,没有明显的外弹性膜(或者说无外弹性膜)。外膜中含营养血管及少量纵行平滑肌等(图10-7)。

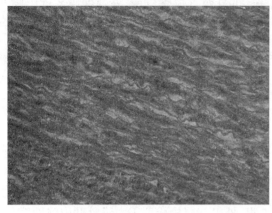

图10-6 大动脉中膜(高倍)

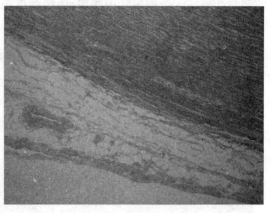

图10-7 大动脉(外膜)

3. 中动脉和中静脉

（1）肉眼观:标本呈不规则浅红色小片状,中有两个血管横断面,管腔整齐而管壁厚,呈圆形者为中动脉,管腔不规则而管壁薄者为中静脉。

（2）低倍镜:移动玻片,先观察标本全貌。再观察中动、静脉横断面的低倍镜特征即管腔圆而规则、管壁厚的为中动脉;管壁薄而管腔不规则的为中静脉(图10-8)。

（3）高倍镜:中动脉的内膜很薄,可分三层。①内皮由覆盖于管腔面的单层扁平上皮组成,在切片上只见到深紫色的核向管腔面突出,在管壁最内面排列成一层。胞质不明显,有的标本中内皮已脱落。②内皮下层为内皮下方的一薄层疏松结缔组织,因为该层极薄,以至波浪起伏的内弹性膜似乎直接与内皮相连。③内弹性膜由弹性纤维构成。切片上较显著,呈一条波浪形发亮红带。中动脉的中膜最厚,几乎占管壁厚度的一半。主要由环绕管壁的10~40层平滑肌构成。在平滑肌间夹有胶原纤维和弹性纤维。中动脉的外膜较中膜薄,主要由结缔组织构成。近中膜处有外弹性膜。外膜中的小动脉和小静脉为中等动脉的营养血管,并有神经(图10-9)。

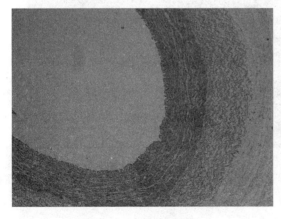

图10-8 中动脉(低倍)

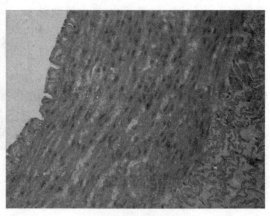

图10-9 中动脉(高倍)

中静脉的结构基本上与中动脉相似而薄。其主要特点是：①内膜不发达，也由内皮和内皮下层构成，内弹性膜不明显，内皮下层较中动脉薄，内皮细胞核较扁平。有些标本可见内膜向管腔突出形成瓣膜。②中膜较薄，由几层平滑肌组成，结缔组织少，有少量弯曲发亮的弹性纤维。③外膜多较中膜厚，由结缔组织组成，可见营养血管，没有外弹性膜。近中膜处有时可有纵行平滑肌束。

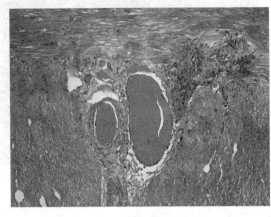

图 10-10　小动静脉(低倍)

4. 小动脉和小静脉(空肠切片)

(1)肉眼观：标本呈紫红色条块状。一侧较平整，一侧凹凸不平。

(2)低倍镜：凹凸不平出为黏膜，其下方染色浅的为黏膜下层，可见其疏松结缔组织中有小动、静脉，小动脉腔圆壁厚，小静脉腔大、不规则、管壁薄(图 10-10)。

(3)高倍镜：小动脉管壁也由内膜、中膜、外膜三层构成。①内膜紧贴内弹性膜，但内弹性膜不明显。②中膜由 2~3 层环形平滑肌纤维围绕。③外膜为疏松结缔组织，无明显外弹性膜。小静脉腔大、壁薄、不规则，主要由内皮及其外周少量疏松结缔组织组成。较大的小静脉可见中膜，由 1~2 层平滑肌纤维组成。

5. 毛细血管(肠系膜铺片)

(1)肉眼观：标本呈紫红色小片状，上方粗细不等、交错成网的小管即小动脉、小静脉和毛细血管。

(2)低倍镜：可见染成紫红色、粗细不等的管道。为肠系膜上的小动脉、小静脉和毛细血管网。小动、静脉互相伴行。小动脉分支为管径较小的微动脉，再分支为毛细血管并相互吻合成网。由毛细血管网汇集成微静脉。

(3)高倍镜：小动脉管壁较厚，染色较深，管壁上有许多排列紧密、并与血管长轴垂直的平滑肌细胞核。小静脉管壁较薄，染色较小动脉浅，平滑肌也少。微动脉管径已变小，可见由小动脉分支而成，管壁也变薄，内皮细胞核可见，平滑肌只有断续不连的几个。微静脉比微动脉管径略粗，有的片上见不到，管壁上无平滑肌细胞核。毛细血管的管径更小，常互相吻合呈网，染色较浅，必须仔细观察。管壁只有一层依管平行排列的内皮细胞核和极少量结缔组织，管腔内有时可见红细胞(图 10-11)。

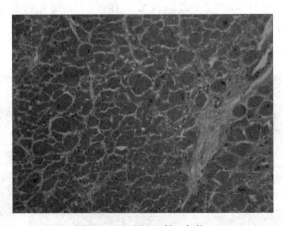

图 10-11　毛细血管(高倍)

（二）示教

示教见表 10-2。

表 10-2 示教标本

	示教标本	标本编号	取材	染色法
光镜	大动脉		大动脉	地衣红法
	大静脉		腔静脉	HE
电镜	毛细血管			

1. 光镜标本

（1）大动脉（示弹性纤维）：内膜染深褐色，排列紧密的结构为内皮、内皮下层及内弹性膜混合在一起。中膜最厚，为 40~70 层波浪状较粗的深褐色弹性纤维，呈同心圆排列，弹性纤维间可见少量散在深染的卵圆形细胞核，即平滑肌细胞核和结缔组织细胞核。

（2）大静脉：管壁分为三层，内膜较薄，只见内皮和较薄的内皮下层；中膜亦很薄，环形平滑肌较少甚至没有；外膜较厚，疏松结缔组织中可见大量纵行平滑肌纤维束的横切面。

2. 电镜标本

（1）连续毛细血管：内皮细胞连续，紧密连接，胞质内有吞饮小泡，基膜完整。

（2）有孔毛细血管：内皮细胞胞质极薄，有较多直径为 60~80nm 的内皮窗孔，孔上有厚度为 4~6nm 的隔膜、基膜连续。

（3）窦状毛细血管（血窦）：内皮细胞间有裂隙，内皮细胞有孔和吞饮小泡，基膜不完整。

（三）讨论

血管壁的结构与功能的关系。

【思考题】

一、单项选择题

1. 弹性动脉指的是（　　　）

A. 大动脉　　　　　　　　B. 中动脉　　　　　　　　C. 小动脉

D. 微动脉　　　　　　　　E. 毛细血管前微动脉

2. 有孔毛细血管区别于连续毛细血管的主要特点是（　　　）

A. 内皮细胞是连续的　　　B. 胞质内含吞饮小泡较多　C. 胞质薄，有许多小孔

D. 基膜薄而连续　　　　　E. 通透性较小

3. 构成中动脉中膜的主要成分是（　　　）

A. 胶原纤维　　　　　　　B. 弹性纤维　　　　　　　C. 平滑肌纤维

D. 网状纤维　　　　　　　E. 骨骼肌纤维

4. 关于内皮细胞的功能叙述错误的是（　　　）

A. 调节血管通透性　　　　B. 合成功能

C. 代谢功能　　　　　　　D. 内皮破损时能阻止凝血过程

E. 参与免疫调节

5. 关于动脉的描述错误的是（　　　）

A. 大动脉包括主动脉、颈总动脉、锁骨下动脉、髂总动脉等

B. 中动脉的管壁 3 层结构典型

C. 中动脉中膜由 10~40 层环形平滑肌组成

D. 中动脉又称弹性动脉

E. 小动脉属肌性动脉

6. 毛细血管内皮细胞内的质膜小泡的主要作用是(　　)

A. 传递化学信息　　　　　B. 运输大分子物质　　　　　C. 分泌 vWF

D. 储存 vWF　　　　　　　E. 参与止血凝血过程

7. 下列不存在于动脉中膜内的结构是(　　)

A. 成纤维细胞　　　　　　B. 胶原纤维　　　　　　　　C. 弹性纤维

D. 基质　　　　　　　　　E. 平滑肌纤维

8. 周细胞主要分布在(　　)

A. 微动脉内皮外　　　　　B. 小动脉内皮与基膜间　　　C. 微静脉内皮外

D. 小静脉内皮与基膜间　　E. 毛细血管内皮与基膜间

9. 大动脉中膜基质的主要化学成分是(　　)

A. 胶原蛋白　　　　　　　B. 弹性蛋白　　　　　　　　C. 硫酸软骨素

D. 硫酸角质素　　　　　　E. 肝素

10. 静脉的结构特点叙述错误的是(　　)

A. 3 层膜界限清楚　　　　B. 管壁较薄而管腔较大　　　C. 内弹性膜不发达或缺如

D. 中膜薄,平滑肌稀疏　　E. 外膜较厚

11. 大动脉管壁的主要结构特点是(　　)

A. 平滑肌纤维多　　　　　B. 胶原纤维多　　　　　　　C. 弹性膜和弹性纤维多

D. 弹性膜和弹性纤维少　　E. 网状纤维多

12. 关于小动脉的描述错误的是(　　)

A. 管径 0.3~1mm　　　　　　　　　　　B. 包括粗细不等的几级分支

C. 属于肌性动脉　　　　　　　　　　　D. 各级小动脉均无内弹性膜

E. 是形成外周阻力的主要血管

13. 心骨骼是(　　)

A. 疏松结缔组织　　　　　B. 致密结缔组织　　　　　　C. 骨

D. 软骨　　　　　　　　　E. 特殊的心肌

14. 血管的内皮下层不含的成分包括(　　)

A. 胶原纤维　　　　　　　B. 弹性纤维　　　　　　　　C. 平滑肌纤维

D. 基质　　　　　　　　　E. 毛细血管

15. 血窦不存在于(　　)

A. 肝　　　　　　　　　　B. 胃肠黏膜　　　　　　　　C. 骨髓

D. 肾上腺　　　　　　　　E. 脾

16. 关于动脉中膜平滑肌纤维正确的描述是(　　)

A. 成纤维细胞的亚型　　　B. 可分泌形成胶原纤维、弹性膜

C. 可分泌基质　　　　　　D. 病理条件下,迁入内膜增生,参与动脉硬化的形成

E. 以上都正确

17. 浦肯野纤维位于心室的(　　)

A. 内皮层　　　　　　　　B. 内皮下层的内层　　　　　　C. 心内膜下层

D. 心肌深层　　　　　　　E. 心外膜深部

18. 关于大动脉的结构特征叙述错误的是(　　)

A. 内皮下层较厚　　　　　　B. 内皮下层含胶原纤维和少量平滑肌纤维

C. 中膜含有 40~70 层弹性膜　　D. 外膜厚,外弹性膜明显

E. 外膜含营养血管

19. 关于中动脉的叙述,错误的是(　　)

A. 中动脉常与中静脉伴行

B. 内弹性膜由弹性蛋白组成,膜上有许多小孔

C. 中膜肌纤维间有少量弹性纤维和胶原纤维

D. 中膜有成纤维细胞

E. 外弹性膜较明显

20. 中、小动脉调节血流量的结构主要是(　　)

A. 内弹性膜发达　　　　　B. 中膜含许多弹性纤维　　　　C. 中膜有多层环形平滑肌

D. 外弹性膜明显　　　　　E. 营养血管

21. 有孔毛细血管不分布于(　　)

A. 胃黏膜　　　　　　　　B. 回肠黏膜　　　　　　　　　C. 肌组织

D. 肾血管球　　　　　　　E. 空肠黏膜

22. 连续毛细血管分布于(　　)

A. 肾　　　　　　　　　　B. 脾　　　　　　　　　　　　C. 骨髓

D. 脑　　　　　　　　　　E. 肾上腺

23. 心脏有内分泌功能的细胞是(　　)

A. 起搏细胞　　　　　　　B. 心室肌纤维　　　　　　　　C. 心房肌纤维

D. 心外膜间皮细胞　　　　E. 移行细胞

24. 下列对血窦的描述,错误的是(　　)

A. 管腔大　　　　　　　　B. 形状不规则

C. 内皮细胞间隙大　　　　D. 主要分布于肝、脾、骨髓和部分内分泌腺

E. 有完整的基膜

25. 下列对心脏传导系统的描述,错误的是(　　)

A. 由特殊的心肌纤维组成　　B. 不受神经支配

C. 房室结位于心内膜内　　　D. 由起搏细胞、移行细胞和浦肯野纤维组成

E. 浦肯野纤维与心室肌纤维相连

二、填空题

1. 心壁由_____、_____和_____三层构成。

2. 心传导系统由特殊心肌纤维组成,包括_____、_____、_____和_____。

3. 构成心传导系统的细胞有_____、_____和_____三种。

4. 大动脉因血管壁有多层_____和大量_____,故称_____;而中动脉、小动脉属_____。

5. 毛细血管可分为_____、_____和_____。

三、名词解释

1. 心骨骼　2. 心房钠尿肽　3. W-P 小体　4. 浦肯野纤维　5. 周细胞

四、简答题

1. 与相应静脉比较,动脉有何特点?
2. 血管壁的特殊感受器有哪些?
3. 心传导系统的组成、分布和意义。
4. 心传导系统的细胞构成。
5. 大动脉管壁的结构特点与功能。

五、论述题

1. 试述心壁的结构。
2. 试述结合功能比较大动脉、中动脉、小动脉和微动脉的结构。
3. 试述毛细血管的基本结构、分类和各类毛细血管的超微结构及功能特点。

【参考答案】

一、单项选择题

1. A　2. C　3. C　4. D　5. D　6. B　7. A　8. E　9. B　10. A　11. C　12. D　13. C　14. E　15. B　16. E　17. C　18. D　19. D　20. C　21. C　22. D　23. C　24. E　25. B

二、填空题

1. 心内膜　心肌膜　心外膜
2. 窦房结　房室结　房室束　左右束支
3. 起搏细胞　移行细胞　浦肯野纤维
4. 弹性膜　弹性纤维　弹性动脉　肌性动脉
5. 连续毛细血管　有孔毛细血管　窦状毛细血管(血窦)

三、名词解释

1. 心骨骼是心房肌与心室肌之间由致密结缔组织构成的坚实的支架结构,心房和心室两部分心肌分别附于心骨骼,不相连续。

2. 心房钠尿肽是心房肌纤维中心房特殊颗粒中所含的肽类物质,具有很强的利尿、排钠、扩张血管和降低血压的作用。

3. W-P 小体是内皮细胞中一种长杆状结构,长约 3μm,直径 0.1~0.3μm,由单位膜包裹,内有 6~26 根平行排列的细管,可储存 vWF(von willebrandt 因子),可同时和胶原纤维及血小板结合,参与止血凝血过程。

4. 浦肯野纤维位于心内膜下层,组成房室束及其分支。此细胞较一般心肌纤维粗而短,着色淡,肌原纤维较少,相邻细胞间有发达的闰盘。此细胞有快速传导冲动的作用。

5. 周细胞散在于毛细血管内皮细胞与基膜之间,细胞扁平而有突起,突起紧贴在内皮细胞基底面。周细胞内含肌动蛋白、肌球蛋白等,具有收缩功能,可调节毛细血管血流;在毛细血管受损时还可增殖分化为内皮纤维和成纤维细胞。

四、简答题

1. 与相应静脉比较:动脉的数量少,管腔小,管径圆而规则;管壁的内、外弹性膜明显,特别是内弹性膜,故三层膜的分界线明显;中膜较厚,中膜的平滑肌和弹性纤维较多,外膜中结缔组织较多,多与中膜厚度相似,因中膜厚故动脉常呈饱满状。

2. 血管壁的特殊感受器有颈动脉体、主动脉体和颈动脉窦;前两者属于化学感受器,感

受动脉血液中 O_2/CO_2 浓度和 pH 的变化;颈动脉窦属于压力感受器,感受颈动脉中压力的变化。

3. 心壁内有由特殊心肌纤维组成的传导系统,包括窦房结、房室结、房室束及其分支,其功能是发生冲动并传导到心脏各部,使心房肌和心室肌按一定的节律收缩。窦房结位于右心房心外膜的深部,其他均分布在心内膜下层。

4. 心传导系统的主要由三种细胞构成:①起搏细胞存在于窦房结和房室结,是心肌细胞的起搏点。此细胞较小,呈梭形或多边形,包埋在较致密的结缔组织中。胞质内有少量肌原纤维和较多糖原。②移行细胞主要存在于窦房结和房室结的周边及房室束,起传导冲动的作用。移行细胞比一般心肌纤维细而短,肌原纤维较起搏细胞稍多,肌质网较发达。③浦肯耶纤维位于心内膜下层,组成房室束及其分支,位于心内膜下和心肌膜。此细胞较一般心肌纤维粗而短,着色淡,肌原纤维较少,位于细胞的周边,相邻细胞间有发达的闰盘。此细胞有快速传导冲动的作用。

5. ①大动脉管壁从内向外分 3 层,即内膜、中膜和外膜。②内膜又分内皮、内皮下层和内弹性膜;内皮下层较厚,含胶原纤维、弹性纤维和平滑肌细胞;内弹性膜有多层,与中膜的弹性膜相连,故内膜与中膜没有明显的分界。③中膜很厚,主要由 40~70 层弹性膜和大量弹性纤维构成,弹性膜之间由弹性纤维相连,还有环形平滑肌和胶原纤维;基质由平滑肌纤维合成和分泌。④外膜较薄,由疏松结缔组织构成,以成纤维细胞为主,其中含有营养血管。⑤大动脉富于弹性,在心室收缩射血时,管壁扩张,在心室舒张时,因管壁的弹性回缩,保持血液持续向前流动。

五、论述题

1. ①心脏壁很厚,由三层组成,从内向外依次为心内膜、心肌膜和心外膜。②心内膜包括内皮、内皮下层和内膜下层三层。内皮是单层扁平上皮,表面光滑,利于血液流动。内皮下层由结缔组织组成,可分内、外两层,内层薄,为细密结缔组织,含丰富弹性纤维和少许平滑肌,外层靠近心肌膜,由疏松结缔组织组成,称心内膜下层,内含小血管和神经,心室的内膜下层还有心传导系统的浦肯野纤维。③心肌膜主要由心肌纤维构成,心肌纤维间有丰富的毛细血管。心肌纤维呈螺旋状排列,大致可分为内纵、中环和外斜三层。心房肌纤维还含有电子密度较高的膜包颗粒,颗粒内含有心房钠尿肽,它有很强的利尿、排钠、扩张血管和降血压的作用。④心外膜是心包膜的脏层,为浆膜,由一层间皮和其下面的疏松结缔组织组成,含有较多的血管和神经,并常有脂肪组织。⑤心瓣膜包括房室瓣、主动脉瓣和肺动脉瓣,是心内膜向腔内凸起形成的薄片状结构,表面被覆内皮,内部为致密结缔组织,与心骨骼的纤维环相连。

2. ①大、中、小、微动脉的管壁都分三层,从内向外称为内膜、中膜和外膜,以中动脉的三层结构最明显;内膜又分内皮、内皮下层和内弹性膜;中膜含平滑肌或弹性膜;外膜为结缔组织,有营养血管。②大动脉内膜的内皮下层较厚,含纵行胶原纤维和少量平滑肌。内弹性膜与中膜的弹性膜相连,故内弹性膜不明显。中膜主要由 40~70 层弹性膜组成,故又称弹性动脉,弹性膜之间有胶原纤维、弹性纤维及环行平滑肌。外膜较薄,由结缔组织组成,没有明显的外弹性膜。③中动脉内膜的内皮下层薄,内弹性膜明显,管径大于 1mm。中膜主要由 10~40 层环行平滑肌组成,故又称肌性动脉。外膜厚度与中膜相近,和中膜交界处有明显的外弹性膜。其功能是调节器官的血流量。④小动脉,管径为 0.3~1mm,有明显的内弹性膜,中膜有 3~9 层环行平滑肌,一般没有外弹性膜。其主要功能是调节器官与组织的血流量,并形成外周阻力,参与正常血压的维持。⑤管径在 0.3mm 以下的动脉称为微动脉,无内、外弹性膜,中膜有 1~2 层环行平滑肌,外膜薄。是控制微循环的总闸门,调节各组织血流量。

3.①毛细血管管壁薄,结构简单,管径为 6~8μm,管壁主要由一层内皮细胞和基膜组成。在内皮细胞和基膜之间散在分布一种扁平而有突起的细胞,称为周细胞。在电镜下,毛细血管可分为连续毛细血管、有孔毛细血管和血窦三种类型。②连续毛细血管的特点是内皮细胞间有紧密连接,基膜完整,胞质中有许多吞饮小泡。这种毛细血管的通透性较小,以质膜小泡的方式进行物质交换。其分布于结缔组织、肌组织、肺和中枢神经系统等处。③有孔毛细血管与连续性毛细血管结构相似,但其内皮细胞不含核的部分更薄,有许多贯穿胞质的内皮窗孔,直径为 60~80nm,一般有厚 4~6nm 的隔膜封闭。此型毛细血管的通透性较大,主要分布于胃肠黏膜、某些内分泌器官和肾血管球等处。④血窦的管腔较大,直径可达 40μm,形状不规则。血窦内皮细胞上有孔,细胞之间有较大的间隙,利于大分子物质甚至血细胞出入,血管基膜不连续,因而通透性最大。其主要分布于肝、脾、骨髓和一些内分泌腺中。

(李必俊　晏长荣)

第十一章 皮 肤

皮肤是人体面积最大的器官,由表皮和真皮构成,借皮下组织和深层组织相连。皮肤与外界直接接触,能阻挡异物和病原体侵入,防止体液丢失,具有重要的屏障保护作用。皮肤内有丰富的感觉神经末梢,能感受外界的多种刺激。皮肤对调节体温也有重要作用。

【目的要求】

(1)掌握指皮的光镜结构。

(2)了解头皮的光镜结构。

【重点及难点】

指皮。

【实验内容】

(一)观察切片

观察切片见表 11-1。

表 11-1　观察切片

观察标本	标本编号	取材	染色法
指皮		人手指掌侧	HE
头皮		人头皮	HE

1. 指皮

(1)肉眼观:切片中呈深红色弓形部分为表皮,淡红色呈网状的结构为真皮及皮下组织。

(2)低倍镜

1)表皮:先全面观察分清表皮与真皮的范围,在切片中染成深紫蓝色的部分为表皮最深层,即真皮与表皮的分界处。表皮为角化的复层扁平上皮,表面深红色部分为角质层和透明层,深紫蓝色的部分为表皮其他各层(图 11-1)。

2)真皮:为不规则致密结缔组织组成,分乳头层和网织层,但两层间无明显界限。①乳头层为呈乳头状凸向表皮的部分。胶原纤维较细,着色较浅。乳头内富含毛细血管及触觉小体。②网织层较厚,为致密结缔组织,胶原纤维粗大,着色较深。其内可见较多的血管及神经。还可见很多汗腺导管的多种断面,管壁由 2~3 层上皮细胞组成,染色较深,有时可见汗腺导管在两个真皮乳头之间进入表皮,变成螺旋形隧道,开口于表皮表面(汗孔)。在网

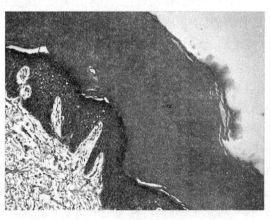

图 11-1　手指皮(低倍)

状层深层及皮下组织内可见汗腺的分泌部,直径较导管稍粗,由单层矮柱状或锥体状上皮细胞组成,染色较导管稍浅,胞核圆形,位于近细胞基部,是分泌汗液的部分。此部位还可见环层小体的不同断面。

　　3)皮下组织:由疏松结缔组织构成。内有大量脂肪细胞,可见血管、神经、汗腺分泌部及导管和环层小体。

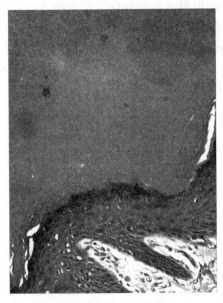

图 11-2　手指皮(高倍)

（3）高倍镜

　　1)表皮:由浅至深的顺序观察表皮的 5 个层次。①角质层较厚,由多层扁平的角化细胞构成,界限不清,受伊红染色,此层可见螺旋形空隙,为汗腺通向表皮的隧道。②透明层由 2～3 层扁平的无核细胞构成,细胞界限不清,因胞质内的透明角质颗粒液化呈角母素,反光力强,同时全层组织折光性一致,呈现出亮红色的透明带。有时亦不明显。③颗粒层由 3～5 层梭形细胞构成,细胞的长轴与表面平行,胞质内含有粗大而深紫色的嗜碱性透明角质粒,核着色亦深,呈萎缩退化状。④棘层为表皮深层,由 4～10 层棘细胞构成,位于颗粒层深部,因真皮乳头伸向表皮,故凸凹不平,厚薄不一,细胞呈多边形,体积较大,越向浅层细胞越扁平,核圆或卵圆。⑤基底层为一层低柱状基底细胞,核圆或椭圆,染蓝色,胞质嗜碱性(图 11-2)。

　　2)汗腺:在汗腺分泌部上皮细胞与其基膜(浅红色均质状)之间可见染色较红的梭形的肌上皮细胞,核小而色深,在棘细胞表面可见细长的棘状突起,相邻棘细胞的棘状突起互相接合。

　　2. 头皮

（1）肉眼观:头皮切片呈浅紫红色,表面一薄层染色稍深的结构为表皮,真皮染色较浅,其中可见有呈斜形排列并向表皮延伸的紫色管状结构,即为毛囊。有的毛囊中有毛发伸出头皮表面。

（2）低倍镜:移动切片,先区分表皮、真皮和皮下组织,注意其表皮与指皮表皮的异同。表皮较薄,其中角质层薄,透明层与颗粒层极难见到或无。在真皮及皮下组织内有毛囊、毛发、立毛肌、皮脂腺、汗腺等皮肤附属器。真皮乳头亦不明显。

（3）高倍镜:重点观察皮肤附属器。

　　1)毛发与毛囊:毛发之根位于毛囊内,若在毛囊内看到棕色质块即为毛根的断面。毛囊由数层富含黑色素的角质细胞组成。毛干在制片过程中多脱落,但偶尔可见到露在头皮外面的毛干。毛根位于真皮内,毛囊呈棕黄色鞘状,包囊毛根,切片上毛囊呈管状。有些毛囊中空,出现一管腔,是因毛根脱落之故。毛囊的构造可分为:上皮性根鞘由复层上皮构成,且向上与表皮相延续;结缔组织根鞘在上皮性根鞘外面,由纤维结缔组织构成。毛囊与毛根的末梢膨大为毛球。毛球内可见黑素细胞,是毛发的生长点。毛球底端凹陷,内有结缔组织,可见毛细血管,称为毛乳头,为毛发提供营养(图 11-3)。

2）立毛肌：为位于毛囊与皮脂腺附近的一束平滑肌纤维。呈粉红色，斜形，一端连于毛囊的结缔组织鞘上，另一端连于真皮浅部的结缔组织。因切片关系，立毛肌不一定都被切成完整的。故有时只能看到被切断的部分平滑肌纤维。

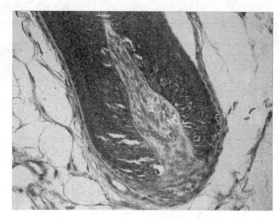

图 11-3　头皮　示毛发毛囊毛球（高倍）

3）皮脂腺：皮脂腺为分支泡状腺，位于毛囊与立毛肌之间，即真皮浅部的结缔组织内。切片上呈染色较浅的不规则多角形细胞团，其中央部的细胞大，呈多角形，含大量脂滴，因脂肪被溶解，使细胞着色很浅，核固缩位于细胞中央（有的未切到或已溶解）；外层细胞呈立方形，较小而染色淡。皮脂腺导管短而宽，开口于毛囊或皮肤表面。管壁由复层扁平上皮构成，与毛囊的上皮性根鞘相连续（图 11-4）。

4）汗腺：由分泌部和导管组成。①分泌部位于真皮深层和皮下组织，其壁由单层立方上皮组成，染浅红色。立方上皮与基膜之间有肌上皮细胞，染色较红，核梭形，呈紫蓝色。②导管由 2~3 层低柱状细胞围成，细胞小，染色较分泌部深。因导管在皮下组织向表皮呈盘曲前进，故亦可见成团的导管断面，到达表皮时，导管管壁消失，呈螺旋空腔状，最后开口于皮肤表面（图 11-5）。

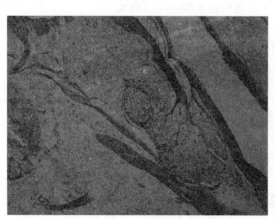

图 11-4　头皮　示皮脂腺立毛肌（低倍）

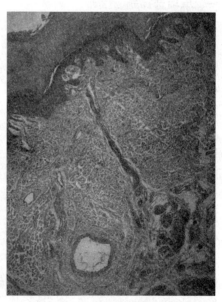

图 11-5　汗腺导管（低倍）

（二）示教

示教见表 11-2。

表 11-2　示教标本

	示教标本	标本编号	取材	染色法
光镜	体皮		人腹壁皮肤	HE
	黑素细胞		人眼睑	HE
电镜	角质形成细胞			
	朗格汉斯细胞			
	黑素细胞			

1. 光镜标本

（1）体皮：其结构与头皮近似，但毛发细小稀少，常不易切到完整的毛囊，立毛肌和皮脂腺也不如头皮的发达，但皮下组织厚。

（2）黑素细胞：在眼睑的睑缘处，角化的复层扁平上皮基底层内可见散在的黑素细胞，胞体较大，黑素细胞与周围的基底细胞内部可见棕褐色的黑素颗粒。

2. 电镜图像

（1）角质形成细胞：细胞间的桥粒、板层膜被颗粒、透明角质颗粒及其他超微结构。

（2）朗格汉斯细胞：富有溶酶体、球拍状伯贝克（Birbeck）颗粒等超微结构。

（3）黑素细胞：观察黑素细胞形状、核糖体、粗面内质网、高尔基复合体、黑素体、黑素颗粒等。

【思考题】

一、单项选择题

1. 关于表皮的组织特点，叙述错误的是（　　　）

A. 细胞层次多，表皮细胞不断脱落　　　　　　　B. 细胞间隙内无毛细血管

C. 根据分布部位的不同分为角化和未角化两种类型　D. 分为厚皮和薄皮

E. 基底层由一层矮柱状细胞构成，且分裂增殖能力强

2. 手掌皮肤不含（　　　）

A. 透明层　　　　　　B. 真皮乳头　　　　　　C. 触觉小体

D. 汗腺　　　　　　　E. 毛囊

3. 触觉小体位于皮肤的（　　　）

A. 基底层　　　　　　B. 棘层　　　　　　　　C. 乳头层

D. 网织层　　　　　　E. 颗粒层

4. 厚表皮由深至浅的分层顺序是（　　　）

A. 基底层、棘层、角质层、颗粒层、透明层　　　B. 基底层、透明层、棘层、角质层

C. 基底层、透明层、角质层、颗粒层、棘层　　　D. 棘层、颗粒层、透明层、角质层

E. 基底层、棘层、颗粒层、透明层、角质层

5. 薄皮肤的组成从浅到深是（　　　）

A. 角质层、透明层、棘层、基底层　　　　　　　B. 角质层、颗粒层、棘层、基底层

C. 角质层、棘层、颗粒层、基底层　　　　　　　D. 角质层、透明层、颗粒层、棘层

E. 透明层、颗粒层、棘层、基底层

6. 关于表皮棘层细胞的结构叙述错误的是（　　　）

A. 表面有许多棘状突起　　　　　　　　　　　　B. 细胞体积较大、呈多边形

C. 胞质中含透明角质颗粒   D. 胞质嗜碱性

E. 核糖体多

7. 表皮细胞之间的主要细胞连接是( )

A. 紧密连接   B. 半桥粒   C. 桥粒

D. 中间连接   E. 缝隙连接

8. 在表皮中,细胞核和细胞器均已消失的细胞最早见于( )

A. 基底层   B. 棘层   C. 颗粒层

D. 透明层   E. 角质层

9. 环层小体的分布和功能是( )

A. 位于表皮内,感受压觉和振动觉   B. 位于乳头层内,感受触觉和压觉

C. 位于表皮内,感受振动觉和触觉   D. 位于网织层内,感受温觉和振动觉

E. 位于网织层内,感受压觉和振动觉

10. 表皮基底细胞的特点不包括( )

A. 矮柱状   B. 胞质嗜酸性

C. 含有张力丝和丰富的游离核糖体   D. 借半桥粒与基膜相连接

E. 具有分裂增殖能力

11. 表皮中的抗原提呈细胞是( )

A. 梅克尔细胞   B. 朗格汉斯细胞   C. 基底细胞

D. 棘细胞   E. 巨噬细胞

12. 与表皮再生有关的是( )

A. 基底层   B. 棘层   C. 颗粒层

D. 透明层   E. 角质层

13. 光镜下表皮颗粒层细胞嗜碱性是因为含大量( )

A. 游离核糖体   B. 张力丝   C. 板层颗粒

D. 透明角质颗粒   E. 角蛋白

14. 真皮的网织层( )

A. 为致密结缔组织   B. 与表皮相邻接

C. 形成许多真皮乳头以增加与表皮的接触面   D. 含有触觉小体

E. 不含神经末梢器

15. 关于朗格汉斯细胞,哪项错误( )

A. 分散在表皮棘细胞之间   B. 胞质含伯贝克颗粒

C. 是抗原提呈细胞   D. 由 B 淋巴细胞演变而来

E. 能捕获、处理抗原,并传递给 T 淋巴细胞

二、填空题

1. 皮肤由_____,_____构成。

2. 表皮细胞分为:_____,_____。

3. 真皮位于表皮下方,分为_____和_____两层。

4. 表皮非角质形成细胞包括:_____,_____,_____。

三、名词解释

1. 非角质形成细胞   2. 板层颗粒   3. 棘细胞   4. 梅克尔细胞

四、简答题

1. 角质细胞的特点有哪些？

2. 真皮网织层的特点有哪些？

3. 黑素细胞的特点？

4. 基底细胞的特点？

5. 朗格汉斯细胞特点？

五、论述题

1. 表皮分几层？各有何结构特点和功能？

2. 试述真皮的组织结构。

【参考答案】

一、单项选择题

1. C 2. E 3. C 4. E 5. B 6. C 7. C 8. D 9. E 10. B 11. B 12. A 13. D 14. A 15. D

二、填空题

1. 表皮　真皮

2. 角质形成细胞　非角质形成细胞

3. 乳头层　网状层

4. 黑素细胞　朗格汉斯细胞　梅克尔细胞

三、名词解释

1. 非角质形成细胞是散在于角质形成细胞之间,包括黑素细胞、朗格汉斯细胞、梅克尔细胞。

2. 棘细胞和颗粒层细胞中含糖脂的膜被颗粒,电镜下呈明暗相间的板层状称板层颗粒,主要分布于细胞周边,并以胞吐方式将糖脂释放到细胞间隙内,形成膜状物,可阻止皮肤表面的某些物质进入组织内,并防止组织液外渗。

3. 棘细胞位于表皮棘层内,多边形,体积较大,表面有许多短小的棘状突起。胞质丰富,弱嗜碱性,游离核糖体较多,合成蛋白功能旺盛。胞质内还含有多个卵圆形、含糖脂的膜被分泌颗粒,即板层颗粒。

4. 梅克尔细胞位于表皮基底层,有短指状突起伸入角质形成细胞之间。在 HE 染色标本上不易辨别;电镜下,胞质的基底部含许多高电子密度的分泌颗粒,可与感觉神经末梢形成突触。为感受触觉和机械刺激的感觉上皮细胞。

四、简答题

1. 角质细胞是一些干硬的死细胞,光镜下呈现嗜酸性均质状,已无细胞核和细胞器,电镜下细胞充满粗大的角蛋白丝束和富含组氨酸的蛋白质。角质细胞间桥粒解体,细胞连接松散,脱落后形成皮屑。

2. 真皮网织层的特点有:乳头层下方较厚的致密结缔组织,胶原纤维粗大交织成网,富含弹性纤维,使皮肤具有较大的弹性和韧性,血管、神经、淋巴管较多,深部多见环层小体。

3. 黑素细胞是生成黑色素的、有多个分支突起的细胞,其胞体位于表皮基底层,突起伸向基底细胞和棘细胞之间。电镜下,黑素细胞与相邻的角质形成细胞之间不形成桥粒连接,胞质内含有特征性小泡状的膜被颗粒,称为黑素体,由高尔基复合体生成,内含酪氨酸酶。当黑素体内充满黑色素后,改称黑素颗粒。

4. 基底细胞附着于基膜,矮柱状,胞质富有游离核糖体呈嗜碱性,含有角蛋白丝(又称张力丝),有很强的张力;基底细胞与相邻细胞以桥粒相连,与基膜以半桥粒相连;基底细胞是表皮的干细胞,具有重要的再生修复作用。

5. 朗格汉斯细胞是散在于表皮棘层浅部的抗原提呈细胞。在 HE 染色切片上,核深染,胞质清亮;电镜下可见胞质内有特征性的伯贝克颗粒,颗粒呈杆状或网球拍形。朗格汉斯细胞能捕捉皮肤中的抗原物质,处理后形成抗原肽-MHC 分子复合物分布于细胞表面,在对抗进入皮肤的病原微生物、监视癌变细胞中起重要的作用。

五、论述题

1. ①表皮是角化的复层扁平上皮,从基底到表面可分为 5 层:基底层、棘层、颗粒层、透明层和角质层,薄皮肤的表皮无透明层。②基底层附着于基膜上,由一层矮柱状的基底细胞组成;胞质嗜碱性,含有丰富的游离核糖体、散在或成束的角蛋白丝。基底细胞是表皮的干细胞,分裂增殖,向上推移,形成其他几层细胞,在皮肤的更新和创伤愈合过程中发挥重要作用。③棘层由 4~10 层多边形棘细胞组成;细胞有许多短小的棘状突起,相邻细胞的突起以桥粒相连;胞质呈弱嗜碱性,含游离核糖体、成束的角蛋白丝和板层颗粒等。④颗粒层由 3~5 层梭形细胞组成;胞质内板层颗粒增多,出现形状不规则的、强嗜碱性的透明角质颗粒,颗粒无膜包裹,呈致密均质状,角蛋白丝常伸入其中;细胞的核与细胞器逐渐退化。⑤透明层由 2~3 层扁平细胞组成;细胞嗜酸性,界限不清,核和细胞器均消失。⑥角质层由多层扁平的角质细胞组成;细胞已经完全角化,变得干硬,光镜下呈嗜酸性的均质状;电镜下,细胞内充满角蛋白,由粗大的角蛋白丝束浸埋在均质状物质中形成;细胞膜内面有一层外皮蛋白因而坚固;细胞间隙充满由脂质构成的膜状物;浅层细胞间的桥粒已消失,细胞连接松散,脱落后成皮屑。⑦干硬坚固的角质细胞使表皮对多种物理和化学刺激有很强的耐受力;表皮细胞间隙中的脂质膜状物可阻止外界物质透过表皮,并阻止组织液的外渗。

2. ①真皮位于表皮下方,分为乳头层和网织层。②乳头层是紧靠表皮的较致密的结缔组织,向表皮突出形成乳头状,称真皮乳头,使表皮与真皮的连接面积扩大,有利于两者牢固连接,并有利于表皮从真皮组织液中获得营养;乳头层含有丰富的毛细血管和神经末梢,在手指等部的真皮乳头层内含有较多的触觉小体。③网织层为乳头层下方较厚的致密结缔组织,内有较粗大的胶原纤维束交织成网,并有许多弹性纤维,赋予皮肤较大的韧性和弹性;此层内还有较多的血管、淋巴管和神经,深部常见环层小体。

(李必俊 晏长荣)

第十二章 免疫系统

免疫系统由淋巴器官、淋巴组织和免疫细胞构成。免疫系统的功能主要有三方面。①免疫防御：识别和清除进入机体的抗原。②免疫监视：识别和清除体内表面抗原发生变异的细胞。③免疫稳定：识别和清除体内衰老死亡的细胞，维持内环境的稳定。

【目的要求】

（1）掌握淋巴结和脾的结构与功能。

（2）熟悉单核/巨噬细胞系统的概念；主要的免疫细胞；淋巴组织的定义和分类。

（3）了解免疫系统的组成及中枢和周围淋巴器官的概念；淋巴细胞再循环的概念；胸腺的结构与功能和年龄变化。

【重点及难点】

免疫细胞。淋巴结与脾的组织结构及其异同。

【实验内容】

（一）观察切片

观察切片见表12-1。

表 12-1　观察切片

观察标本	标本编号	取材	染色法
胸腺		幼儿胸腺	HE
淋巴结		淋巴结	HE
脾脏		脾脏	HE
扁桃体		腭扁桃体	HE

观察方法：在教师的指导下，参照教材模式图或相关图谱进行学习。

1. 胸腺

（1）肉眼观：标本染紫红色，其中可见多个大小不等的块状结构及为胸腺小叶。

（2）低倍镜：可见表面有结缔组织被膜，被膜向胸腺实质内深入，把胸腺实质分为许多不完全分隔的小叶。小叶周边染色较深的部分为皮质，深部染色较浅的部分为髓质，髓质彼此相联系。

（3）高倍镜：皮质在小叶周围，染色较深，由密集的淋巴细胞和上皮性网状细胞组成。淋巴细胞（胸腺细胞）离开胸腺后称T淋巴细胞。核大、染深紫色，胞质很少。靠近皮质浅部的细胞较大，胞质嗜碱性强；皮质中部为中等大小的淋巴细胞；皮质深部的细胞最小。皮质中尚有巨噬细胞。上皮性网状细胞核呈椭圆形，染色浅，胞质略带淡红色，细胞间有许多各种大小的毛细血管断面。髓质在小叶中部，由淋巴细胞和上皮性网状细胞组成。上皮性网状细胞较多，形态多样，有扁平形、圆形、星形和不规则形等，排列分散、疏松。髓质中可见有胸腺小体，呈圆形或椭圆形，大小不等，它由数层至十几层呈月牙状的扁平的上皮性网状细胞同心环抱形成，外层细胞质嗜酸性，胞核呈新月状，扁平细胞趋于退化，细胞核皱缩甚至呈溶解状态。小体中间由退化的细胞所组成。细胞结构不清,呈粉红色。有时可见轻度钙化现象,染成蓝色小块(图12-1)。

2. 淋巴结

(1)肉眼观:切片圆形或卵圆形,紫红色,其中央着色较浅者为髓质,髓质外周着色深紫或较红者为皮质。若切在淋巴结中部,还可见一侧凹陷的淋巴结门。

(2)低倍镜:淋巴结的外表面有致密结缔组织构成的被膜。被膜组织深入淋巴结实质形成很多粗细不等的小梁,镜下呈多种不

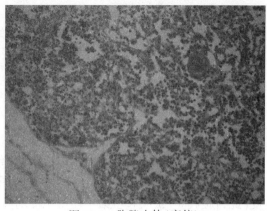

图12-1 胸腺小体(高倍)

同的粉红色切面。皮质是紧贴被膜下方的淋巴组织,可分为浅皮质区和副皮质区。

1)浅皮质区为单行排列的淋巴细胞密集而成的圆形或椭圆形淋巴小结(为B淋巴细胞),位于淋巴结周边部;小结的中央有时可见染色较浅的生发中心(反应中心);小结的周围部分为密集的小淋巴细胞,胞质较少、胞核较小而染色深,故小结周围部分着色深。

2)副皮质区(胸腺依赖区)及小结间区为弥散淋巴组织(为T淋巴细胞)。在被膜与淋巴小结或小梁之间有不规则的间隙为淋巴窦(皮质窦),窦内可见星形多突的内皮细胞、淋巴细胞和巨噬细胞稀疏分布,故染色浅。在淋巴结中央部分的髓质染色较浅,可见密集的小淋巴细胞排列成条索状称髓索(为B淋巴细胞组成),并相互连接成网,染色较深,切片上常见多种不同形状的切面。在髓质中还可见小梁的多种切面。在髓索与髓索之间以及髓索与小梁之间可见窦腔较大的髓质窦,窦内可见很多内皮细胞,还有淋巴细胞和巨噬细胞(图12-2,图12-3)。

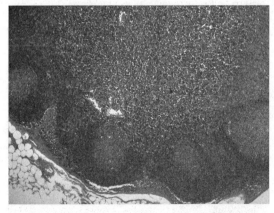

图12-2 淋巴结皮质(低倍)

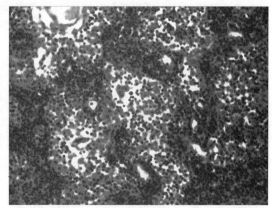

图12-3 淋巴结髓质(低倍)

(3)高倍镜

1)淋巴小结与副皮质区:淋巴小结中央染色浅的区域为生发中心,由大、中淋巴细胞及网状细胞组成,多数胞核较大而色浅;生发中心外周淋巴细胞密集排列,为小淋巴细胞,核小而色深。淋巴小结之间及皮质深层有弥散淋巴组织,主要由胸腺迁移而来的T淋巴细胞构成,即副皮质区(亦称为胸腺依赖区)。此区可见毛细血管后微静脉的切面,其内皮细胞为立方形,染色浅。

2)淋巴索(髓索):为淋巴组织形成的条索状结构,并互相连接成网,由淋巴细胞、网状

细胞及浆细胞等组成,主要为淋巴细胞。

3)淋巴窦:着色很浅。皮质窦和髓窦的窦壁均为一层内皮,窦内由小淋巴细胞、内皮细胞和巨噬细胞。

3. 脾

(1)肉眼观:标本为长条形或不规则块状,着紫红色,其中可见蓝色点状结构为淋巴小结,即脾的白髓,紫红色部分为红髓。

(2)低倍镜

1)被膜:在标本侧缘可见由致密结缔组织构成的被膜,染浅红色,被膜中含有平滑肌纤维。被膜的结缔组织和平滑肌向脾实质内深入形成小梁。被膜外包着一层扁平上皮即间皮(此为腹膜)。被膜和小梁中均可见脾动脉、静脉的分支。深入脾实质内部的小梁因切面关系,往往不与被膜相连。

2)白髓:镜下可见两种结构,一种称为动脉周围淋巴鞘,简称"淋巴鞘"。它是由淋巴细胞密集呈长筒状围绕在中央动脉外面而成。其中主要是小淋巴细胞、巨噬细胞和一些浆细胞;紧靠中央动脉周围的主要是 T 淋巴细胞,是脾脏的胸腺依赖区。另一种结构为脾小结,即脾内的淋巴小结,位于淋巴鞘内的一侧。脾小结中常见生发中心,着色较浅,主要是 B 淋巴细胞。在脾小结中央或稍偏位置上有中央动脉,在切到中央动脉分支处,就可见到 2~3 个中央动脉断层。

3)红髓:在被膜、小梁和脾小结之间,与白髓无明显分界,由脾索和脾窦组成(图 12-4)。

(3)高倍镜

1)脾窦:呈不规则裂隙状,在切片上可见有纵、横、斜多种切面。窦壁的内皮细胞核呈椭圆形或梭形,突出于腔面,有些窦内充满血细胞。

2)脾索:位于脾窦之间,在切面上呈条索状,含淋巴细胞、网状细胞及少量白细胞(图 12-5)。

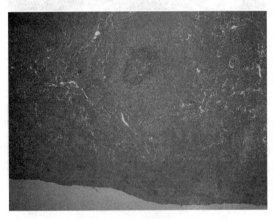

图 12-4　脾(低倍)

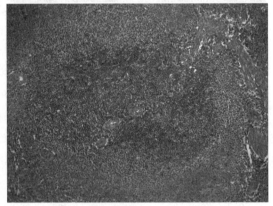

图 12-5　脾动脉周围淋巴鞘(高倍)

4. 扁桃体

(1)肉眼观:切片一侧着深蓝色部分为口腔黏膜上皮,表面略显不平,下陷的扁桃体隐窝不太明显。蓝色部分为扁桃体实质,为几个大小不等的淋巴小结。在另一侧大部分染浅红色的是口腔内其他成分。

(2)低倍镜:扁桃体外表面是黏膜上皮,深面底部有结缔组织被膜包囊,其中有许多小血管和一些混合腺,由导管开口于上皮表面。黏膜上皮为复层扁平上皮,此标本上皮结构不太清楚,上皮下陷成为扁桃体隐窝,在隐窝上皮下的固有膜中有相当厚的淋巴组织,其中除有很弥散的淋巴细胞(T 淋巴细胞)外还有淋巴小结(B 淋巴细胞)。小结也有生发中心其细胞主要为 B 淋巴细胞。在隐窝内常可见有脱落的上皮细胞及淋巴组织中穿越上皮而来的游离淋巴细胞。

(二) 示教

示教见表 12-2。

表 12-2 示教标本

	示教标本	标本编号	取材	染色法
光镜	毛细血管后微静脉		淋巴结	HE
	胸腺		成人胸腺	HE
	淋巴窦与巨噬细胞		淋巴结	锥虫蓝注射与偶氮卡红染色
电镜	血-胸腺屏障			
	毛细血管后微静脉			

1. 光镜标本

(1) 毛细血管后微静脉:淋巴结副皮质区内可见毛细血管后微静脉的内皮细胞呈立方形,腔内有血细胞。

(2) 胸腺:可见胸腺皮质变薄,淋巴组织很少,脂肪组织较多。

(3) 淋巴窦与巨噬细胞:各种细胞核呈深红色。胞质浅红色,淋巴窦内细胞稀疏,可见巨噬细胞胞质内有吞噬进去的蓝色的锥虫蓝颗粒。

2. 电镜图像 血-胸腺屏障:连续的毛细血管内皮与紧密连接、完整的内皮基膜、血管周隙(内含巨噬细胞)、上皮性网状细胞的基膜与一层连续的上皮性网状细胞构成。

【思考题】

一、单项选择题

1. 毛细血管后微静脉主要分布于淋巴结的(　　)
A. 浅层皮质　　　　　　　B. 副皮质区　　　　　　C. 淋巴窦
D. 髓质　　　　　　　　　E. 淋巴小结

2. 滤泡树突细胞主要分布子淋巴结的(　　)
A. 淋巴小结　　　　　　　B. 副皮质区　　　　　　C. 髓窦
D. 皮质淋巴窦　　　　　　E. 髓索

3. 长杆状内皮细胞构成的血窦存在于(　　)
A. 胸腺　　　　　　　　　B. 淋巴结　　　　　　　C. 扁桃体
D. 脾　　　　　　　　　　E. 肝

4. B 淋巴细胞主要分布于淋巴结的(　　)
A. 浅层皮质　　　　　　　B. 副皮质区　　　　　　C. 皮质与髓质交界处
D. 淋巴窦　　　　　　　　E. 髓质

5. 淋巴小结生发中心的出现(　　)
A. 无须抗原刺激　　　　　B. 是 T 淋巴细胞增殖的结果

C. 由浆细胞集聚而成 　　　　　D. 表明发生免疫应答

E. 由滤泡树突细胞聚集而成

6. 不属于单核-吞噬细胞系统的是(　　　)

A. 肥大细胞 　　　　　B. 破骨细胞 　　　　　C. 小胶质细胞

D. 单核细胞 　　　　　E. 肝巨噬细胞

7. 淋巴结的副皮质区是指(　　　)

A. 被膜下弥散的淋巴组织 　　　　　B. 皮质深层的弥散淋巴组织

C. 皮质浅层的弥散淋巴组织 　　　　　D. 髓质内弥散淋巴组织

E. 淋巴小结浅层的淋巴组织

8. T 淋巴细胞主要分布于淋巴结的(　　　)

A. 浅层皮质 　　　　　B. 副皮质区 　　　　　C. 皮质淋巴窦

D. 髓窦 　　　　　E. 髓索

9. 脾的功能不包括(　　　)

A. 滤血 　　　　　B. 免疫 　　　　　C. 造血

D. 滤过淋巴 　　　　　E. 储血

10. T 淋巴细胞主要分布于脾的(　　　)

A. 淋巴小结 　　　　　B. 动脉周围淋巴鞘 　　　　　C. 红髓

D. 脾索 　　　　　E. 脾窦

11. 发生细胞免疫应答时,淋巴结的主要变化是(　　　)

A. 副皮质区增大 　　　　　B. 髓质增大 　　　　　C. 初级淋巴小结增多增大

D. 次级淋巴小结增多增大 　　　　　E. 浅层皮质增大

12. 脾滤血的主要部位是(　　　)

A. 脾索 　　　　　B. 动脉周围淋巴鞘 　　　　　C. 淋巴小结

D. 髓窦 　　　　　E. 脾窦

13. 免疫细胞不包括(　　　)

A. 粒细胞 　　　　　B. 浆细胞 　　　　　C. 网状细胞

D. 淋巴细胞 　　　　　E. 抗原呈递细胞

14. 发生体液免疫应答时,脾内的主要变化是(　　　)

A. 脾索变窄 　　　　　B. 淋巴小结增多、增大 　　　　　C. 动脉周围淋巴鞘增厚

D. 边缘区增大 　　　　　E. 脾血窦增大

15. B 淋巴细胞主要分布于脾的(　　　)

A. 淋巴小结 　　　　　B. 动脉周围淋巴鞘 　　　　　C. 红髓

D. 髓索 　　　　　E. 脾血窦

16. 发生细胞免疫应答时,脾内的主要变化是(　　　)

A. 脾索增大 　　　　　B. 淋巴小结增多、增大 　　　　　C. 动脉周围淋巴鞘增厚

D. 边缘区增大 　　　　　E. 脾血窦增大

17. 淋巴组织构成成分中不包括(　　　)

A. 网状细胞 　　　　　B. 内分泌细胞 　　　　　C. 淋巴细胞

D. 网状纤维 　　　　　E. 巨噬细胞

18. 树突细胞不包括( )

A. 表皮内的朗格汉斯细胞 B. 胸腺内的上皮性网状细胞

C. 血液内的树突细胞 D. 淋巴内的面纱细胞

E. 淋巴器官中的交错突细胞

19. 下列对淋巴结的描述,错误的是( )

A. 被膜内有输入淋巴管 B. 实质被结缔组织分成若干个小叶

C. 实质由皮质和髓质构成 D. 皮质内有淋巴窦

E. 髓质内有髓窦

20. 下列哪项不是脾血窦的特点( )

A. 由扁平内皮细胞构成 B. 内皮外的基膜不完整

C. 内皮细胞之间有较宽间隙 D. 基膜外有网状纤维围绕

E. 血细胞可穿过血窦壁

二、填空题

1. 淋巴组织主要有_____和_____两种存在形式。

2. 脾的白髓由_____、_____和_____构成。

3. 脾的红髓由_____和_____构成。

4. 淋巴结的皮质由_____、_____和_____组成。

5. T淋巴细胞可分为三个亚群,即_____、_____和_____。

三、名词解释

1. 单核-吞噬细胞系统 2. 淋巴组织

四、简答题

1. 简述淋巴细胞的分类和各类淋巴细胞的功能。

2. 简述淋巴结髓质的结构特点。

3. 简述脾脏红髓的结构特点。

4. 简述脾脏的功能。

五、论述题

1. 试述淋巴结皮质的微细结构。

2. 试述脾脏白髓的微细结构。

【参考答案】

一、单项选择题

1. B 2. A 3. D 4. A 5. D 6. A 7. B 8. B 9. D 10. B 11. A 12. A 13. C

14. B 15. A 16. C 17. B 18. B 19. B 20. A

二、填空题

1. 弥散淋巴组织 淋巴小结

2. 动脉周围淋巴鞘 淋巴小结 边缘区

3. 脾索 脾血窦

4. 浅皮质区 副皮质区 皮质淋巴窦

5. 辅助性T淋巴细胞 细胞毒性T淋巴细胞 调节性T淋巴细胞

三、名词解释

1. 单核-吞噬细胞系统包括单核细胞和由其分化而来的具有吞噬功能的细胞,包括结缔组织的巨噬细胞、骨组织的破骨细胞、神经组织的小胶质细胞、肝巨噬细胞和肺巨噬细胞等，它们除具有吞噬能力强的共性外，还各具特点。

2. 以网状组织为支架，网孔内充满大量淋巴细胞及其他免疫细胞，是免疫应答的场所。一般将淋巴组织分为弥散淋巴组织和淋巴小结两种。

四、简答题

1. 根据淋巴细胞的发生来源、形态特点和免疫功能的不同，可分为 T 淋巴细胞、B 淋巴细胞和 NK 细胞三种类型。产生于胸腺，主要进行细胞免疫的淋巴细胞称 T 淋巴细胞，通常把 T 淋巴细胞分为辅助性 T 淋巴细胞、细胞毒性 T 淋巴细胞和调节性 T 淋巴细胞三个亚群。B 淋巴细胞是骨髓产生的一种淋巴细胞，主要进行体液免疫。受到抗原刺激后，增殖分化为浆细胞，分泌抗体，中和抗原。NK 细胞即自然杀伤淋巴细胞，它能直接杀伤病毒感染细胞和肿瘤细胞。

2. 淋巴结髓质由髓索及其间的髓窦组成。髓索为索条状的淋巴组织，主要含有 B 淋巴细胞、浆细胞与巨噬细胞。髓窦与皮质淋巴窦的结构相同并相互通连，但较宽大，腔内含有较多的巨噬细胞。

3. 分布于小梁周围及白髓之间，新鲜时呈红色，故称红髓。红髓由脾索与脾血窦组成。脾索位于脾窦之间，由富含血细胞的索条状淋巴组织构成。脾索含较多 B 淋巴细胞、浆细胞、巨噬细胞和树突细胞。脾血窦是由一层长杆状的内皮细胞平行排列而成的血窦，细胞间有较宽的间隙。内皮外有不完整的基膜及环绕的网状纤维，使血窦壁呈栅栏状。

4. 脾的功能：①滤血，脾索内的巨噬细胞能吞噬清除血液中的抗原和衰老的红细胞。②免疫应答，脾是对血源性抗原物质产生免疫应答的部位。③造血，脾内有少量的造血干细胞，当机体严重缺血或某些病理状态下，脾可以恢复造血功能。

五、论述题

1. 淋巴结皮质位于被膜下方，由浅层皮质、副皮质区和皮质淋巴窦构成。浅层皮质含淋巴小结及小结之间的弥散淋巴组织，为 B 淋巴细胞区。副皮质区位于皮质深层，为较大片的弥散淋巴组织，其淋巴细胞主要为 T 淋巴细胞，又称胸腺依赖区。副皮质区还有交错突细胞、巨噬细胞和少量的 B 淋巴细胞等。该区有许多高内皮微静脉，是淋巴细胞再循环途经的重要部位。高内皮微静脉的内皮细胞质丰富，细胞核较大，异染色质少，染色浅，核仁明显。皮质淋巴窦是皮质中的淋巴通道，包括被膜下方和小梁周围的淋巴窦，分别称为被膜下窦和小梁周窦。淋巴窦壁由扁平的内皮细胞衬里，内皮外有薄层基质、少量网状纤维及一层扁平的网状细胞。淋巴窦内有星状内皮细胞支撑窦腔，有巨噬细胞附着于内皮细胞表面。

2. 脾脏白髓是指新鲜脾内呈灰白色的点状区域。白髓由动脉周围淋巴鞘、淋巴小结和边缘区构成。动脉周围淋巴鞘是围绕在中央动脉周围的厚层弥散淋巴组织，含大量 T 淋巴细胞和少量巨噬细胞与交错突细胞等。在动脉周围淋巴鞘的一侧，可见淋巴小结，主要由大量 B 淋巴细胞构成。与红髓交界的狭窄区域，称边缘区，内含 T 淋巴细胞、B 淋巴细胞及较多巨噬细胞。中央动脉的侧支末端在此区膨大，形成小血窦，称边缘窦，是血液内抗原及淋巴细胞进入白髓的通道。

（柯奇周　于　红）

第十三章　内分泌系统

内分泌系统是机体重要的调节系统之一,由内分泌腺和分布于其他器官的内分泌细胞组成。内分泌腺均为无导管的实质性器官,包括有甲状腺、甲状旁腺、肾上腺、垂体和松果体等。本次实验观察甲状腺、甲状旁腺、肾上腺和垂体。

【目的要求】

掌握甲状腺、肾上腺和垂体的光镜结构。

【重点及难点】

甲状腺、肾上腺、垂体的组织结构。

【实验内容】

(一) 观察切片

观察切片见表13-1。

表13-1　观察切片

观察标本	标本编号	取材	染色法
甲状腺		甲状腺	HE
甲状旁腺		甲状旁腺	HE
肾上腺		肾上腺	HE
肾上腺		肾上腺	Wiesei 氏嗜铬细胞染色法
垂体		垂体	HE

1. 甲状腺

(1) 肉眼观:为紫红色小块。

(2) 低倍镜:推动切片全面观察,可见结缔组织将其实质分隔成许多小叶,每一个小叶内由许多大小不等的滤泡切面。滤泡腔内有均匀的红色胶质。滤泡间结缔组织中有丰富的毛细血管及滤泡旁细胞(图 13-1~图 13-3)。

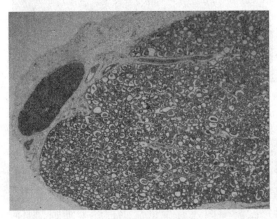

图 13-1　甲状腺及甲状旁腺(低倍)

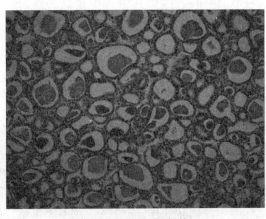

图 13-2　甲状腺(低倍)

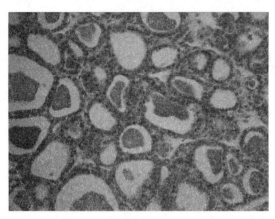

图 13-3 甲状腺(低倍)

（3）高倍镜：滤泡壁均为单层上皮细胞，核圆呈紫蓝色，较大，位于细胞中央。滤泡腔内充满红色胶质，可有空泡或间隙（滤泡上皮之间），此为制片时胶质收缩所致。滤泡间为结缔组织，内有丰富的毛细血管和单个或成群的细胞团，此为滤泡旁细胞，多为卵圆形，胞体较滤泡上皮细胞大，染色浅。有的滤泡旁细胞位于滤泡上皮与基膜之间，而游离面达不到腺腔。

2. 甲状旁腺　在甲状腺的一侧有时可见被结缔组织包裹的细胞团或细胞索组成的结构即甲状旁腺（与甲状腺邻近的另一内分泌腺）。腺细胞呈多边形，胞质明亮，为核大而圆的主细胞；腺细胞间有少量胞体较大，胞质内含有染成红色的小颗粒，为嗜酸性细胞。

3. 肾上腺

（1）肉眼观：标本呈圆形、椭圆形或小块形，周围大部分为浅红色的皮质；中间淡紫色结构为髓质。

（2）低倍镜：在肾上腺的表面有薄层纤维结缔组织形成的被膜，被膜下方为实质，实质可分为皮质和髓质两部分，皮质在周边，中央为髓质。在切片上可见髓质周围都是皮质，皮质和髓质分界不清，但各有特点：皮质深部的细胞染成深红色，髓质的细胞染成紫红色，通常见有较大的静脉。有些地方髓质很薄，几乎全是皮质。故应选择皮质、髓质均较淡的部位换高倍镜观察（图 13-4）。

（3）高倍镜

1）被膜：包在腺体的外面，由结缔组织构成，少量伸入腺实质内。

2）皮质：在被膜下方，由外向内依次分三带。①球状带：此带最薄，紧靠被膜深面，细胞排列成球形，着色较深，细胞体积小，呈圆柱状，胞质粉红色，其中含少量脂肪滴，核着色深，占胞体大部分。②束状带：在球状带的深面，占皮质大部分，细胞为立方形或多边形，成双行或单行排列成条索状，和被膜的方向垂直。胞质内含有大量脂滴，在制片时被溶解后呈小泡状，故着色浅。细胞索间有少

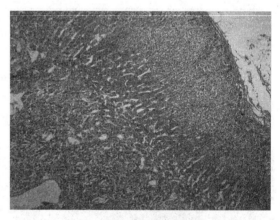

图 13-4 肾上腺(低倍)

量结缔组织和血窦。③网状带：在束状带下方，与髓质相邻，染色较深，其细胞索排列成网状，细胞为圆形或多边形，着深红色，核着色也深。

3）髓质：染成淡紫色，细胞形态不一，主要由髓质细胞构成，其间为血窦和少量结缔组织，髓质中央有中央静脉。髓质细胞（常称嗜铬细胞），呈多边形，核大而圆，排列成索或团。此标本未经铬盐处理，故嗜铬颗粒不能显示。另外，髓质内还有少量交感神经节细胞，胞体较大，散在分布（图 13-5）。

4. 肾上腺(示嗜铬细胞——经含铬盐的固定液固定,HE 染色)　此片与78 号切片组织结构相同,因加铬盐染色,皮质部分呈蓝色,细胞结构不甚清楚,胞质呈浅蓝色,核呈深蓝色,髓质部分呈绿色,细胞核成深蓝色,细胞分界不清,胞质内含许多嗜铬颗粒,在嗜铬细胞之间,有时可见少量交感神经节细胞。髓质中央常可见中央静脉,其管壁由纵行平滑肌成束排列形成,故横切面上管壁显得很薄、不均匀。

5. 垂体

(1) 肉眼观:为椭圆形小块,突起的部分为漏斗和结节部,染色较深的部分为腺垂体,染色较浅的部分为神经垂体。

(2) 低倍镜:垂体外面包有结缔组织被膜,被膜下方为腺实质。前叶占垂体大部分,其中可见深红色、蓝色及淡蓝色细胞所组成的细胞团、细胞索及团索间丰富的毛细血管。中间部可见几个大小不等的滤泡,内含染成黄色、粉红色或蓝色的胶质,神经部由神经纤维和垂体细胞构成,着色较浅(图 13-6)。

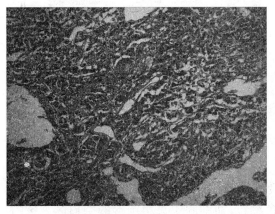

图 13-5　肾上腺髓质(高倍)

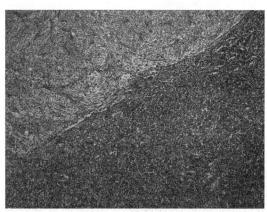

图 13-6　垂体(低倍)

(3) 高倍镜

1) 远侧部:①嗜酸性细胞。圆、椭圆或多角形,体积较大,细胞界限清楚,胞质内含嗜酸性颗粒,染成红色,胞核圆而小,着色较深。②嗜碱性细胞。数量少、大小不等,但较其他细胞大。细胞呈椭圆形或多边形,胞质内含有嗜碱性颗粒,染成蓝色。核圆稍大、着色较浅。③嫌色细胞。为三种细胞中最多的一种,细胞较小。胞质少,着色很浅,细胞界限不清,常成群聚集,故镜下见这类细胞团的核为圆形或多角形,着色浅。嫌色细胞常被染成很浅的紫蓝色、浅红色或透明而不着色。

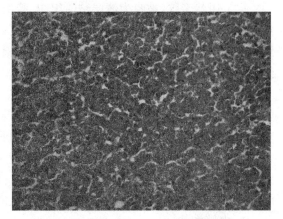

图 13-7　腺垂体远侧部(高倍)

在前叶的细胞团、细胞索之间有少量结缔组织和许多腔大的血窦(图 13-7)。

2) 中间部:狭窄,细胞排列紧密呈索状,大部分由嗜碱性细胞组成。其中可见大小不等的滤泡,滤泡腔内含有黄色、粉红色或蓝色的胶质。滤泡上皮为立方形或柱状的嗜碱性细胞。滤泡间还有些嫌色细胞和较小的嗜碱性细胞。

3) 神经部:主要由垂体细胞(神经部的胶质细胞)和无髓神经纤维组成,染色浅。垂体细胞体积小,胞质不清楚,胞核呈圆形或椭圆形,着色很浅。神经纤维排列呈束状或网状,着浅蓝色,沿其走行方向。末端可见由神经分泌颗粒积聚成大小不等的弱嗜酸性的团块,称赫令体(Herring body)。其间还可见丰富的毛细血管。

(二) 示教

示教见表 13-2。

表 13-2　示教标本

	示教标本	标本编号	取材	染色法
光镜	滤泡旁细胞		甲状腺	镀银法
	甲状旁腺		甲状旁腺	HE
	垂体		垂体	Mallory 染色
	神经内分泌细胞		下丘脑	醛复红染色
电镜	甲状腺细胞			
	甲状旁腺主细胞			
	肾上腺束状带细胞			
	肾上腺髓质细胞			
	腺垂体细胞			

1. 光镜标本

(1) 甲状腺滤泡旁细胞:染成淡黄色的滤泡上皮细胞之间和滤泡之间的结缔组织内部可见滤泡旁细胞,胞体较大,胞质内充满棕褐色颗粒,而细胞中央呈圆形的空白区为核的位置。

(2) 甲状旁腺:被膜为薄层结缔组织,腺细胞排列成索、团状。细胞有两种:①主细胞,量多,圆形或多边形,核圆形,位于细胞中央,胞质内含有较多的脂滴,故着色浅。②嗜酸粒细胞。量少,单个或成群分布在主细胞之间,胞体较大,核小而圆,染色深,胞质内充满染成红色的嗜酸性颗粒。

(3) 垂体(Mallory 染色,染料为酸性复红、苯胺蓝、菊黄 G):在远侧部可见染成橘黄色的嗜酸粒细胞,染成蓝色的嗜碱粒细胞,嫌色细胞体积小,胞质着色浅,多染成浅黄色或浅灰蓝色。血窦内的红细胞染成橘红色,各种细胞核都染成紫红色。

(4) 神经内分泌细胞:见很多染成紫蓝色的细胞,即神经内分泌细胞。细胞形状不规则,核较大,呈椭圆形,染色浅,核仁明显可见,胞质和胞突内有许多大小不等、染成黑蓝色的分泌颗粒。另一些细胞胞体小、染成浅蓝色的是神经胶质细胞。

2. 电镜图像

(1) 甲状腺滤泡上皮细胞和滤泡旁细胞:观察①滤泡上皮细胞的微绒毛、质膜内褶、粗面内质网、高尔基复合体、线粒体、溶酶体、分泌颗粒、胶质小泡。②滤泡旁细胞的粗面内质网、高尔基复合体、线粒体、分泌颗粒。

(2) 甲状旁腺主细胞:观察粗面内质网、高尔基体、分泌颗粒、线粒体、糖原颗粒、脂滴。

(3) 肾上腺皮质束状带细胞:观察滑面内质网、线粒体、脂滴。

（4）肾上腺髓质细胞：观察粗面内质网、线粒体、高尔基体和分泌颗粒。肾上腺素细胞含有很多球形分泌颗粒，电子密度中等。去甲肾上腺素细胞的分泌颗粒电子密度高或有致密核心。

（5）垂体远侧部的腺细胞：观察粗面内质网、高尔基体、线粒体、分泌颗粒(注意其颗粒的形态结构、大小和数量)，认真辨别其中的各种细胞。

（三）讨论

完成小论文：内分泌系统疾病与相关基础课程的联系。

【思考题】

一、单项选择题

1. 腺垂体嗜酸性细胞能分泌（　　　）
A. 促肾上腺皮质激素　　　　B. 促甲状腺激素　　　　C. 促性腺激素
D. 生长激素　　　　E. 黄体生长素

2. 关于甲状旁腺描述错误的是（　　　）
A. 腺细胞分为主细胞和嗜酸性细胞　　　B. 嗜酸性细胞体积大，胞质嗜酸性
C. 主细胞分泌的激素属肽类激素　　　D. 分泌的激素参与血钙浓度调节
E. 嗜酸性细胞随年龄增长而减少

3. 在小儿,甲状腺功能低下可导致（　　　）
A. 呆小症　　　　B. 侏儒症　　　　C. 突眼性甲状腺肿
D. 单纯性甲状腺肿　　　　E. 黏液性水肿

4. 腺垂体分为（　　　）
A. 前叶和后叶　　　　B. 前叶和垂体柄　　　　C. 远侧部、中间部和漏斗部
D. 远侧部、结节部和中间部　　E. 前叶、中间部和正中隆起

5. 与肢端肥大症相关的是（　　　）
A. 垂体细胞　　　　B. 嗜酸性细胞　　　　C. 嗜碱性细胞
D. 嫌色细胞　　　　E. 以上都不是

6. 关于嫌色细胞描述错误的是（　　　）
A. 体积小　　　　B. 着色浅　　　　C. 细胞界限清楚
D. 胞质少　　　　E. 细胞数量较多

7. 赫令体位于（　　　）
A. 结节部　　　　B. 中间部　　　　C. 正中隆起
D. 漏斗柄　　　　E. 神经部

8. 常规染色切片中,肾上腺皮质束状带细胞胞质染色浅的原因是（　　　）
A. 含滑面内质网较多　　　B. 含脂滴较多　　　　C. 含线粒体较多
D. 含空泡较多　　　　E. 含溶酶体较多

9. 甲状腺滤泡腔中储存的物质是（　　　）
A. 四碘甲状腺原氨酸　　　B. 三碘甲状腺原氨酸　　　C. 甲状腺球蛋白
D. 碘化甲状腺球蛋白　　　E. 酪氨酸

10. 甲状旁腺的腺细胞可分为（　　　）
A. 主细胞和嗜酸性细胞　　　B. A 细胞和 B 细胞

C. 滤泡上皮细胞与 C 细胞   D. 嗜酸性细胞和嗜碱性细胞

E. 主细胞和嫌色细胞

11. 产生肾上腺素的细胞是(   )

A. 嗜酸性细胞   B. 嗜铬细胞   C. 主细胞

D. 交感神经节细胞   E. 嫌色细胞

12. 肾上腺皮质细胞超微结构特点是富含(   )

A. 粗面内质网和滑面内质网   B. 滑面内质网和溶酶体

C. 粗面内质网和高尔基复合体   D. 高尔基复合体和溶酶体

E. 滑面内质网和脂滴

13. 肾上腺皮质球状带细胞可分泌(   )

A. 糖皮质激素   B. 盐皮质激素   C. 性激素

D. 去甲肾上腺素   E. 肾上腺素

14. 可产生雄性激素的细胞是(   )

A. 肾间质细胞   B. 胰岛细胞   C. 肾上腺皮质网状带细胞

D. 肾上腺皮质球状带细胞 E. 垂体嗜碱粒细胞

15. 人体内维持血钙稳定的两种细胞是(   )

A. 甲状旁腺主细胞与甲状腺滤泡旁细胞

B. 甲状腺滤泡上皮细胞和胰岛 D 细胞

C. 肾上腺皮质球状带细胞与滤泡旁细胞

D. 甲状腺滤泡上皮细胞与甲状旁腺主细胞

E. 肾上腺皮质球状带细胞与甲状旁腺主细胞

16. 垂体门静脉系统的组成(   )

A. 垂体门微静脉

B. 第一级毛细血管网和垂体门微静脉

C. 第二级毛细血管网和垂体门微静脉

D. 第一级毛细血管网、第二级毛细血管网和垂体门微静脉

E. 垂体上动脉、第一级毛细血管网、第二级毛细血管网和垂体门微静脉

17. 弥散神经内分泌系统是(   )

A. 中枢神经系统内的分泌细胞的统称

B. APUD 细胞的统称

C. 分泌性神经元的统称

D. APUD 细胞和分泌性神经元的统称

E. APUD 细胞和中枢神经系统内分泌细胞的统称

二、填空题

1. 甲状腺滤泡主要由_____细胞构成。

2. 维持机体血钙稳定的两种内分泌细胞是_____和_____。

3. 肾上腺髓质中的髓质细胞又称为_____,电镜下可分为两类,即_____和_____。

4. 腺垂体分为三部分,即_____、_____和_____。

三、名词解释

1. 垂体门静脉系统   2. DNES   3. 赫令体

四、简答题

1. 甲状腺可以分泌哪些激素？

2. 简述甲状旁腺腺细胞有哪些？

3. 肾上腺皮质可分为哪几个带？

4. 垂体细胞是什么？有何特点及功能？

五、论述题

1. 试述神经垂体与下丘脑的关系。

2. 试述肾上腺皮质的结构和功能。

3. 试述腺垂体远侧部的结构和功能。

4. 机体的内分泌细胞如何调节血钙？

【参考答案】

一、单项选择题

1. D　2. E　3. A　4. D　5. B　6. C　7. E　8. B　9. D　10. A　11. B　12. E　13. B
14. C　15. A　16. D　17. D

二、填空题

1. 滤泡上皮细胞

2. 滤泡旁细胞　主细胞

3. 嗜铬细胞　肾上腺素细胞　去甲肾上腺素细胞

4. 远侧部　中间部　结节部

三、名词解释

1. 垂体门静脉系统是指垂体上动脉进入神经垂体漏斗后,分支形成初级毛细血管网,在结节部汇集成十余条垂体门微静脉,并下行至远侧部,再次形成次级毛细血管网。垂体门微静脉及其两端的毛细血管网称为垂体门静脉系统,它将下丘脑弓状核等分泌的神经激素运送到远侧部,调节其内分泌细胞的分泌活动。

2. DNES,即弥散神经内分泌系统,是指具有分泌功能的神经元和 APUD 细胞的统称。DNES 把神经系统和内分泌系统两大调节系统统一起来构成一个整体,共同调节和控制机体的生理活动。

3. 赫令体:视上核和室旁核的神经内分泌细胞胞体内含有许多膜被分泌颗粒,这些颗粒沿细胞轴突运输到神经部,轴突沿途呈串珠状膨大,膨大部在光镜下为大小不等的嗜酸性团块,称为赫令体,是轴突内分泌颗粒大量聚集所成的结构。

四、简答题

1. 甲状腺素和降钙素。

2. 主细胞、嗜酸粒细胞。

3. 从浅到深可分为球状带、束状带和网状带。

4. 垂体神经部的胶质细胞,又称垂体细胞,其形状和大小不一,有的垂体细胞含较多脂滴和脂褐素。垂体细胞具有支持和营养神经纤维的作用。

五、论述题

1. ①神经垂体与下丘脑直接相连,两者是结构上和功能上的统一体。②在结构上,神经垂体主要由无髓神经纤维、赫令体和垂体细胞构成,并含丰富的窦状毛细血管;其无髓神经纤维是下丘脑视上核和室旁核神经内分泌细胞的轴突,后者经漏斗终止于神经垂体的神经部,构成下丘脑神经垂体束;在轴突沿途和终末,分泌颗粒常聚集成团,使轴突上出现串珠状膨大,即为赫令体。③在功能上,这些神经内分泌细胞合成血管升压素和缩宫素,包含在分泌颗粒内,沿轴突运输到神经部储存,当机体需要时释放入血窦。④血管升压素主要促进肾远曲小管和集合小管重吸收水;缩宫素可引起子宫平滑肌收缩,并促进乳汁排泌。

2.①肾上腺皮质根据细胞的排列特征,从浅到深可分为球状带、束状带和网状带。②球状带细胞排列成球团状;细胞呈矮柱状,胞质较少,核小染色深;球状带细胞分泌盐皮质激素,如醛固酮,促进肾远曲小管和集合小管重吸收钠及排出钾。③束状带最厚,细胞排列成单行或双行细胞索;细胞较大,呈多边形,胞质着色浅,呈泡沫状,细胞核圆,较大;束状带细胞分泌糖皮质激素,主要为皮质醇和皮质酮,可促使蛋白质及脂肪分解并转变成糖,还有降低免疫应答及抗炎等作用。④网状带的细胞条索相互吻合成网;细胞小,染色较深,胞核着色也较深;网状带细胞分泌雄激素和少量糖皮质激素、雌激素。⑤电镜下,皮质细胞,特别是束状带细胞胞质内富含滑面内质网和脂滴及管状嵴线粒体。⑥在各带的细胞团、索、网之间有大量的血窦和少量结缔组织。

3.①细胞排列成团索状,细胞间有丰富的血窦。②依据腺细胞的着色可分为嗜酸粒细胞、嗜碱粒细胞和嫌色细胞。③嗜酸粒细胞数量较多,呈圆形或椭圆形,胞质内含嗜酸粒颗粒(分泌颗粒)。嗜酸粒细胞分两种:生长激素细胞合成和释放生长激素,作用是促进体内多种代谢过程,尤能刺激骺软骨生长,使骨增长;催乳激素细胞分泌的催乳激素能促进乳腺发育和乳汁分泌。④嗜碱粒细胞数量较少,呈椭圆形或多边形,胞质内含嗜碱粒颗粒。嗜碱粒细胞分3种:促甲状腺激素细胞呈多边形,颗粒较小,分布在胞质边缘,分泌促甲状腺激素,促进甲状腺激素的合成和释放。促性腺激素细胞分泌卵泡刺激素和黄体生成素,前者在女性促进卵泡发育,在男性刺激支持细胞合成雄激素结合蛋白;后者在女性促进排卵和黄体形成,在男性刺激睾丸间质细胞分泌雄激素。促肾上腺皮质激素细胞分泌促肾上腺皮质激素和促脂素,前者促进肾上腺皮质束状带分泌糖皮质激素,后者作用于脂肪细胞,使其产生脂肪酸。⑤嫌色细胞数量多,体积小,着色浅,细胞界限不明显,功能不清。

4.①当血钙升高时,甲状腺滤泡旁细胞分泌降钙素增加;降钙素促进成骨细胞的活动,使骨盐沉着于类骨质,并抑制胃肠道和肾小管吸收钙,使血钙浓度降低。②当血钙降低时,甲状旁腺主细胞合成并分泌甲状旁腺激素,主要作用于骨细胞和破骨细胞,使骨盐溶解,并能促进肠及肾小管吸收钙,从而使血钙升高。③甲状旁腺激素和降钙素共同调节和维持机体血钙浓度的稳定。

(晏长荣　李必俊)

第十四章 消 化 管

消化管是从口腔至肛门的连续性管道,包括口腔、咽、食管、胃、小肠(十二指肠、空肠、回肠)、大肠(结肠、阑尾、直肠和肛管)。消化管壁除口腔、咽外可分为四层,自内向外依次为黏膜、黏膜下层、肌层和外膜。本章中,要求通过实验观察掌握消化管壁的共同结构;掌握胃、小肠黏膜结构特点;熟悉结肠的结构特点。观察消化管壁时要注意各层的结构特点,尤其是黏膜层的结构特点,并联系其生理功能。

【目的要求】
掌握胃、小肠光镜结构。

【重点及难点】
胃、肠。

【实习内容】

(一)观察切片

观察切片见表14-1。

表 14-1 观察切片

观察标本	标本编号	取材	染色法
食管		食管	HE
胃底		胃底横切	HE
空肠		空肠	HE
回肠		回肠	HE
结肠		结肠	HE

1. 食管

(1)切片:食管横切面、HE染色。

(2)肉眼观:有皱襞突入管腔,近管腔内面一层蓝紫色部分为上皮,上皮外方染色稍浅的一层为黏膜下层,再外方粉红色的一层为肌层,最外层为外膜。

(3)低倍镜:自管腔面向外依次分出黏膜层、黏膜下层、肌层与外膜层。注意各层的厚薄、形态和结构(图14-1)。

(4)高倍镜

1)黏膜:由上皮、固有层与黏膜肌三层所组成。①上皮:为复层扁平上皮(有无角化现象?)。②固有层:由细密的结缔组织组成,可见淋巴组织(网状组织网眼内充满淋巴细胞)、小血管及食管腺导管。③黏膜肌层:为纵行的平滑肌纤维束横切面,被横切,是黏膜层与黏膜下层的分界线。

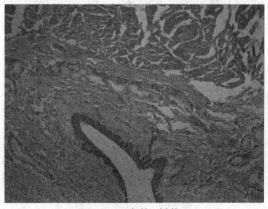

图 14-1 食管(低倍)

2）黏膜下层：由疏松结缔组织组成，可见较大的血管、神经及食管腺（黏液腺）腺泡。

3）肌层：很厚，大致分为内环行（在食管横切面上被切成肌纤维的纵切面）、外纵行（在食管横切面上被切成肌纤维的横切面）两层。食管上 1/3 段为骨骼肌，中 1/3 段为骨骼肌与平滑肌混杂在一起，下 1/3 段为平滑肌。根据食管各段肌层肌纤维的特点，可以识别这是食管的哪一段。

4）外膜：由疏松结缔组织组成，称纤维膜。

2. 胃底腺

（1）切片：胃底、HE 染色。

（2）肉眼观：紫蓝色部分为黏膜面。

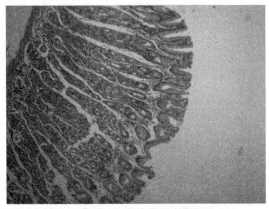

图 14-2　胃底部黏膜（低倍）

（3）低倍镜：由上皮、固有层、黏膜肌组成。①上皮：为单层柱状上皮，由表面黏液细胞组成，可见黏膜表面许多不规则形的小孔，称胃小凹（图 14-2）。②固有层：其内的结缔组织很少，上皮从胃小凹陷入固有层内而成管状的胃底腺，胃底腺几乎占满整个固有层，可见其各种切面。找一条与胃小凹底相通、而且比较完整的胃底腺纵切面，分出其颈部、体部和底部，其腺腔很小，并开口于胃小凹。腺的底部可达黏膜肌。③黏膜肌层：为内环行、外纵行两层平滑肌所组成。

（4）高倍镜：上皮为单层柱状上皮，上皮内无杯状细胞，柱状细胞的胞质内充满黏原颗粒，HE 染色的柱状细胞顶部呈发亮的透明区（为什么？有什么功能意义？）（图 14-3，图 14-4）。①壁细胞（泌酸细胞）：主要分布在腺的上半部。胞体大，多呈圆锥形，胞核圆形，染色深，居中，胞质明显的嗜酸性，染成红色，位于主细胞之间。此细胞有什么功能？②主细胞（胃酶细胞）：主要分布在腺的下半部，数量较多，细胞呈柱状，胞核圆形，位于细胞基底部；基部胞质呈强嗜碱性，着紫蓝色，顶部胞质呈色浅淡（顶部酶原颗粒在制片过程中溶解消失），此细胞有什么功能？③颈黏液细胞：较少，位于腺的颈部，常夹在其他细胞间。细胞多呈楔形，细胞顶部胞质含黏原颗粒，HE 染色浅淡；胞核扁平而着色深，位于细胞基底部。为什么看不到内分泌细胞？

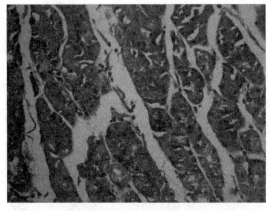

图 14-3　胃底腺（高倍）

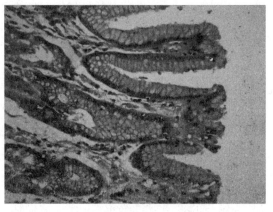

图 14-4　胃底部上皮（高倍）

3. 空肠

（1）切片：空肠、HE 染色。

（2）肉眼观：管腔面可见数个较高的隆起，大小不一，高低不等，为空肠的环行皱襞；表面染成紫蓝色的是黏膜，皱襞的中轴为粉红色的黏膜下层组织；在皱襞表面与皱襞之间可见很多长指状的突起（染成紫红色），为小肠绒毛。而相对的另一面平整，染成深红色，就是肌层和质膜。

（3）低倍镜：先分清小肠壁四层结构，然后依次观察（图 14-5~图 14-8）。

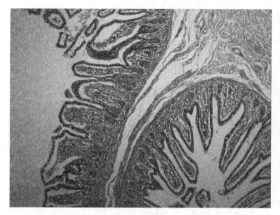

图 14-5　空肠皱襞及绒毛（低倍）

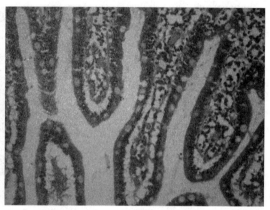

图 14-6　小肠绒毛（低倍）

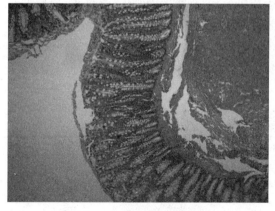

图 14-7　结肠腺（低倍）

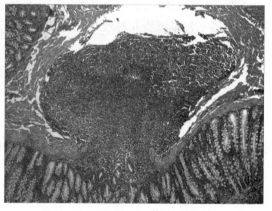

图 14-8　结肠淋巴小结（低倍）

1）黏膜：由上皮、固有层及黏膜肌组成。①上皮：为单层柱状上皮，中间夹有发亮的空泡状的杯状细胞（分泌黏液）。②固有层：由富有淋巴组织的结缔组织组成，有时可见孤立淋巴小结（淋巴细胞密集成一个圆球状的结构）。③黏膜肌：由内环行、外纵行两薄层平滑肌组成。

在观察小肠黏膜时还可见小肠环状皱襞的各种切面，它是由小肠黏膜及部分黏膜下层向肠腔突出而形成的。在环行皱襞的表面可见很多由单层柱状上皮及固有层结缔组织向肠腔突出而形成的小的突起及小肠绒毛（各种切面）。环行皱襞及小肠绒毛的什么功能意义？在小肠绒毛的基部之间的单层柱状细胞向固有层结缔组织内陷入而形成的单管状腺及小肠肠腺，可见其各种切面。在小肠肠腺的基底部，有时可见锥体形的帕内特细胞，常三五成群,胞核椭圆形,位于细胞基底部,胞质顶部可见粗大的染成红色的嗜酸性分泌颗粒(小肠肠腺有什么功能? 帕内特细胞有什么功能?)。

2) 黏膜下层:由疏松结缔组织组成,可见小动脉、小静脉及神经(有时可见黏膜下神经丛)。

3) 肌层:由内环行、外纵行两层平滑肌所组成,两肌层之间可见染色很浅的圆形神经细胞群,即肌间神经丛。如何从肌层的切面来识别空肠是什么切面?

4) 外膜:为质膜(是由哪些组织组成?)。

（4）高倍镜

1) 小肠绒毛:表面被覆单层柱状上皮,夹有杯状细胞,上皮表面可见染成深红色的一条细带,即纹状缘(电镜下是什么超微结构? 这种结构有什么功能?)。绒毛中轴是固有层结缔组织,可见很多毛细血管、分散的纵行排列的平滑肌纤维、淋巴细胞及浆细胞等,有时可见 1～2 条纵行的毛细淋巴管,即中央乳糜管,管壁由一层内皮细胞组成。联系小肠绒毛的组织结构来理解小肠绒毛吸收营养物质的功能(图14-9)。

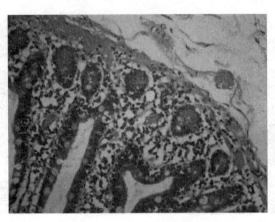
图 14-9　小肠腺高倍

2) 肌间神经丛:丛内神经细胞胞体较大,胞质染色深,胞核大而圆形,着色浅,核仁大而明显。另一种是围绕在神经细胞周围的神经胶质细胞,胞体较小,胞核染色深。

（二）示教

示教见表14-2。

表 14-2　示教标本

	示教标本	标本编号	取材	染色法
光镜	舌体味蕾		舌体	HE
	十二指肠		十二指肠	HE
	阑尾		阑尾横切	HE
	肠内分泌细胞		小肠	镀银法
电镜	胃底腺			
	肠内分泌细胞			

1. 光镜标本

（1）舌体味蕾

1) 切片:舌体、HE 染色。

2) 高倍镜:味蕾为染色很浅的椭圆形小体,其顶端有一小孔,即味孔。由下列三种细胞组成:①味细胞,细胞长轴与上皮表面呈垂直排列,染色较浅,细胞顶部有味毛伸入味孔。②支持细胞,梭形,位于味蕾周边和味细胞之间,染色较深。③基细胞,位于味蕾基底部,呈锥体形。

（2）十二指肠

1）切片：十二指肠、HE 染色。

2）低倍镜：十二指肠管壁四层结构与空肠基本相同。小肠绒毛高而宽呈叶形，黏膜下层内可见十二指肠腺，为黏液腺，腺细胞为矮柱形，胞质染色浅（为什么？），胞核位于细胞基底部。十二指肠腺有什么功能？

（3）回肠

1）切片：回肠、HE 染色。

2）低倍镜：可见小肠绒毛较细呈指状，固有层内可见肠腺及集合淋巴小结，因集合淋巴小结由固有层伸入黏膜下层，致使黏膜肌层不完整。

（4）结肠

1）切片：结肠、HE 染色。

2）低倍镜：结肠黏膜表面平坦，无环形皱襞及绒毛，单层柱状上皮内杯状细胞特别多。固有层内可见大量较长的肠腺，排列整齐，有时可见孤立淋巴小结。

（5）阑尾

1）切片：阑尾横切面、HE 染色。

2）低倍镜：区分阑尾的四层结构。注意与结肠之间的不同点：肠腺短而稀，杯状细胞少，固有层与黏膜下层中可见有大量密集排列的淋巴小结。黏膜肌层很不完整，较薄。

2. 电镜照片　见主教材图 14-12、图 14-3。

【思考题】

一、单项选择题

1. 消化管各段之间结构差异最大、与功能关系最密切的部分是（　　　）

A. 黏膜　　　　　　　　B. 黏膜肌层　　　　　　　　C. 黏膜下层

D. 肌层　　　　　　　　E. 外膜

2. 对消化管皱襞形成的正确描述是（　　　）

A. 上皮突向管腔　　　　　　　　　　　　B. 上皮和固有层突向管腔

C. 上皮、固有层和黏膜肌层突向管腔　　　　　D. 黏膜和黏膜下层突向管腔

E. 黏膜、黏膜下层和肌层突向管腔

3. 消化管的肌层由骨骼肌移行为平滑肌的一段是（　　　）

A. 咽　　　　　　　　　B. 食管　　　　　　　　C. 胃

D. 小肠　　　　　　　　E. 大肠

4. 关于质膜的描述哪项是正确的（　　　）

A. 即单层扁平上皮　　　　　　　　B. 由内皮覆盖薄层结缔组织构成

C. 由薄层结缔组织和间皮构成　　　　D. 构成消化管各段的外膜

E. 可分泌黏液，润滑器官表面

5. 食管下段的黏膜上皮是（　　　）

A. 单层扁平上皮　　　　　　　B. 单层柱状上皮

C. 变移上皮　　　　　　　　　D. 未角化的复层扁平上皮

E. 角化的复层扁平上

6. 食管腺(　　)

A. 为纯浆液性腺　　　　　　B. 为管状腺　　　　　　　　C. 分泌淀粉酶

D. 位于固有层　　　　　　　E. 位于黏膜下层

7. 食管的组织结构特点不包括(　　)

A. 黏膜上皮为复层扁平上皮　　　　　　B. 上、下端固有层可有少许黏液性腺

C. 黏膜下层含食管腺　　　　　　　　　D. 肌层为纵行的平滑肌

E. 外膜为纤维膜

8. 胃黏膜的上皮细胞(　　)

A. 主要是分泌黏液的杯状细胞　　　　　B. 顶部胞质含大量黏原颗粒

C. PAS 反应阴性　　　　　　　　　　　D. 分泌的黏液中含高浓度 H^+

E. 脱落后由主细胞增殖补充

9. 不属于胃底腺的细胞是(　　)

A. 主细胞　　　　　　　　　B. 泌酸细胞　　　　　　　　C. 杯状细胞

D. 颈黏液细胞　　　　　　　E. 内分泌细胞

10. 分泌具有抗恶性贫血的内因的细胞是(　　)

A. 表面黏液细胞　　　　　　B. 颈黏液细胞　　　　　　　C. 主细胞

D. 壁细胞　　　　　　　　　E. 帕内特细胞

11. 胃底腺壁细胞内 H^+ 和 Cl^- 结合成盐酸的部位是(　　)

A. 粗面内质网　　　　　　　B. 滑面内质网　　　　　　　C. 细胞内分泌小管

D. 微管泡系　　　　　　　　E. 线粒体

12. 胃底腺的主细胞主要合成和分泌(　　)

A. 盐酸　　　　　　　　　　B. 外因子　　　　　　　　　C. 内因子

D. 胃蛋白酶　　　　　　　　E. 胃蛋白酶原

13. 关于帕内特细胞的描述哪一点是错误的(　　)

A. 是小肠腺特有的细胞　　　　　　　　B. 位于小肠腺的基底部

C. 细胞顶部有粗大的嗜酸性分泌颗粒　　D. 分泌颗粒含溶菌酶

E. 属于弥散神经内分泌系

14. 环行皱襞和绒毛最发达的部位是(　　)

A. 胃体和胃底　　　　　　　B. 十二指肠和空肠头段　　　C. 空肠和回肠

D. 回肠和升结肠　　　　　　E. 结肠和直肠

15. 小肠内缺乏绒毛和肠腺的部位是(　　)

A. 环行皱襞　　　　　　　　B. 十二指肠头段　　　　　　C. 空肠和回肠交界处

D. 孤立淋巴小结处　　　　　E. 集合淋巴小结处

16. 结肠的结构特点是(　　)

A. 环行皱襞的数量减少　　　　　　　　B. 绒毛少而短

C. 黏膜上皮中杯状细胞增多　　　　　　D. 肠腺长而密集,伸到黏膜下层

E. 肌层中缺乏纵行肌

17. 帕内特细胞位于(　　)

A. 幽门腺　　　　　　　　　B. 小肠腺　　　　　　　　　C. 胃底腺

D. 大肠腺　　　　　　　　　E. 贲门腺

18. 胃底腺壁细胞分泌(　　)

A. 促胃液素(胃泌素)　　B. 生长抑素　　　　　　C. 胃蛋白酶原

D. 内因子　　　　　　　E. 胃肠多肽

19. 不含杯状细胞的上皮是(　　)

A. 胃黏膜上皮　　　　　B. 小肠黏膜上皮　　　　　C. 结肠黏膜上皮

D. 阑尾黏膜上皮　　　　E. 气管黏膜上皮

20. 下列对胃底腺的描述,错误的是(　　)

A. 为分支管状腺　　　　　　　　　B. 又称泌酸腺

C. 位于黏膜下层　　　　　　　　　D. 主细胞分泌胃蛋白酶原

E. 壁细胞分泌内因子

21. 下列对胃黏膜的描述,错误的是(　　)

A. 上皮为单层柱状　　　　　　　　B. 表面覆盖不可溶性黏液

C. 固有层有胃腺　　　　　　　　　D. 固有层有散在平滑肌纤维

E. 黏膜肌层由纵行平滑肌构成

22. 下列对回肠的描述,错误的是(　　)

A. 绒毛短小呈锥形　　　　　　　　B. 上皮中有微皱褶细胞

C. 肠腺中有帕内特细胞　　　　　　D. 固有层内有神经丛

E. 黏膜下层内有集合淋巴小结

二、填空题

1. 胃底腺又称_____,由五种细胞构成,它们是_____、_____、_____、_____和_____。

2. 胃黏膜上皮主要由_____组成,该细胞内的分泌颗粒称为_____。

3. 主细胞又称_____,可分泌_____。

4. 壁细胞又称_____,可分泌_____和_____。

5. 小肠绒毛中轴的结缔组织内有三种重要结构,即_____、_____和_____。

三、名词解释

1. 胃小凹　2. 皱襞　3. 小肠绒毛　4. 中央乳糜管

四、简答题

1. 试述胃黏膜上皮的结构及其功能意义。

2. 胃底腺由哪几种细胞组成?其功能如何?

3. 肠腺由哪几种细胞组成的?其功能如何?

4. 试述小肠绒毛的结构和功能。

五、论述题

1. 试述消化管壁的一般结构。

2. 试述与小肠吸收和分泌有关的结构基础。

【参考答案】

一、单项选择题

1. A　2. D　3. B　4. C　5. D　6. E　7. D　8. B　9. C　10. D　11. C　12. E　13. E

14. B　15. E　16. C　17. B　18. C　19. A　20. C　21. E　22. D

二、填空题

1. 泌酸腺　主细胞　壁细胞　颈黏液细胞　内分泌细胞　干细胞
2. 表面黏液细胞　黏原颗粒
3. 胃酶细胞　胃蛋白酶原
4. 泌酸细胞　盐酸　内因子
5. 中央乳糜管　毛细血管网　纵行平滑肌

三、名词解释

1. 胃小凹是胃黏膜表面特有的小孔,是由胃黏膜上皮向固有层下陷形成的。
2. 在食管、胃和小肠等部位,黏膜与黏膜下层共同向管腔面形成的突起为皱襞。
3. 小肠绒毛是小肠的特征性结构,是黏膜上皮和固有层向肠腔突出形成的指状突起。
4. 中央乳糜管是位于小肠绒毛中轴结缔组织中的1~2条纵行毛细淋巴管。它以盲端起始于绒毛顶部,向下穿过黏膜肌层进入黏膜下层形成淋巴管丛。

四、简答题

1. ①胃的黏膜上皮是单层柱状上皮,除少量内分泌细胞外,主要由表面黏液细胞组成。②表面黏液细胞呈柱状,细胞核卵圆形,位于基部;顶部胞质染色浅淡,PAS反应阳性;电镜下细胞顶部含大量黏原颗粒;相邻细胞间有紧密连接。③上皮下陷形成许多胃小凹,胃小凹底部含干细胞。④表面黏液细胞分泌不溶性黏液,含高浓度HCO_3^-,覆盖于上皮表面,可将上皮与胃液隔离,并可中和盐酸,抑制胃蛋白酶活性,保护上皮。⑤胃小凹的干细胞分裂分化,补充脱落的表面黏液细胞,使上皮不断更新。这些构成了胃黏膜的自我保护机制。

2. 胃底腺由壁细胞、主细胞、颈黏液细胞、干细胞和内分泌细胞组成。壁细胞分泌盐酸和内因子;主细胞分泌胃蛋白酶原;颈黏液细胞分泌黏液;干细胞有分化为其他细胞的功能;内分泌细胞分泌胃肠激素,调节胃肠功能。

3. 肠腺是由吸收细胞、杯状细胞、内分泌细胞、帕内特细胞和干细胞组成。其中吸收细胞有吸收和分泌功能;杯状细胞能分泌黏液;帕内特细胞能分泌防御素和溶菌酶,对肠道微生物有杀灭作用;干细胞有分化为其他细胞的功能;内分泌细胞促进了碱性的胆汁和胰液中和胃酸,并为胰酶的消化作用提供碱性环境。

4. 小肠绒毛是由上皮和固有层向肠腔突出而成。绒毛的表面为单层状上皮,由吸收细胞、杯状细胞和少量内分泌细胞组成。绒毛中轴为固有层的结缔组织,其中含有三种主要结构:①中央乳糜管,为1~2条纵行的毛细淋巴管,因其内含有肠上皮吸收的乳糜微粒而得名。中央乳糜管的内皮细胞之间间隙大,无基膜,通透性大,肠上皮吸收的脂肪主要经此管运送。②有孔毛细血管网,肠上皮吸收的氨基酸、单糖等物质主要经此进入血流。③纵行平滑肌,其收缩、舒张使绒毛改变长度,以利物质的吸收和淋巴、血液的运行。

五、论述题

1. 消化管管壁的一般结构是:①从食管到肛管的消化管管壁自内向外分4层:黏膜、黏膜下层、肌层和外膜。②黏膜自内向外又分3层,即上皮、固有层和黏膜肌层:上皮在两端(食管和肛管下段)为复层扁平,其余均为单层柱状;固有层为结缔组织,富含淋巴组织和小的腺体;黏膜肌层为薄层平滑肌。③黏膜下层为疏松结缔组织,含有黏膜下神经丛,食管和十二指肠的黏膜下层还分别有食管腺和十二指肠腺。某些部位的黏膜和黏膜下层突向管腔,形成皱襞。④肌层一般是内环外纵的两层平滑肌,其间有肌间神经丛;但胃含内斜、中环、外纵 3 层平滑肌,食管上段和肛管下段则为骨骼肌。⑤外膜可分为纤维膜和质膜,前者为薄层结缔组织,见于食管和大肠末段;后者为薄层结缔组织覆以间皮,见于胃、大部分小肠与大肠。

2. ①表面积大:皱襞、绒毛、微绒毛;②绒毛中轴固有层:有孔毛细血管、中央乳糜管;③酶类:双糖酶、氨基肽酶、脂酶;④柱状细胞紧密连接。

(于 红 柯奇周)

第十五章 消 化 腺

消化腺包括大消化腺(三对大涎腺、胰腺、肝脏)和小消化腺(如食管腺、胃腺、肠腺等);大消化腺是实质性器官,由腺上皮及结缔组织所组成。本章中,要求通过实验观察掌握胰腺及肝脏在 HE 染色标本中的组织结构特征,以及电镜图像中肝细胞各种丰富的细胞器、胆小管、肝血窦、窦周隙与肝细胞的位置关系;了解涎腺的结构特点;并联系理解胰腺及肝脏的生理功能。

【目的要求】

掌握肝、胰光镜结构。

【重点及难点】

肝、胰。

【实习内容】

(一) 观察切片

观察切片见表 15-1。

表 15-1　观察切片

观察标本	标本编号	取材	染色法
腮腺		腮腺	HE
颌下腺		颌下腺	HE
舌下腺		舌下腺	HE
胰腺		胰腺	HE
肝		猪肝	HE
肝		人肝	HE
库普弗细胞		鼠肝	活体注射后 HE
毛细血管		兔肝	铁苏木精法

1. 腮腺

(1) 切片:腮腺、HE 染色。

(2) 低倍镜:先用低倍镜将整个标本看一遍,分清被膜、腺小叶与小叶间结缔组织的关系。

1) 被膜:由结缔组织组成,围绕在腺的表面。

2) 腺小叶:被膜的结缔组织伸入腺实质,将其分成许多大小不等的小叶。小叶内可见许多染色深浅不一的腺泡及一些大小不等的导管。

3) 叶间结缔组织:其中可见大的导管、血管及神经。

(3) 高倍镜(图 15-1)

1) 腺泡:属于纯浆液性腺体,腺腔较小,上皮细胞呈锥体形,胞核圆形,位于细胞基底部;顶部胞质内可见染成紫红色的分泌颗粒,基部胞质嗜碱性较强。在上皮细胞与基膜之间有肌上皮细胞。

2）导管:①闰管,长,与腺泡腔相连,由单层扁平或立方上皮围成。②纹状管(分泌管),较短,位于腺泡之间,管腔较大,管壁由单层高柱状上皮组成,胞核位于细胞顶部,胞质嗜酸性,染成红色,细胞基部可见纵纹。③小叶间导管:位于小叶间结缔组织内,管壁由单层柱状上皮或假复层柱状上皮组成。

2. 颌下腺

(1) 切片:颌下腺、HE 染色。

(2) 低倍镜:先用低倍镜将整个标本看一遍,分清被膜、腺小叶与小叶间结缔组织的关系。

图 15-1　腮腺(高倍)

1) 被膜:由结缔组织组成,围绕在腺的表面。

2) 腺小叶:被膜的结缔组织伸入腺实质,将其分成许多大小不等的小叶。小叶内可见许多染色深浅不一的腺泡及一些大小不等的导管。

3) 叶间结缔组织:其中可见大的导管、血管及神经。

(3) 高倍镜(图 15-2)

1) 腺泡:属于混合性腺体,其中多数为染色较深的浆液性腺泡,仅有部分染色较浅的黏液性腺泡及混合性腺泡。①黏液性腺泡:上皮细胞呈锥体形,胞质着浅蓝色,胞核扁平形,位于细胞基底部。在腺泡上皮细胞与其基膜之间可见肌上皮细胞。②浆液性腺泡:腺腔较小,上皮细胞呈锥体形,胞核圆形,位于细胞基底部;顶部胞质内可见染成紫红色的分泌颗粒,基部胞质嗜碱性较强。在上皮细胞与基膜之间有肌上皮细胞。③混合性腺泡:在黏液性腺泡的一端附有数个浆液性腺泡,在切片中常呈半月形排列,故称半月。

2) 导管:①闰管,与腺泡腔相连,短而小,由单层扁平或立方上皮围成,不容易找到。②纹状管(分泌管),位于腺泡之间,管腔较大,管壁由单层高柱状上皮组成,胞核位于细胞顶部,胞质嗜酸性,染成红色,细胞基底部可见纵纹。③小叶间导管,位于小叶间结缔组织内,管壁由单层柱状上皮或假复层柱状上皮组成。

3. 舌下腺

(1) 切片:舌下腺、HE 染色。

(2) 低倍镜:先用低倍镜将整个标本看一遍,分清被膜、腺小叶与小叶间结缔组织的关系。

1) 被膜:由结缔组织组成,围绕在腺的表面。

2) 腺小叶:被膜的结缔组织伸入腺实质,将其分成许多大小不等的小叶。小叶内可见许多染色深浅不一的腺泡及一些大小不等的导管。

3) 叶间结缔组织:其中可见大的导管、血管及神经。

(3) 高倍镜(图 15-3)

1) 腺泡:属于混合性腺体,其中多数为染色较浅的黏液性腺泡,仅有部分为染色较深的浆液性腺泡及混合性腺泡。①浆液性腺泡:腺腔较小,上皮细胞呈锥体形,胞核圆形,位于细胞基底部;顶部胞质内可见染成紫红色的分泌颗粒,基部胞质嗜碱性较强。在上皮细胞与基膜之间有肌上皮细胞。②黏液性腺泡:上皮细胞呈锥体形,胞质着浅蓝色,胞核扁平形,位于细胞基底部。在腺泡上皮细胞与其基膜之间可见肌上皮细胞。③混合性腺泡:在黏液性腺泡的一端附有数个浆液性腺泡,在切片中常呈半月形排列,故称半月。

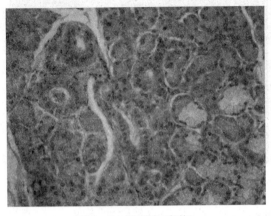

图 15-2　颌下腺(高倍)

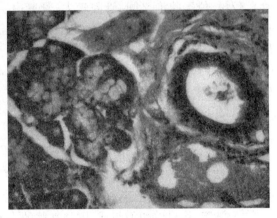

图 15-3　舌下腺(高倍)

2) 导管:①纹状管(分泌管),较短,位于腺泡之间,管腔较大,管壁由单层高柱状上皮组成,胞核位于细胞顶部,胞质嗜酸性,染成红色,细胞基底部可见纵纹。②小叶间导管,位于小叶间结缔组织内,管壁由单层柱状上皮或假复层柱状上皮组成。

4. 胰腺

(1) 切片:胰腺、HE 染色。

(2) 低倍镜:表面有结缔组织被膜,被膜的结缔组织伸入腺内,把腺实质分隔成许多小叶。小叶内大部分为染色较深的浆液性腺泡及散布的大小不等的导管(外分泌部)。此外,还可见散布于腺泡之间大小不等而染色浅的细胞团(胰岛),即内分泌部(图 15-4)。

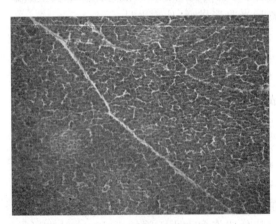

图 15-4　胰腺(低倍)

(3) 高倍镜

1) 外分泌部:①腺泡,属浆液性腺泡,锥体形细胞基部嗜碱性(为什么?与超微结构有无关系?),细胞顶部可见紫红色的嗜酸性分泌颗粒;腺泡中央有较小的扁平形或立方形泡心细胞。胞质染色浅,胞核为圆形或椭圆形。腺泡上皮细胞与肌膜之间无肌上皮细胞。②导管,闰管较长,在腺泡之间容易找到;无纹状管(分泌管);小叶间导管腔大,由单层立方或柱状上皮组成。

2) 内分泌部(胰岛):腺细胞排列成团、索状或不规则,在细胞团、索之间有少量疏松结缔组织及丰富的毛细血管。胰岛细胞染色较浅,其细胞种类不易区分(胰岛有什么功能?)。

5. 肝

(1) 切片:人肝、HE 染色。

(2) 低倍镜:可见肝表面覆盖着一层质膜(腹膜脏层),是由间皮(单层扁平上皮)和其下方的结缔组织(纤维囊)组成,结缔组织伸入肝实质内将肝分成许多肝小叶,各小叶之间的结缔组织很少,故肝小叶的分界不明显(图 15-5)。

1）肝小叶：是肝的基本构造单位，外形呈多角棱柱形，故在横切面上呈多边形，大小不等。近小叶中央有一空腔，管壁有内皮衬里，腔中有时可见血细胞，为中央静脉。肝细胞排列成索状，称为肝细胞索，以中央静脉为中心，向四周呈放射状排列。肝细胞索之间不规则的空隙为肝血窦（图15-6）。

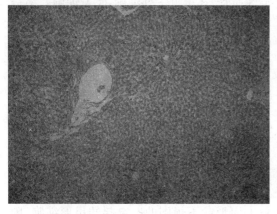

图15-5　肝（低倍）

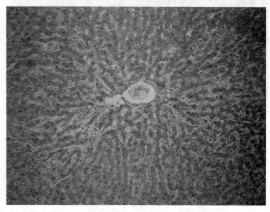

图15-6　肝小叶（低倍）

2）肝门管区：数个肝小叶间的结缔组织较多，其间可见小叶间胆管（管壁由单层立方上皮组成）、小叶间动脉（小动脉、管腔圆而小，管壁较厚）及小叶间静脉（小静脉、管腔大而不规则、管壁较薄）的横切面。

（3）高倍镜：可见肝细胞索由1~2行肝细胞排列而成（在整体上肝细胞是排列成板状，称为肝板）。肝细胞呈多边形，大小不等，胞质染成红色，圆球形细胞核1~2个，位于细胞的中央。在肝细胞索之间的腔隙为肝血窦，窦壁很薄，由较小的胞核、扁平而染色深的内皮细胞及较大而形状不规则的星形肝巨噬细胞（胞质较多而染成红色，有突起，胞核

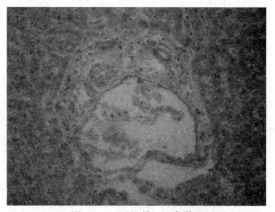

图15-7　肝门管区（高倍）

卵圆形，染色较浅，散布于窦腔内）所组成（图15-7）。

（二）示教

示教见表15-2。

表15-2　示教标本

	示教标本	标本编号	取材	染色法
光镜	胰岛		胰腺	Mallory-Azan 染色法
	肝巨噬细胞		肝	锥虫蓝活体注射，偶氮卡红染色
	胆小管		肝	镀银法
电镜	肝血管		肝	卡红或墨汁明胶注射显色
	肝糖原		肝	PAS 反应
	肝小叶			
	胰腺泡与胰岛			

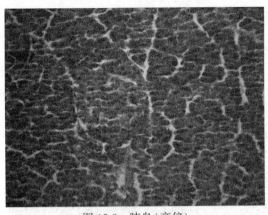

图 15-8　胰岛（高倍）

1. 光镜标本

（1）胰岛

1）切片：胰腺、Mallory-Azan 染色法。

2）高倍镜：胰岛中可见很多染成蓝色的毛细血管，还可见下列细胞：①A 细胞。多分布在胰岛外周部，胞体较大，胞质内含有很多粗大的染成鲜红色的分泌颗粒。这种细胞分泌哪一种激素？②B 细胞。细胞较小，数量最多，多位于胰岛中央，胞质内有被染成橘黄色的分泌颗粒。这种细胞分泌哪一种激素？③D 细胞。散在于 A 细胞与 B 细胞之间，细胞小，胞质颗粒被染成蓝色（图 15-8）。

（2）巨噬细胞

1）切片：肝、锥虫蓝活体注射、偶氮卡红染色。

2）高倍镜：可见肝血窦腔内有散在的胞体较大而形状不规则的有突起的星形细胞，胞核着红色，胞质中含有大小不等的蓝色锥虫蓝颗粒，为肝巨噬细胞吞噬进去的锥虫蓝颗粒（其原来颜色即为蓝色，并非染成蓝色），证明肝巨噬细胞有吞噬功能。

（3）胆小管

1）切片：肝、镀银法。

2）低倍镜：在肝板（呈浅黄色）内可见互相连成网状的染成黑褐色的细线状结构，即为胆小管，其管壁为肝细胞膜。

（4）肝血管注射切片标本

1）切片：肝、卡红或墨汁明胶注射显色。

2）低倍镜：血管被卡红明胶液充填显示红色，或被墨汁明胶液充填显示黑色；肝小叶内血窦互相吻合成网，并汇入中央静脉。在肝门管区可见血管分支从肝小叶边缘通入血窦内。

2. 电镜照片　见主教材图 15-9。

【思考题】

一、单项选择题

1. 胰腺的泡心细胞是（　　　）

A. 闰管的上皮细胞　　　　B. 浆液性腺细胞　　　　C. 黏液性腺细胞

D. 脱落的腺细胞　　　　E. 巨噬细胞

2. 关于胰岛的描述错误的是（　　　）

A. 腺泡之间的内分泌细胞团　B. 大小不等　　　　C. 胰头部较多

D. 胰尾部较多　　　　E. 细胞间有丰富的毛细血管

3. 有关胰腺腺泡的描述错误的是（　　　）

A. 与闰管相连　　　　B. 有泡心细胞　　　　C. 外有基膜

D. 无肌上皮细胞　　　　E. 由浆液性腺细胞和黏液性腺细胞混合组成

4. 胰腺中哪种细胞退化可引起糖尿病？（　　　）

A. A 细胞　　　　B. B 细胞　　　　C. D 细胞

D. PP 细胞　　　　E. 浆液性腺细胞

5. 胰岛中数量最多的细胞是(　　)

A. A 细胞　　　　　　　　B. B 细胞　　　　　　　　C. C 细胞

D. D 细胞　　　　　　　　E. 以上都不对

6. 下列对胰腺外分泌部的描述,错误的是(　　)

A. 由纯浆液性腺泡构成　　B. 腺细胞胞质内有嗜酸性酶原颗粒

C. 无分泌管　　　　　　　D. 闰管短,分支少

E. 腺泡中央有泡心细胞

7. 分泌胰岛素的细胞是胰岛中的(　　)

A. A 细胞　　　　　　　　B. B 细胞　　　　　　　　C. C 细胞

D. D 细胞　　　　　　　　E. 以上都不对

8. 分泌高血糖素的细胞是胰岛中的(　　)

A. A 细胞　　　　　　　　B. B 细胞　　　　　　　　C. C 细胞

D. D 细胞　　　　　　　　E. 以上都不对

9. 关于人的肝小叶的结构,错误的是(　　)

A. 是肝的结构和功能单位　　B. 中轴有纵行的中央静脉

C. 胆小管与窦周隙互不通连　　D. 肝小叶分界很明显

E. 相邻肝板之间为肝血窦

10. 能够分泌胆汁的是(　　)

A. 胆小管　　　　　　　　B. 胆囊　　　　　　　　C. 储脂细胞

D. 肝细胞　　　　　　　　E. 小叶间胆管

11. 肝小叶的窦周隙位于(　　)

A. 内皮细胞与肝细胞之间　　B. 胆小管与肝细胞之间

C. 肝细胞与肝细胞之间　　D. 胆小管之间

E. 肝血窦之间

12. 有关肝血窦的特点,错误的是(　　)

A. 有完整的基膜　　　　　B. 内皮细胞之间有较大的间隙

C. 内皮细胞为有孔型　　　D. 形态不规则

E. 血窦内血液汇入中央静脉

13. 正常肝的窦周隙内含有(　　)

A. 血浆　　　　　　　　　B. 网状纤维　　　　　　　C. 肝细胞的微绒毛

D. 储脂细胞　　　　　　　E. 以上都有

14. 肝细胞内具有解毒功能的细胞器是(　　)

A. 线粒体　　　　　　　　B. 溶酶体　　　　　　　　C. 滑面内质网

D. 高尔基复合体　　　　　E. 粗面内质网

15. 关于储脂细胞的特征,错误的是(　　)

A. 形态不规则,有突起　　B. 胞质含有大小不等的脂滴

C. 与肝的解毒功能有关　　D. 有产生网状纤维的功能

E. 有储存维生素 A 的功能

16. 肝细胞表面有微绒毛的部位包括(　　)

A. 胆小管面和肝细胞连接面　　B. 肝细胞连接面和血窦面

C. 血窦面和胆小管面　　　　D. 血窦面

E. 胆小管面

17. 肝小叶内没有(　　)

A. 胆小管　　　　　　　　B. 网状纤维　　　　　　　C. 储脂细胞

D. 淋巴管　　　　　　　　E. 血窦

18. 肝的基本结构单位是(　　)

A. 肝板　　　　　　　　　B. 肝血窦　　　　　　　　C. 肝细胞

D. 胆小管　　　　　　　　E. 肝小叶

19. 构成闰管的上皮是(　　)

A. 单层扁平上皮　　　　　B. 单层柱状上皮　　　　　C. 单层立方上皮

D. 单层扁平或单层立方上皮　E. 单层立方或单层柱状上皮

20. 肝细胞(　　)

A. 呈立方形,胞质嗜酸性　　B. 呈椭圆形,胞质嗜酸性

C. 呈多边形,胞质嗜酸性　　D. 呈柱状,胞质嗜碱性

E. 呈多边形,胞质嗜碱性

21. 肝小叶内能储存维生素 A 的细胞是(　　)

A. 胆管上皮细胞　　　　　B. 肝细胞　　　　　　　　C. 肝窦内皮细胞

D. 储脂细胞　　　　　　　E. 巨噬细胞

二、填空题

1. 人胰岛主要有_____、_____、_____和_____四种类型的细胞。

2. 胰岛 A 细胞可分泌_____,B 细胞可分泌_____。

3. 肝的基本结构单位是_____,其中央有一条沿其长轴走行的_____,肝细胞向周围呈放射状排成_____。

4. 肝储脂细胞分布在_____内,电镜下可见其胞质内有许多_____,其中储存大量_____。

5. 肝细胞 3 个功能面为_____、_____、_____。

三、名词解释

1. 胰岛　2. 窦周隙　3. 门管区

四、简答题

1. 简述胰腺外分泌部的组织结构及功能。

2. 简述胰腺内分泌部的组织结构及功能。

3. 简述肝小叶的光镜结构。

4. 简述肝细胞的超微结构。

五、论述题

1. 试述肝的组织结构特点与功能的关系。

2. 试述肝血窦的微细结构及其功能。

【参考答案】

一、单项选择题

1. A　2. C　3. E　4. B　5. B　6. D　7. B　8. A　9. D　10. D　11. A　12. A　13. E

14. C　15. C　16. C　17. D　18. E　19. D　20. C　21. D

二、填空题

1. A B D PP

2. 高血糖素 胰岛素

3. 肝小叶 中央静脉 肝板

4. 窦周隙 脂滴 维生素 A

5. 血窦面 细胞连接面 胆小管面

三、名词解释

1. 胰岛是由内分泌细胞组成的球形细胞团,分布于腺泡之间。胰岛大小不一,人胰岛主要有 A、B、D、PP 四型细胞。

2. 窦周隙是指肝血窦内皮细胞与肝细胞之间的狭窄间隙,是肝细胞与血液进行物质交换的场所。

3. 门管区是相邻肝小叶之间的三角形或椭圆形的结缔组织小区,内有小叶间动脉、小叶间静脉和小叶间胆管。

四、简答题

1. 胰腺外分泌部为浆液性复管泡状腺。腺细胞呈锥体形,基底面有基膜,无肌上皮细胞。细胞核圆形,位于基底部。基部胞质嗜碱性,顶部胞质充满嗜酸性的酶原颗粒。腺泡腔内有一些扁平或立方细胞,称为泡心细胞。胰腺分泌物中含有胰蛋白酶原、胰脂凝乳蛋白酶原、多肽酶、胰淀粉酶等。胰蛋白酶原和胰脂凝乳蛋白酶原进入肠腔后才被激活成有活性的酶。腺细胞还分泌一种胰蛋白酶抑制因子,可防止胰蛋白酶原在胰腺内致活。胰腺的闰管较长,逐渐汇合成小叶内导管。小叶间导管较粗,管壁为单层立方或低柱状上皮。总导管上皮为单层高柱状,杯状细胞较多。导管的上皮细胞可分泌大量水和电解质。

2. 胰腺内分泌部是散在于外分泌部腺泡之间的细胞团,称为胰岛。胰岛大小不一,人胰岛主要有 A、B、D、PP 四型细胞,HE 染色标本中不易区分。A 细胞约占胰岛细胞总数的20%,细胞体积较大,多分布在胰岛的外周部,A 细胞分泌高血糖素,使血糖升高。B 细胞数量较多,约占胰岛细胞总数的 70%,细胞较小,多位于胰岛的中央部,B 细胞分泌胰岛素,使血糖降低。D 细胞数量较少,约占胰岛细胞总数的 5%,D 细胞能分泌生长抑素,可能以旁分泌方式直接作用于邻近的 A、B、PP 等细胞,调节细胞的分泌功能。PP 细胞数量很少,可分泌胰多肽,抑制胰液分泌、胃肠运动及胆囊收缩。

3. 肝小叶是肝的基本结构单位,呈多角棱柱体,人肝的小叶间结缔组织很少,故分界不清。包括中央静脉、肝板(肝索)、肝血窦、胆小管、窦周隙。

4. 电镜下,肝细胞有血窦面、细胞连接面和胆小管面三种不同的功能面。血窦面和胆小管面有发达的微绒毛,使细胞表面积增大,有利于物质交换;肝细胞连接面间有紧密连接、桥粒、缝隙连接等结构。

五、论述题

1. (1)肝的组织结构特点:①肝的基本结构单位是肝小叶;②肝小叶中央为中央静脉,肝细胞单层排列成肝板,肝板围绕中央静脉呈放射状排列;③肝板之间为肝血窦,血窦经肝板上的孔互相通连,血窦接受来自小叶间动脉、静脉的血液,汇入中央静脉;血窦内有定居的肝巨噬细胞和大颗粒淋巴细胞;④血窦内皮与肝细胞之间有狭小的间隙,称为窦周隙,内有储脂细胞;⑤肝细胞相邻面质膜凹陷形成的微细管道,称为胆小管;⑥肝细胞有 3 种不同的功能面,即血窦面、细胞连接面和胆小管面;肝细胞连接面有紧密连接、桥粒和缝隙连接等结构,血窦与胆小管互不相通。

（2）与上述组织结构特点相适应的功能：①肝细胞有较大面积与血液接触,利于肝细胞从血液获得葡萄糖、氨基酸、胆红素等,以储存糖原、合成血浆蛋白、产生胆汁等;糖原分解成的葡萄糖、合成的血浆蛋白,可直接释放入血中;②肝细胞可较快从血中摄取代谢过程所产生的有毒产物和从肠腔吸收的有毒物质,及时进行生物转化或解毒;③血窦内的肝巨噬细胞可及时处理从肠道进入肝的细菌和异物等;④肝细胞合成的胆汁,可直接释放入胆小管内。

2. ①腔大,形状不规则。②血窦壁由内皮细胞围成,内皮细胞扁平而薄,内皮细胞间常有较大的间隙;内皮细胞上有孔,孔大小不等,无隔膜;内皮外无基膜。这些都有利于肝细胞与血液间的物质交换。③血窦腔内和血窦壁上有肝巨噬细胞,细胞形态不规则,有许多伪足,细胞常以其伪足附于内皮细胞表面或插在内皮细胞之间;胞质内含大量的溶酶体和吞噬体。肝巨噬细胞具有变形运动和活跃的吞饮、吞噬能力,可杀伤体内的肿瘤细胞,尤其是肝癌细胞,并在免疫过程中起重要作用。④在肝血窦内,还有一种大颗粒淋巴细胞,它是肝特有的 NK 细胞,能溶解和杀伤多种肿瘤细胞,还具有抗病毒作用。

（于　红　柯奇周）

第十六章 呼吸系统

呼吸系统由鼻、咽、喉、气管、支气管和肺所组成。从鼻腔到肺内的肺泡是空气出入的一系列连续而反复分枝的管道系统。从鼻腔到肺内的终末细支气管,因无气体交换功能,称为导气部,其各段管壁的组织结构一般可分为 3 层:即黏膜层、黏膜下层及外膜,但在不同部位的管壁结构又有与其功能相适应的结构变化。从肺内呼吸性细支气管至肺泡终端,因其管壁都有肺泡开口,是肺进行气体交换的地方,故称为呼吸部。

通过实验,要求掌握肺的组织结构、肺泡的光镜结构与肺泡上皮的超微结构及其与呼吸功能的关系;熟悉呼吸管道的共同组织结构及气管和支气管的结构特点;了解鼻、喉的结构特点。

【目的要求】

掌握肺导气部及呼吸部的光镜结构。

【重点及难点】

肺导气部光镜结构。

【实习内容】

(一) 观察切片

观察切片见表 16-1。

表 16-1 观察切片

观察标本	标本编号	取材	染色法
气管		气管横切	HE
肺		肺	HE

1. 气管

(1) 切片:气管横切面、HE 染色。

(2) 肉眼观:气管是管腔性器官,管腔内面为气管黏膜面,管壁中呈深蓝色的部分是透明软骨环。

(3) 低倍镜:管壁从内向外分为黏膜、黏膜下层和外膜三层(图 16-1)。

(4) 高倍镜

1) 黏膜:由上皮和固有层组成。①上皮:为假复层纤毛柱状上皮,纤毛柱状上皮之间夹有杯状细胞,上皮深面的基膜厚而明显,呈粉红色细带状结构。②固有层:由细密结缔组织组成,并可见气管腺的导管、淋巴组织、小血管等。

2) 黏膜下层:由疏松结缔组织组成,与固有层无明显分界,其中可见气管腺(属于哪一种外分泌腺?)及管腔较大的血管(图 16-2)。

3) 外膜:较厚,由半环状的透明软骨和其外面的疏松结缔组织所组成。

2. 肺

(1) 切片:肺、HE 染色。

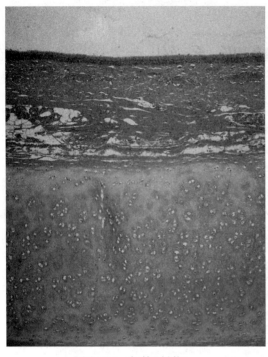

图 16-1　气管(低倍)

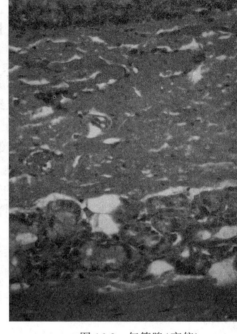

图 16-2　气管腺(高倍)

（2）低倍镜：在肺的表面可见一层很薄的胸膜脏层，是由间皮（单层扁平上皮）和其深面的结缔组织组成的质膜。肺的组织由很多空泡状的结构（即肺泡）组成。肺泡之间的一定部位可见各级支气管（包括导气部及呼吸部的呼吸性细支气管）及其伴行的较大血管（为肺动脉分支）。移动切片，逐一寻找及观察下列结构。

1）导气部。①叶支气管至小支气管：管腔较大，管壁自内向外仍可分为黏膜、黏膜下层和外膜三层，但3层分界线不明显，其结构特征是：上皮为假复层纤毛柱状上皮，但杯状细胞较少；平滑肌细胞相对增多，固有层深部可见间断的环行平滑肌束；混合腺减少，透明软骨也减少，呈大小不等的不规则的软骨片（图 16-3）。②细支气管与终末细支气管：管腔较小，管壁较薄，分层不明显，但黏膜突向管腔形成很多纵行皱襞，故横切面上管腔小而不规则。细支气管的结构特征是：上皮多为单层纤毛柱状上皮，上皮中的杯状细胞和黏膜下层的混合腺及外膜的透明软骨片明显减少和消失，而黏膜深层的环行平滑肌相对增多。终末细支气管的结构特征是：上皮多为单层柱状上皮，杯状细胞、混合腺及透明软骨片完全消失，平滑肌形成完整的环行平滑肌层。上述细支气管及终末细支气管的结构特点有什么功能意义？（图 16-4）

2）呼吸部。①呼吸性细支气管：管壁上已有肺泡或肺泡管开口，故管壁不完整。管壁内衬有单层立方上皮，上皮深面有少量的结缔组织与平滑肌束（图 16-5）。②肺泡管黏膜、黏膜下层和外膜的囊泡状结构即为肺泡，相邻肺泡之间的结缔组织为肺泡隔（图 16-6）。

（3）高倍镜：重点观察肺泡上皮细胞及肺泡隔的组织结构。

1）肺泡上皮：由Ⅰ型肺泡上皮细胞和Ⅱ型肺泡上皮细胞所组成。单层扁平的Ⅰ型肺泡上皮细胞，核扁平，胞质极薄；少量立方形的Ⅱ型肺泡上皮细胞，核呈圆形，散在凸起于Ⅰ型肺泡上皮细胞之间。在 HE 染色的切片上不易分清，应用电镜才容易观察到（图 16-7）。

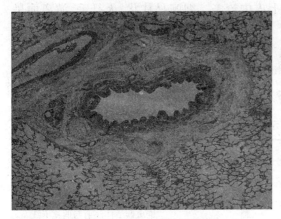

图 16-3 小支气管(低倍)

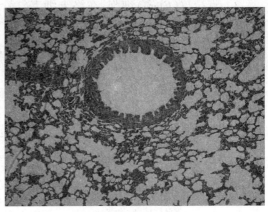

图 16-4 细支气管(低倍)

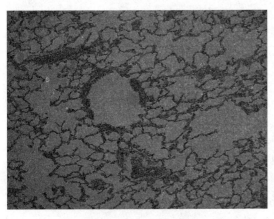

图 16-5 呼吸性细支(低倍)

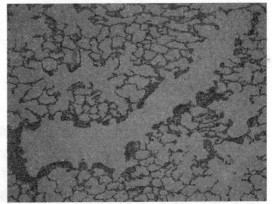

图 16-6 呼吸性细支-肺泡管(低倍)

2)肺泡隔:位于相邻肺泡之间,隔内可见少量结缔组织及大量毛细血管(内有染成红色的红细胞);有时在肺泡隔中或肺泡内可见胞体较大、圆形的肺巨噬细胞,如胞质内有吞噬进去的大量黑色的尘粒,则称为尘细胞。单个或成群存在,也可见于肺泡腔内或肺内其他结缔组织(图 16-8)。

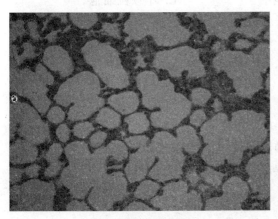

图 16-7 肺泡(高倍)

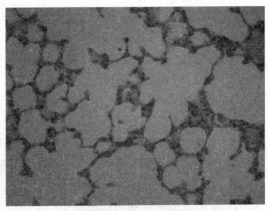

图 16-8 肺巨噬细胞(高倍)

3) 克拉拉(Clara)细胞:在终末细支气管上皮中较多。细胞呈柱状,无纤毛,游离面呈圆顶状凸向管腔;核卵圆形,胞质染色浅。

(二) 示教

示教见表 16-2。

表 16-2 示教标本

	示教标本	标本编号	取材	染色法
光镜	鼻黏膜		鼻呼吸部	HE
	肺弹性纤维		肺	来复红或地衣红
	肺巨噬细胞		肺	锥虫蓝活体注射与偶氮卡红
	肺血管		肺血管切片	卡红或墨汁明胶
电镜	气管上皮			
	肺泡上皮			

【思考题】

一、单项选择题

1. 呼吸系统的导气部从鼻到(　　)

A. 小支气管　　　　　　B. 细支气管　　　　　　C. 肺泡管

D. 终末细支气管　　　　E. 呼吸性细支气管

2. 肺小叶起自(　　)

A. 叶支气管　　　　　　B. 段支气管　　　　　　C. 小支气管

D. 细支气管　　　　　　E. 终末细支气管

3. 其分泌物在气管和支气管上皮表面构成黏液屏障的细胞是(　　)

A. 基细胞　　　　　　　B. 杯状细胞　　　　　　C. 小颗粒细胞

D. 刷细胞　　　　　　　E. 基细胞

4. 气管和支气管上皮内,与感觉神经末梢形成突触的细胞是(　　)

A. 纤毛细胞　　　　　　B. 杯状细胞　　　　　　C. 小颗粒细胞

D. 刷细胞　　　　　　　E. 基细胞

5. 肺表面活性物质的主要性质和作用(　　)

A. 是磷脂,提高肺泡表面张力　　　　B. 是磷脂,降低肺泡表面张力

C. 是糖蛋白,提高肺泡表面张力　　　D. 是糖蛋白,降低肺泡表面张力

E. 是磷脂,降低肺泡气体交换功能

6. 对于呼吸性细支气管的结构,以下哪一项是正确的(　　)

A. 是支气管的分支　　　　B. 由许多肺泡围成,无纤毛细胞和分泌细胞

C. 管壁内无平滑肌　　　　D. 管壁由单层立方上皮移行为扁平上皮

E. 无 Clara 细胞

7. 分泌表面活性物质的细胞是(　　)

A. Ⅰ型肺泡细胞　　　　B. Ⅱ型肺泡细胞　　　　C. 尘细胞

D. Clara 细胞　　　　　E. 小颗粒细胞

8. 气管黏膜上皮的小颗粒细胞( )

A. 呈柱状,游离面的纤毛可向咽部摆动 B. 呈高脚杯状,可分泌黏液

C. 呈柱状,游离面有微绒毛 D. 呈锥形,有内分泌功能

E. 呈锥形,有增殖分化能力

9. 关于Ⅱ型肺泡细胞,下列哪项不正确( )

A. 立方形或圆形 B. 胞质内含有分泌颗粒,颗粒内含有板层小体

C. 参与组成气-血屏障 D. 分泌表面活性物质

E. 占肺泡5%的表面积

10. 肺的呼吸部包括( )

A. 细支气管、肺泡管、肺泡囊、肺泡

B. 呼吸性细支气管、肺泡管、肺泡囊、肺泡

C. 肺泡管、肺泡、呼吸性细支气管、终末细支气管

D. 细支气管、呼吸性细支气管、肺泡囊、肺泡

E. 终末细支气管、肺泡管、肺泡囊、肺泡

11. 气管黏膜上皮的基细胞( )

A. 呈柱状,游离面有纤毛 B. 呈高脚杯状,可分泌黏液

C. 呈柱状,游离面有微绒毛 D. 呈锥形,位于上皮表层,为干细胞

E. 呈锥形,位于上皮深部,为干细胞

12. 下列对Ⅰ型肺泡细胞的描述,错误的是( )

A. 覆盖肺泡约95%的表面积 B. 电镜下,细胞质中可见较多的小泡

C. 可分裂增殖,修复肺泡 D. 参与构成气-血屏障

E. 是一种扁平的细胞

13. 气管黏膜上皮内能清除黏液的细胞是( )

A. 纤毛细胞 B. 杯状细胞 C. 刷细胞

D. 小颗粒细胞 E. 基细胞

14. 气管上皮中,呈柱状,游离面有排列整齐的微绒毛的细胞是( )

A. 刷细胞 B. 纤毛细胞 C. 杯状细胞

D. 基细胞 E. 小颗粒细胞

15. 下列对肺泡隔的描述,错误的是( )

A. 是相邻肺泡之间的薄层结缔组织 B. 含有密集的毛细血管

D. 含有丰富的弹性纤维 D. 含有肺巨噬细胞

E. 含有克拉细胞

16. 气管黏膜上皮的杯状细胞( )

A. 呈柱状,游离面有纤毛 B. 呈高脚杯状,游离面无纤毛

C. 呈柱状,游离面有微绒毛 D. 呈锥形,游离面无纤毛

E. 呈锥形,游离面有微绒毛

17. 终末细支气管的结构特点是( )

A. 上皮为单层柱状上皮,有完整的环行平滑肌,无杯状细胞,无腺体,无软骨片

B. 上皮为单层纤毛柱状上皮,平滑肌分散,无杯状细胞,无腺体,无软骨片

C. 上皮为单层柱状上皮,无杯状细胞,无腺体,有软骨片,平滑肌层较厚

D. 上皮为单层柱状纤毛上皮,有杯状细胞,有腺体,无软骨片,环行平滑肌完整

E. 上皮为单层柱状上皮,无杯状细胞,有腺体,无软骨片,有完整的环行平滑肌

18. 下列对气管软骨环的描述,不正确的是(　　　)

A. 位于黏膜下层内　　　　B. 由透明软骨构成　　　　C. 缺口处有弹性纤维

D. 缺口处有平滑肌束　　　E. 缺口为气管膜性部

19. 肺巨噬细胞多分布于(　　　)

A. 肺泡隔内　　　　　　　B. 肺泡孔内　　　　　　　C. 肺泡上皮细胞内

D. 小支气管周围　　　　　E. 细支气管上皮细胞间

20. 沟通相邻肺泡气体的结构是(　　　)

A. 气-血屏障　　　　　　　B. 肺泡隔　　　　　　　　C. 肺泡孔

D. 终末细支气管　　　　　E. 呼吸性细支气管

21. 关于呼吸性细支气管的结构特征,描述错误的是(　　　)

A. 上皮为单层立方　　　　B. 上皮由纤毛细胞和分泌细胞组成

C. 管壁上有肺泡开口　　　D. 肺泡开口处上皮呈移行性变化

E. 上皮下结缔组织内有完整的环形平滑肌

22. 光镜下,相邻肺泡开口处有结节状膨大的结构是(　　　)

A. 终末细支气管　　　　　B. 呼吸性细支气管　　　　C. 肺泡管

D. 肺泡囊　　　　　　　　E. 细支气管

23. 上皮中无杯状细胞的结构是(　　　)

A. 支气管　　　　　　　　B. 叶支气管　　　　　　　C. 小支气管

D. 终末细支气管　　　　　E. 细支气管

24. Clara 细胞能分泌(　　　)

A. 5-羟色胺(5-HT)　　　　B. 蛋白酶　　　　　　　　C. 黏液

D. 表面活性物质　　　　　E. 磷脂及粘多糖

25. 关于支气管树结构的变化错误的是(　　　)

A. 管径逐渐变细,管壁逐渐变薄

B. 上皮逐渐变薄,杯状细胞逐渐变少以至消失

C. 软骨呈不规则片状,逐渐减少以至消失

D. 腺体逐渐变少,最后消失

E. 肌层越来越薄

26. 关于肺泡哪项错误(　　　)

A. 是肺进行气体交换的场所

B. 相邻两个肺泡间的薄层结缔组织为肺泡隔

C. 上皮由Ⅰ型与Ⅱ型肺泡细胞构成

D. Ⅱ型肺泡细胞分泌表面活性物质

E. 肺泡隔内有丰富的有孔毛细血管

27. 关于肺巨噬细胞的叙述,哪项错误(　　　)

A. 见于肺泡隔和肺泡腔内　　　　　B. 来源于淋巴细胞

C. 吞噬吸入的尘粒后可称为尘细胞　D. 净化肺内气体的重要细胞

E. 心力衰竭肺淤血时,可变为心力衰竭细胞

28. 关于终末细支气管,哪项错误(　　　)
　　A. 上皮为单层柱状　　　　　B. 有完整的环行平滑肌　　　C. 有少量杯状细胞和腺体
　　D. 上皮中有 Clara 细胞　　　E. 软骨片完全消失
29. 关于气管黏膜固有层,错误的是(　　　)
　　A. 位于上皮层的深面　　　　B. 含较多弹性纤维　　　　　C. 含较多浆细胞
　　D. 含混合腺　　　　　　　　E. 含淋巴细胞
30. 终末细支气管和呼吸性细支气管的主要区别是(　　　)
　　A. 上皮内有无杯状细胞　　　B. 上皮内有无纤毛细胞
　　C. 上皮内有无 Clara 细胞　　D. 上皮下结缔组织内有无平滑肌
　　E. 管壁上有无肺泡开口

二、填空题
1. 气管的管壁由内向外依次分为 _____ 、_____ 和 _____ 3 层。
2. 肺泡隔内的细胞成分包括 _____ 、_____ 和 _____ 。
3. 肺泡上皮细胞包括 _____ 细胞和 _____ 细胞。
4. 气-血屏障包括 _____ 、_____ 、_____ 和 _____ 。
5. 肺呼吸部包括 _____ 、_____ 、_____ 和 _____ 。

三、名词解释
1. 肺小叶　2. blood-air barrier　3. 尘细胞　4. 表面活性物质(surfactant)　5. 肺泡隔

四、简答题
1. 肺巨噬细胞的特点和功能。
2. 气管管壁的结构特点。
3. Ⅰ型肺泡细胞的结构和功能。
4. Clara 细胞的特点和功能?
5. 支气管树包括哪些分支?
6. 肺泡孔的特点和作用。

五、论述题
1. 试述肺泡上皮的结构及其与功能的关系。
2. 试述肺内导气部的管壁结构的变化规律。
3. 试述肺内呼吸部的管壁结构的变化规律。
4. 试述气管黏膜上皮的结构和功能。
5. 试述吸烟时烟尘颗粒所经过的结构及结局。

【参考答案】
一、单项选择题
　　1. D　2. D　3. B　4. D　5. B　6. D　7. B　8. D　9. C　10. B　11. E　12. C　13. A
14. A　15. E　16. B　17. A　18. A　19. A　20. C　21. E　22. C　23. D　24. B　25. E
26. E　27. B　28. C　29. D　30. E

二、填空题
1. 黏膜　黏膜下层　外膜
2. 成纤维细胞　肺巨噬细胞　肥大细胞
3. Ⅰ型肺泡细胞　Ⅱ型肺泡细胞

4. 肺表面活性物质层　Ⅰ型肺泡细胞　基膜　毛细血管内皮

5. 呼吸性细支气管　肺泡管　肺泡囊　肺泡

三、名词解释

1. 肺小叶是指每个细支气管连同它的分支和肺泡所组成的一个锥形结构,尖朝肺门,底向肺表面,直径 1~2.5cm,小叶之间有结缔组织间隔,是肺的结构单位。

2. blood-air barrier 指气-血屏障,肺泡内气体和血液内气体进行交换所通过的结构,包括肺表面活性物质层、Ⅰ型肺泡细胞、基膜、毛细血管内皮,此结构无结缔组织,厚 $0.2\sim0.5\mu m$,最薄,利于迅速气体交换。

3. 吞噬灰尘颗粒后的肺巨噬细胞称为尘细胞,常位于肺泡隔及肺泡腔内。

4. 表面活性物质(surfactant)为Ⅱ型肺泡细胞合成与分泌,是磷脂,分布于肺泡上皮表面铺展成一层薄膜,有降低肺泡表面张力、稳定肺泡大小的作用。

5. 相邻肺泡之间的薄层结缔组织构成肺泡隔,其内有密集的连续毛细血管和丰富的弹性纤维,其弹性起回缩肺泡的作用。

四、简答题

1. 肺巨噬细胞(pulmonary macrophage),由单核细胞演化而来,广泛分布于肺间质,在肺泡隔中最多,有的游走于肺泡腔。具有活跃的吞噬功能,可清除进入肺泡和间质的细菌、尘粒等异物,发挥重要的免疫防御功能。

2. 气管管壁可分为 3 层,由内向外依次为:黏膜层、黏膜下层和外膜。黏膜层由上皮和固有层组成。上皮为假复层纤毛柱状上皮;固有层为细密结缔组织,弹性纤维较多,还有许多淋巴组织,具免疫防御功能。上皮与固有层之间基膜明显。黏膜下层由疏松结缔组织组成,内有较多的混合腺。外膜由"C"字形的透明软骨环和疏松结缔组织构成。

3. Ⅰ型肺泡细胞为单层扁平上皮,含核部略厚,其余部分菲薄,厚 $0.2\mu m$,覆盖肺泡约95%的表面积、参与构成气-血屏障,是气体交换的部位。能吞入微小粉尘和表面活性物质并转运到肺泡外的间质内清除。细胞间形成紧密连接和桥粒,以防组织液渗入肺泡腔。

4. Clara cell,即克拉拉细胞,终末细支气管上皮中的主要细胞,柱状,游离面呈圆顶状凸向管腔,胞质染色浅,含发达滑面内质网和分泌颗粒。滑面内质网对吸入的有毒物质可解毒。颗粒含类表面活性物质,形成保护膜;含蛋白水解酶,分解黏液,利于排除分泌物。

5. 支气管树,主支气管的反复分支呈树枝状,包括主支气管、叶支气管、段支气管、小支气管、细支气管、终末细支气管、呼吸性细支气管、肺泡管、肺泡囊、肺泡。

6. 肺泡孔是相邻肺泡之间气体流通的小孔,直径 $10\sim15\mu m$,一个肺泡壁上可有一到数个,可均衡肺泡间气体含量。当终末或呼吸性细支气管阻塞时,肺泡孔起侧支通气作用。肺部感染时,也是细菌扩散的渠道。

五、论述题

1.①肺泡上皮包括Ⅰ型和Ⅱ型两种肺泡细胞。②Ⅰ型肺泡细胞扁平,是肺与血液之间进行气体交换的重要结构。③Ⅱ型肺泡细胞散在于Ⅰ型肺泡细胞之间,为立方形,核圆,细胞质着色浅,呈泡沫状,胞质中含有同心圆或平行排列的板层结构,称板层小体。小体内含磷脂、蛋白质和糖。板层小体的分泌物称为表面活性物质,在肺泡细胞上皮表面形成一薄层液体膜,可降低肺泡表面张力,稳定肺泡大小。Ⅱ型肺泡细胞还可增殖分化,补充损伤的Ⅰ型肺泡细胞。

2.①肺内导气部,包括叶支气管、小支气管、细支气管与终末细支气管。②其管壁结构变化规律:管腔逐渐变小,管壁逐渐变薄,管壁自内向外仍可分为黏膜、黏膜下层和外膜三层,但三层分界线逐渐不明显;③在细支气管与终末细支气管,黏膜突向管腔形成很多纵行皱襞,故横切面上管腔小而不规则。上皮层从假复层纤毛柱状上皮渐变为单层纤毛柱状上皮、单层柱状上皮;杯状细胞和混合腺逐渐减少,到终末细支气管杯状细胞和混合腺完全消失;④透明软骨也逐渐减少,呈大小不等的不规则的软骨片,到终末细支气管透明软骨片完全消失;⑤固有层平滑肌细胞逐渐增多,从间断的环行平滑肌束,到终末细支气管平滑肌形成完整的环行平滑肌层。

3.①肺内呼吸部,包括呼吸性细支气管、肺泡管、肺泡囊和肺泡。②其结构的变化规律:管壁逐渐变薄、不完整,管壁上肺泡或肺泡管开口逐渐增多,肺泡之间的组织逐渐减少;③管壁内衬有单层立方上皮,到肺泡变成单层扁平上皮;④上皮深面的结缔组织逐渐减少,变薄;平滑肌束也逐渐减少,到肺泡平滑肌消失。

4.①气管黏膜上皮为假复层纤毛柱状上皮,包括5种类型的细胞,即纤毛细胞、杯状细胞、刷细胞、小颗粒细胞和基细胞。②纤毛细胞呈柱状,细胞游离面有纤毛。纤毛向咽侧快速摆动,可将管腔表面的黏液及黏附着的尘粒、细菌等向咽部咳出。③杯状细胞胞质顶端含有大量黏原颗粒,分泌黏液。④基细胞呈锥形,位于上皮基部,可增殖、分化形成上述两种细胞。⑤刷细胞呈柱状,游离面有排列整齐的微绒毛,如刷状,可能是一种感受器。⑥小颗粒细胞,呈锥形,散在于上皮基部,其分泌物可调节呼吸道平滑肌的收缩和腺体的分泌。

5.①烟尘首先进入呼吸系统的导气部,包括鼻、咽、喉、气管、左右主支气管、叶支气管、段支气管、小支气管、细支气管、终末细支气管;②再进入肺内呼吸部,包括呼吸性细支气管、肺泡管、肺泡囊、肺泡;③烟尘在肺泡内被肺泡巨噬细胞所吞噬,最后吞噬了较多烟尘的肺巨噬细胞形成尘细胞;④尘细胞可能会在肺泡隔内沉积下来,或通过肺泡腔经呼吸道随黏液经咳嗽反射排除,还可进入肺淋巴管,迁移至肺门淋巴结。

(李必俊　晏长荣)

第十七章　泌尿系统

泌尿系统包括肾脏、输尿管、膀胱及尿道。肾脏是将机体新陈代谢过程产生的废物(特别是蛋白质代谢产生的含氮物质)形成尿液;输尿管是将尿液导入膀胱的管道;膀胱是暂时储存尿液的器官;尿道是将膀胱中的尿液排出体外的途径。通过实验,要求掌握肾脏的光镜及电镜结构,并联系思考肾脏形成尿液的生理过程;要求熟悉输尿管道的共同组织结构,并了解输尿管及膀胱的结构特点。

【目的要求】

掌握肾单位和集合小管的分布、光镜结构、电镜结构和功能;球旁复合体的组成、结构和功能。

【重点及难点】

肾单位各部的分布及光镜结构。

【实习内容】

(一) 观察切片

观察切片见表 17-1。

表 17-1　观察切片

观察标本	标本编号	取材	染色法
肾		肾	HE
输尿管		输尿管	HE

1. 肾

(1) 切片:肾、HE 染色。

(2) 低倍镜:肾为实质性器官,从表面(被膜)向深部(实质及间质)逐次观察。

1) 被膜:为包在肾表面的致密结缔组织薄膜。

2) 皮质:皮质内见有圆球形的肾小体的部位为肾皮质迷路,皮质迷路之间可见一些纵切或斜切面的肾小管和集合管,为髓放线,其中所见的小血管为小叶间动脉和静脉(图 17-1)。

3) 髓质:位于肾皮质深层,主要为肾小管直部、细段和集合管的不同切面(图 17-2)。

4) 肾间质:在肾小管及集合管之间的少量结缔组织为肾间质,内有血管及神经等。

(3) 高倍镜

1) 肾小体:大多数位于皮质迷路内,为圆球形小体,由血管球及肾小囊组成(图 17-3)。①血管球:由一团盘曲的毛细血管所组成,在切片上可见染成红色的部

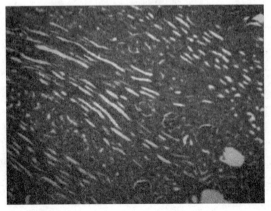

图 17-1　肾皮质(低倍)

分是毛细血管内的血细胞,染成紫蓝色的细胞核是毛细血管的内皮细胞核和肾小囊脏层单层扁平上皮细胞的细胞核,但不易区分。②肾小囊:囊壁分为两层,肾小体外周的单层扁平上皮组成肾小囊外层(壁层),在切片上明显可辨;肾小囊内层(脏层)的单层扁平上皮由于与血管球的毛细血管内皮(也是单层扁平上皮)紧密相贴在一起,因此不易分辨。③肾小囊腔:是位于肾小囊内层与外层之间较窄的腔隙。切片中有时可见该腔隙与近端小管直接相通(能否识别肾小体的血管极和尿极? 能否指出滤过膜的位置及其组成部分? 肾小体是怎样生成原尿的)。

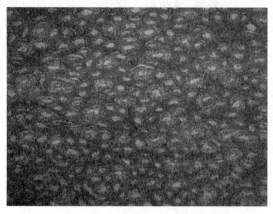

图 17-2　肾髓质(低倍)

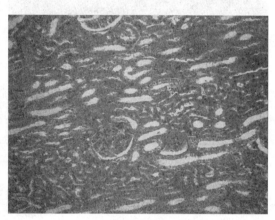

图 17-3　肾皮质(高倍)

2) 肾小管:在皮质迷路可找到近曲小管和远曲小管,而肾小管的其余部分在髓放线和髓质内可以找到。①近曲小管:在肾小体的周围,管腔小而不规则。管壁由单层立方形或锥体形上皮细胞组成,细胞较大,排列较稀疏,胞质染成深红色,细胞界限不清(为什么?);胞核圆球形,排列疏密不等,位于细胞近基部。上皮的游离面有刷状缘(电镜下为哪一种结构? 有何重要功能意义?),故管腔不规则。上皮的基底部见有纵纹。②远曲小管:与近曲小管(切面较多)混在一起,但其外径较小,管腔较大而规则。管壁由单层立方上皮组成,细胞较小,排列紧密而整齐,胞质染色较浅(呈浅红色),细胞界限清楚。上皮的游离面无刷状缘,故管腔规则。上皮细胞基底部纵纹明显(电镜下是一种什么样的结构? 有何功能意义?)。在远曲小管紧贴肾小体血管极处,可见其上皮细胞呈高柱状,排列紧密,细胞染色浅,胞核常位于细胞顶部,此即为致密斑。③近端、远端小管直部:位于髓放线与髓质内,其结构分别与其曲部相似。④细段:位于髓质内,管径与管腔都小,管壁由单层扁平上皮组成,与毛细血管相似,但细段上皮细胞的胞质较多,弱嗜酸性,染色较浅,胞核椭圆形,并向管腔突出,管腔内无红细胞。应注意与毛细血管区别开来。⑤集合小管:位于髓放线与髓质内,管腔较大。管径由细逐渐变粗,管壁上皮细胞从矮立方(小集合管)逐渐增高为立方或矮柱状(大集合管),到乳头管成为高柱状,胞质染色清明,胞核圆形而染色深,位于细胞中央,细胞界限清楚。

2. 输尿管

(1) 切片:输尿管横切面、HE 染色。

(2) 低倍镜:管壁由内向外是由黏膜、肌层和外膜 3 层所组成。黏膜形成许多纵行皱襞,在横切面上管腔呈星形而不规则(图 17-4)。

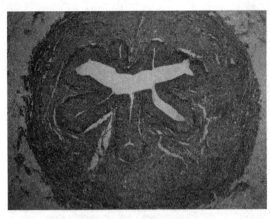

图 17-4　输尿管(低倍)

（3）高倍镜

1）黏膜：上皮为变移上皮(是收缩期还是舒张期？为什么？)，其深面为细密的结缔组织组成的固有层。

2）肌层：由平滑肌组成，输尿管上 2/3 为内环、外纵 2 层；下 1/3 为内纵、中环、外纵 3 层(你看的这一段输尿管属于哪一段？)。

3）外膜：为疏松结缔组织，其中可见血管和小神经束。

（二）示教

示教见表 17-2。

表 17-2　示教标本

	示教标本	标本编号	取材	染色法
光镜	膀胱		膀胱	HE
	球旁细胞		肾	猩红-巴基紫或甲紫
	肾血管		肾动脉	肾动脉注射卡红或墨汁明胶
电镜	肾小球滤过膜			
	近曲小管上皮			
	近血管球细胞			

肾血管注射切片标本

切片：肾动脉注射卡红(显红色)或墨汁(显黑色)明胶显色法。

低倍镜：可见弓形动脉向髓质发出直小动脉，向皮质发出小叶间动脉，由小叶间动脉发出输入小动脉进入肾小体内，输入小动脉分出毛细血管网形成血管球(呈红色圆球状)。血管球的毛细血管网又集合成输出小动脉从肾小体出来，以后再分成毛细血管网分布在皮质和髓质内肾小管和集合管的周围(思考其与形成尿液的关系)。

【思考题】

一、选择题

1. 关于肾单位的组成，哪项是正确的(　　)

A. 肾小体和泌尿小管　　　　　B. 肾小体，近曲小管，远曲小管和髓祥

C. 肾小体和髓祥　　　　　　　D. 肾小体和近端小管

E. 肾小体和远端小管

2. 关于肾小体的特征哪项错误(　　)

A. 由血管球及肾小囊组成　　　B. 可分为血管级和尿极

C. 尿极与远端小管曲部相连　　D. 血管极有入球和出球小动脉出入

E. 致密斑位于血管极两条小的动脉之间

3. 关于血管球的描述哪一项是正确的(　　)

A. 是由出入球动脉盘绕形成　　B. 血管球毛细血管为有孔形毛细血管

C. 入球微动脉细而长　　　　　D. 出球微动脉短而粗

E. 毛细血管间无血管系膜

4. 关于近曲小管的特征哪项错误( )

A. 细胞成柱状   B. 腔面有刷状缘   C. 细胞基部有纵纹

D. 胞质嗜酸性   E. 细胞核呈圆形,位于细胞基部

5. 球旁细胞的特征是( )

A. 细胞呈梭形,胞质色浅,核圆居中   B. 胞质内有许多肌丝和分泌颗粒

C. 胞质内肌丝少,由许多分泌颗粒   D. 细胞呈立方形,胞质有许多黏原颗粒

E. 颗粒内有结晶体,含有前列腺素

6. 球旁细胞由下列哪种成分演变而成( )

A. 出球微动脉的内皮细胞   B. 入球微动脉的内皮细胞

C. 近曲小管上皮细胞   D. 球外系膜细胞

E. 近血管球处入球微动脉的平滑肌细胞

7. 关于致密斑的描述,哪项正确( )

A. 由远曲小管上皮细胞紧密排列形成

B. 在靠近肾小体血管极侧远端小管直部上皮细胞增高密集排列呈斑状结构

C. 能感受滤液中 Na^+ 的变化,分泌肾素

D. 致密斑的细胞与球旁细胞关系密切,二者之间有基膜

E. 细胞排列紧密,呈斑状,细胞为立方形

8. 肾小叶的组成是( )

A. 两条髓放线之间的皮质迷路   B. 一条髓放线及其周围的皮质迷路

C. 肾锥体及其相连的皮质部分   D. 一个肾锥体是一个肾小叶

E. 一个集合小管及其相通连的肾单位

9. 肾小囊特点之一是( )

A. 为双层囊,血管球位于内层与外层之间

B. 内层为立方上皮,与近端小管相连

C. 外层为扁平上皮,包在毛细血管外面

D. 是肾小管起始段膨大并凹陷成的双层杯状囊

E. 不参与组成肾小体滤过膜

10. 光镜下肾 HE 染色切片,近曲小管上皮细胞分界不清是因为( )

A. 胞质嗜酸性强,染色深   B. 相邻细胞的侧突相互嵌和

C. 细胞排列紧密   D. 细胞膜较薄

E. 以上都不对

11. 远曲小管的特点哪项正确( )

A. 胞质染色较深,嗜酸性   B. 上皮细胞为立方形,染色浅

C. 上皮细胞基部纵纹较清楚   D. 有刷状缘

E. 上皮细胞核位于基部

12. 肾的滤过作用主要是由于( )

A. 肾小体滤过膜   B. 肾小管长   C. 肾小管弯曲

D. 集合小管长   E. 血供丰富

13. 肾柱位于( )

A. 髓放线之间   B. 皮质迷路之间   C. 肾小叶之间

D. 肾大盏之间   E. 肾锥体之间

14. 在正常情况下,可以通过肾小体滤过膜的物质(   )

A. 血浆成分   B. 除大分子蛋白质以外的血浆成分

C. 少量红细胞和血浆成分   D. 除葡萄糖、氨基酸以外的血浆成分

E. 除多肽、尿素等以外的血浆成分

15. 以下哪个细胞可以分泌前列腺素(   )

A. 系膜细胞   B. 球旁细胞   C. 足细胞

D. 肾间质细胞   E. 致密斑细胞

16. 近曲小管腔面有(   )

A. 刷状缘   B. 基底纵纹   C. 胞质侧突

D. 顶突小管   E. 吞噬体和溶酶体

17. 远端小管直部有(   )

A. 刷状缘   B. 基底纵纹   C. 胞质侧突

D. 顶突小管   E. 吞噬体和溶酶体

18. 分泌肾素和促红细胞生成素的细胞是(   )

A. 球旁细胞   B. 球内系膜细胞   C. 足细胞

D. 肾间质细胞   E. 致密斑细胞

19. 感受钠离子浓度变化的细胞是(   )

A. 球旁细胞   B. 球内系膜细胞   C. 足细胞

D. 肾间质细胞   E. 致密斑细胞

20. 参与形成滤过屏障的细胞是(   )

A. 球旁细胞   B. 球内系膜细胞   C. 足细胞

D. 肾间质细胞   E. 致密斑细胞

21. 过滤血液形成原尿的结构是(   )

A. 肾小体   B. 近曲小管   C. 集合小管

D. 远曲小管   E. 细段

22. 肾小体滤液(原尿)重吸收的主要场所是(   )

A. 肾小体   B. 近曲小管   C. 集合小管

D. 远曲小管   E. 细段

23. 肾小囊的特点,下列哪一项不正确(   )

A. 球形的双层囊   B. 壁层为单层扁平上皮

C. 脏层为包绕有孔毛细血管的足细胞   D. 肾小囊腔与近曲小管相通

E. 不参与组成肾小体的滤过屏障

二、填空题

1. 肾单位是由_____和_____组成。

2. 滤过膜由_____、_____和_____三层结构组成,其功能是具有_____。

3. 近端小管和远端小管都可以分为直行部分和曲行部分,前者位于_____和_____内,后者位于_____和_____内。

4. 近曲小管上皮细胞腔面有_____,电镜下由_____组成,其功能是扩大细胞游

离面的表面积和具有重吸收功能。

5. 髓袢是由_____、_____和_____组成。

6. _____的肾小体位于皮质浅部,髓袢和细段均较短,在尿液形成中起重要作用;_____的肾小体位于皮质深部,对尿液浓缩具有重要的生理意义。

7. 球旁复合体位于_____,由_____、_____和_____组成。

8. 入球微动脉较出球微动脉_____,因而使血管球内的压力较一般毛细血管_____,有利于滤过。

9. 肾小管有两极,分别称为_____和_____,前者有入球微动脉和出球微动脉进出,后者与近曲小管相连。

10. 球旁复合体的_____能感受滤液中的_____浓度变化,将信息传递给_____,后者分泌_____。

三、名词解释

1. 肾小叶　2. 皮质迷路　3. 髓放线　4. 血管球　5. 球旁细胞　6. 集合管系

四、简答题

1. 肾小管的组成及分布。

2. 球旁复合体的组成及功能。

3. 肾小体的结构与功能

4. 肾小管的结构与功能。

5. 滤过屏障的组成及功能

五、论述题

1. 肾单位的组成及各组成部分的主要功能。

2. 近曲小管上皮细胞的光镜和电镜结构特点及其与重吸收的关系。

【参考答案】

一、单项选择题

1. B　2. C　3. B　4. A　5. C　6. E　7. B　8. B　9. D　10. B　11. B　12. A　13. E　14. B　15. D　16. A　17. B　18. A　19. E　20. C　21. A　22. B　23. E

二、填空题

1. 肾小体　肾小管

2. 有孔内皮　基膜　足细胞裂孔膜　选择性滤过作用

3. 髓放线　肾锥体　皮质迷路　肾柱

4. 刷状缘　微绒毛

5. 近直小管　细段　远直小管

6. 浅表肾单位　髓旁肾单位

7. 肾小体血管极　球旁细胞　致密斑　球外系膜细胞

8. 粗　高

9. 血管极　尿极

10. 致密斑　Na^+　球旁细胞　肾素

三、名词解释

1. 每条髓放线及其周围的皮质迷路组成一个肾小叶,小叶之间有血管走行。

2. 髓放线之间的皮质称为皮质迷路,内有肾小体、近曲小管及远曲小管等结构。

3. 髓质的结构呈放射状伸入皮质,构成髓放线,主要由近端小管直部、远端小管直部、细段及集合小管构成。

4. 血管球是肾小囊中的一团盘曲的毛细血管,两者共同构成肾小体。入球微动脉从血管极进入肾小囊内,分支形成网状毛细血管袢,后者又汇成出球微动脉,从血管极离开肾小囊,因此血管球是动脉性毛细血管网。血管球毛细血管是有孔型,内皮外有基膜。有孔内皮、基膜和裂孔膜组成滤过膜。

5. 球旁细胞为入球微动脉管壁平滑肌细胞演化而成的上皮样细胞,呈立方形,胞质内有分泌颗粒。球旁细胞能分泌肾素。

6. 集合管系依次分为弓形集合小管、直集合管和乳头管三段,弓形集合小管与肾小管相连接,直集合管最长,乳头管通入肾小盏。集合管系的管径由细变粗,管壁上皮由单层立方增高为单层柱状。集合管上皮细胞胞质色淡而明亮,细胞分界清楚,核圆,居中。集合管能进一步重吸收水和交换离子,使尿液进一步浓缩。

四、简答题

1. ①肾小管的组成:由近端小管(近曲小管和近直小管)、细段、远端小管(远曲小管和远直小管)组成;②肾小管的分布:近曲小管和远曲小管位于皮质内,近直小管和远直小管位于髓放线和肾锥体内,细段位于髓放线和髓质内。

2. 球旁复合体由球旁细胞、致密斑和球外系膜细胞组成。其中球旁细胞含肾素,具有收缩血管、升高血压和增强肾小体滤过的作用;致密斑可感受远端小管尿中钠离子的浓度变化;球外系膜细胞能传递信息。

3. 肾小体:又称肾小球,由血管球和肾小囊组成,与微动脉相连一端为血管极,与肾小管相连一端为尿极,其功能是对血浆成分有选择性通透,对防止血浆蛋白的滤出具有重要意义。

4. 肾小管起源于肾小体尿极,包括近端小管、细段和远端小管三段,由单层上皮细胞、基膜和少量结缔组织构成。近端小管又分近端小管曲部和近端小管直部,远端小管又分远端小管曲部和远端小管直部,功能是重吸收和排泌。

5. 滤过屏障又称滤过膜,由有孔毛细血管内皮、基膜和足细胞裂孔膜三层结构组成。正常情况,血液的细胞成分和大分子物质不能通过此屏障进入肾小囊腔,因为毛细血管内皮和足细胞表面均有带负荷糖蛋白,且基膜内的糖胺多糖也以带负电荷的硫酸软骨素为主,这些成分均可以阻止带电负电荷的物质通过滤过膜,将血浆成分有选择性地通透,对防止血浆蛋白的滤出具有重要意义。

五、论述题

1. 肾单位包括肾小体和肾小管两部分。肾小体主要由血管球和肾小囊构成,其主要作用是滤过血液,形成原尿。

肾小管又可分为近端小管、细段和远端小管三段。近端小管与肾小体相连,又分曲部和直部两段,其主要功能是重吸收,可重吸收原尿中85%以上的 Na^+、水、全部的葡萄糖、小分子蛋白质、多肽、氨基酸等。另外,该段小管还向管腔内分泌氢离子、氨、肌酐和马尿酸等,并可排出外来的物质,如青霉素、酚红等药物。细段管壁薄,利于水分和离子通透。远端小管也分曲部和直部两段,其直部的细胞膜上有丰富的 Na^+-K^+-ATP 酶,能主动向间质内转运 Na^+,造成从肾锥体至肾乳头间质内的渗透压逐步增高,这有利于集合小管内尿液的浓缩。曲部是离子交换的重要部位,可重吸收水 Na^+,排出 K^+、H^+、NH_3 等,对维持体液的酸碱平衡起重要作用。

2. 近曲小管上皮细胞为立方形或锥形,细胞分界不清,胞体较大,胞质嗜酸性,核圆,位于近基底部。上皮细胞腔面有刷状缘,细胞基部有纵纹。电镜下可见刷状缘由大量较长的微绒毛整齐排列构成,使细胞游离面的表面积明显扩大,有利于重吸收的进行。微绒毛基部之间的细胞膜凹陷,形成顶小管和顶小泡,是细胞吞饮原尿中小分子蛋白所形成的。胞质内有较多溶酶体,与顶小泡结合后,可降解吞饮物。细胞侧面有许多侧突,基部有发达的质膜内褶,内褶之间有许多纵向的杆状线粒体,形成光镜下的纵纹。侧突和质膜内褶使细胞侧面及基底面面积扩大,有利于重吸收物的排出。

（邓成国　杨　虹）

第十八章　男性生殖系统

男性生殖系统包括睾丸、生殖管道(附管、输精管)和附属腺(精囊、前列腺和尿道球腺)及外生殖器。睾丸是男性生殖腺,产生男性生殖细胞(精子)和分泌雄激素。生殖管道具有促进精子成熟、储存、营养和运输精子等作用。附属腺的分泌物具有营养和增强精子活动的能力。通过实验观察,要求掌握睾丸的结构及其与功能的联系,熟悉生殖管道的共同组织结构及前列腺的组织结构,了解输精管的结构特点。

【目的要求】

掌握生精小管的结构,睾丸间质细胞的光镜、电镜结构及功能。

【重点及难点】

睾丸光镜结构特点。

【实习内容】

(一) 观察切片

观察切片见表 18-1。

表 18-1　观察切片

观察标本	标本编号	取材	染色法
睾丸		睾丸	HE
附睾		附睾	HE

1. 睾丸

(1) 切片:睾丸、HE 染色。

(2) 肉眼观:包绕在睾丸表面的薄层红色结构为鞘膜脏层与白膜,内部密集的小红点为生精小管的切面,其间之间隙为睾丸间质。

(3) 低倍镜(图 18-1)

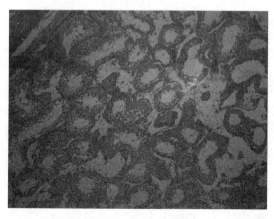

图 18-1　睾丸(低倍)

1) 鞘膜脏层与白膜:鞘膜脏层由浆膜(间皮及其深面的结缔组织)组成,其深面为致密结缔组织组成的白膜。白膜在睾丸后缘增厚,形成睾丸纵隔,其内可见不规则的腔隙,即睾丸网。

2) 直精小管:睾丸内可见很多上皮性管道的切面,即生精小管的切面,呈圆形或椭圆形,管壁较厚,由生精上皮(为特殊的复层上皮)与其明显的基膜及长扁平形的肌样细胞所组成。

3) 精直小管:在接近睾丸纵隔处管径很

小的为直精小管,管壁由单层立方或柱状上皮组成。

4)睾丸间质:为生精小管之间的疏松结缔组织,可见胞体较大、圆形或多边形的间质细胞,单个或成群分布。

(4)高倍镜

1)生精小管:主要观察生精上皮中各级生精细胞和支持细胞的形态结构特征(图18-2)。①生精细胞:从上皮基部至腔面,生精细胞按发育程序依次排列。注意观察各级生精细胞的所在位置、胞体大小、胞核形态与染色深浅。a. 精原细胞:紧贴于基膜上,1~2层,胞体较小,圆形或椭圆形,胞核圆形,染色质较多,故染色较深。b. 初级精母细胞:在精原细胞内侧排列成2~3层胞体较大的圆形细胞,胞核较大,常见有丝分裂前期核象。c. 次级精母细胞:排列在初级精母细胞内侧,胞体较小,形态与初级精母细胞相近似,但在切片标本上很难看到(为什么?)。d. 精子细胞:排列在近管腔处,胞体更小,胞质嗜酸性,胞核小而圆,染色较深。e. 精子:多靠近管腔面,头部小,呈梨形,由胞核组成,染色很深。有时可见染成粉红色的尾部游离于腔内。②支持细胞:位于生精细胞之间呈不规则的长锥体形的细胞,从生精小管基膜一直伸达腔面。胞质弱嗜酸性,胞核较大,呈卵圆形或三角形,核内染色质较少,染色较浅,位于细胞基部,核仁明显,由于在其两侧面镶嵌着很多生精细胞,所以在切片上难以看清其轮廓。这种细胞有哪些功能?

2)间质细胞:位于生精小管之间的疏松结缔组织内,单个或成群分布;胞体较大,呈多边形、圆形或椭圆形,胞质嗜酸性,故染成红色,可见很多小空泡;胞核常偏位,较大而圆(这种细胞有什么功能?)。

2. 附睾

(1)切片:附睾、HE 染色。

(2)低倍镜:附睾表面包着一层结缔组织被膜,实质内可见两种不同形状的小管:一种管壁较薄而管腔不规则,为睾丸输出小管;另一种管壁较厚而管腔较规则,为附睾管。

(3)高倍镜(图18-3)

1)睾丸输出小管:由单层高柱状纤毛细胞群与低柱状细胞群相间排列而成,故管腔面高低不平,上皮基膜外面有薄层平滑肌围绕。

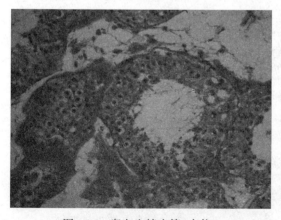

图18-2　睾丸生精小管(高倍)

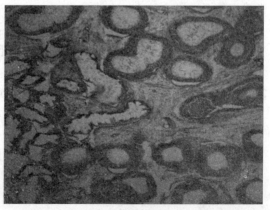

图18-3　附睾　示输出小管及附睾管

2)附睾管:管壁由假复层柱状上皮与基膜外围的平滑肌所组成,腔面规则而平整,高柱状细胞的游离面有细长的微绒毛,腔内常见很多精子。

（二）示教

示教见表 18-2。

表 18-2　示教标本

	示教标本	标本编号	取材	染色法
光镜	前列腺		前列腺	HE
	精液涂片		人精液	铁苏木精
	输精管		输精管	HE
电镜	支持细胞			
	精子			

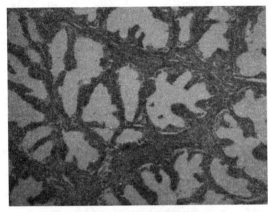

图 18-4　前列腺(低倍)

1. 前列腺

（1）切片：前列腺横切面、HE 染色。

（2）低倍镜（图 18-4）

1）被膜：外面可见结缔组织被膜,结缔组织向腺实质内伸入形成支架,内含较多的平滑肌。

2）腺泡：由单层柱状或假复层柱状上皮组成,常有皱襞突入腔内,故腺腔面很不规则。腔内可见圆形或椭圆形的染成红色的嗜酸性板层状小体,是分泌物浓缩凝固而成,有时也可钙化为结石。

3）导管：由单层柱状上皮组成,与腺泡不易区别。

2. 输精管

（1）切片：输精管横切面、HE 染色。

（2）低倍镜：从管腔自内向外依次区分出管壁的黏膜、肌层和外膜。管腔不规则,腔内常见有精子。

1）黏膜：由假复层柱状上皮及其深面结缔组织固有层组成。

2）肌层：由内纵行、中环行、外纵行三层平滑肌所组成。

3）外膜：为疏松结缔组织,血管较多。

【思考题】

一、单项选择题

1. 进行第一次减数分裂的生精细胞是（　　）

A. 精原细胞　　　　　　　　B. 初级精母细胞　　　　　　　C. 次级精母细胞

D. 精子细胞　　　　　　　　E. 精子

2. 进行第二次减数分裂的生精细胞是（　　）

A. 精子细胞　　　　　　　　B. 精子　　　　　　　　　　　C. 次级精母细胞

D. 精原细胞　　　　　　　　E. 初级精母细胞

3. 精子发生的干细胞是(　　)

A. 精子细胞　　　　　　　　B. 精子　　　　　　　　C. 次级精母细胞

D. 初级精母细胞　　　　　　E. 精原细胞

4. 分泌雄激素的是(　　)

A. 精原细胞　　　　　　　　B. 睾丸间质细胞　　　　C. 支持细胞

D. 精子细胞　　　　　　　　E. 初级精母细胞

5. 分泌雄激素结合蛋白的是(　　)

A. 精子细胞　　　　　　　　B. 初级精母细胞　　　　C. 支持细胞

D. 睾丸间质细胞　　　　　　E. 精原细胞

6. 经过形态变化演变为精子的细胞是(　　)

A. B 型精原细胞　　　　　　B. A 型精原细胞　　　　C. 初级精母细胞

D. 次级精母细胞　　　　　　E. 精子细胞

7. 成群分布于生精小管之间的细胞是(　　)

A. 精原细胞　　　　　　　　B. 支持细胞　　　　　　C. 睾丸间质细胞

D. 精子细胞　　　　　　　　E. 初级精母细胞

8. 形成精子顶体的细胞器是(　　)

A. 中心体　　　　　　　　　B. 核糖体　　　　　　　C. 线粒体

D. 滑面内质网　　　　　　　E. 高尔基复合体

9. 下列细胞中哪个染色体核型是错误的(　　)

A. 受精卵,46,XY 或 46,XX　　　　　　　　　　　B. 成熟卵细胞,23,X

C. 精原细胞,23,Y 或 23,X　　　　　　　　　　　D. 第一极体,23,X

E. 精子细胞,23,X 或 23,Y

10. 不属于生精小管的细胞是(　　)

A. 支持细胞　　　　　　　　B. 间质细胞　　　　　　C. 精原细胞

D. 初级精母细胞　　　　　　E. 精子细胞

11. 在睾丸切片的生精小管上皮中不易见到的细胞是(　　)

A. 精子　　　　　　　　　　B. 精子细胞　　　　　　C. 次级精母细胞

D. 初级精母细胞　　　　　　E. 精原细胞

12. 关于睾丸的结构哪项错误(　　)

A. 白膜在睾丸后缘增厚形成纵隔

B. 纵隔呈辐射状,深入睾丸内部,分隔形成锥形小叶

C. 每个小叶内有 1~4 条生精小管

D. 生精小管进入睾丸纵隔形成睾网

E. 直精小管进入睾丸纵隔,相互吻合呈网形成睾网

13. 睾丸的主要功能是(　　)

A. 产生精子　　　　　B. 产生精子和分泌雄性激素　C. 分泌雄激素结合蛋白

D. 分泌雌激素　　　　E. 形成精液

14. 关于睾丸支持细胞结构哪项是错误的(　　)

A. 呈长锥形,基部附于基膜,顶端达到腔面　　　　　B. 核染色浅,核仁明显

C. 核呈椭圆形,或不规则形　　　　　　　　　　　　D. 细胞界限不清楚

E. 细胞两侧及顶端无生精细胞嵌入

15. 关于睾丸支持细胞的功能哪项错误(　　)

A. 构成血-睾屏障　　　　　B. 能吞噬精子形成时丢失的胞质

C. 为生精细胞提供营养　　　D. 能合成和分泌雄激素,促进精子发生

E. 分泌少量液体有利于精子的输送

16. 关于前列腺的描述哪项是错误的(　　)

A. 腺泡上皮是由一种类型上皮构成

B. 腺泡上皮形态不一

C. 腺泡分泌物可形成圆形的凝固体

D. 腺体的支架组织含有平滑肌细胞

E. 凝固体钙化后称前列腺结石

二、填空题

1. 生精小管管壁由_____上皮构成,此种上皮由_____细胞和_____细胞构成。

2. 精细胞包括_____、_____、_____、_____和_____。

3. 附睾位于睾丸的_____,主要由_____和_____组成。

4. 自青春期开始,精原细胞不断分裂增殖,可分为_____和_____两型细胞,前者是生精细胞的_____,后者分化为_____。

三、名词解释

1. 精子发生　2. 支持细胞　3. 生精细胞　4. 前列腺凝固体　5. 精子形成　6. 血-睾屏障　7. 睾丸间质细胞

四、简答题

1. 睾丸的主要功能,以及与其相适应的组织结构有哪些?

2. 精子是在哪里产生的? 精子的发育经历哪几个阶段?

3. 睾丸间质细胞的形态结构和主要功能是什么?

4. 支持细胞的结构和功能。

5. 前列腺的微细结构如何?

五、论述题

1. 生精小管管壁的组织结构。

2. 附睾的结构和功能。

【参考答案】

一、单项选择题

1. B　2. C　3. E　4. B　5. C　6. E　7. C　8. E　9. C　10. B　11. C　12. D　13. B　14. E　15. D　16. A

二、填空题

1. 生精　生精　支持

2. 精原细胞　初级精母细胞　次级精母细胞　精子细胞　精子

3. 后上方　输出小管　附睾管

4. A　B　干细胞　初级精母细胞

三、名词解释

1. 从精原细胞发育为精子的过程称为精子发生,在人历时64天左右,经历精原细胞的增殖、精母细胞的减数分裂和精子形成3个阶段。

2. 支持细胞是生精小管管壁上皮细胞的一种,位于生精细胞之间,呈不规则的锥体状。这种细胞功能很多,可对生精细胞起支持、营养作用;促使各类生精细胞向管腔移动并释放;吞噬、处理精子形成过程中脱落的细胞质;合成雄激素结合蛋白(ABP);还参与构成血-睾屏障。

3. 生精细胞是产生精子的细胞,包括精原细胞、初级精母细胞、次级精母细胞、精子细胞和精子,最幼稚的生精细胞是精原细胞。从青春期开始,在垂体促性腺激素的作用下,精原细胞不断发育分化成初级精母细胞,初级精母细胞经第一次减数分裂后形成次级精母细胞,后者经第二次减数分裂后形成精子细胞,精子细胞经过一系列的形态改变后,发育成精子。

4. 前列腺分泌物凝固后形成的板层状小体称为前列腺凝固体。凝固体大小不一,呈圆形或椭圆形,嗜酸性,随年龄增长而增多,钙化后即成为前列腺结石。

5. 精子形成是指圆形的精子细胞通过形态变化转变为蝌蚪形精子的过程,主要包括:核染色质浓缩;从高尔基复合体形成顶体;中心粒形成精子尾部的运动结构——轴丝;线粒体集中在精子的中段,形成线粒体鞘;多余的细胞质脱落。

6. 血-睾屏障由睾丸间质的毛细血管内皮和基膜、薄层结缔组织、生精小管基膜及支持细胞间的紧密连接组成,以紧密连接最重要。该屏障既可阻止血液内的某些有害物质进入生精小管,也可阻止生精小管内精子抗原物质逸出导致自身免疫反应,对维持生精小管内微环境稳定具有重要意义。

7. 睾丸间质细胞成群分布在睾丸间质内,细胞较大,圆形或多边形,核圆,居中,胞质呈嗜酸性。细胞具有类固醇激素分泌细胞的超微结构特征,可分泌雄激素。

四、简答题

1. 睾丸的主要功能是产生、储存、运送精子;此外睾丸还具有分泌雄性激素的功能。与此相适应的组成结构分别为:①睾丸小叶内的生精小管,其管壁上皮细胞有2类,其中的生精细胞最后发育成熟形成精子;而直径小管和睾丸网是运送精子的管道。②在睾丸生精小管的睾丸间质中有一种特殊的内分泌细胞,叫睾丸间质细胞,它能合成并分泌雄性激素。

2. 精子是由睾丸里的生精小管产生。

精子发育3个过程:①精原细胞增殖期。精原细胞自青春期开始后,细胞不断分裂增殖,一部分成为干细胞,有丝分裂产生精原细胞,另一部分分化为初级精母细胞。②精母细胞减数分裂。二倍体的初级经母细胞迅速进入第一次减数分裂形成2个次级精母细胞,又迅速完成第二次减数分裂形成2个精子细胞。③精子形成期。精细胞分化为蝌蚪形精子过程,此过程主要是核极度浓缩,形成精子头部,高尔基复合体形成顶体覆盖于核的头部,中心体形成9+2组微管结构的轴丝,线粒体在轴丝外周形成线粒体鞘,多余的细胞质消失,形成精子。

3. 间质细胞体积较大,常单个或成群存在于间质血管附近。其形状为圆形或多边形,核圆,染色浅,细胞质嗜酸性。电镜观察,细胞具有类固醇激素分泌细胞的结构特点。间质细胞的主要功能是合成和分泌雄激素(睾酮),可促进男性生殖器官的发育,促进精子的发生并维持男性第二性征和性功能。

4. 支持细胞呈不规则的锥体状,细胞基底部宽,紧贴在基膜上,顶部伸向管腔。细胞顶部和侧面有多个凹陷,其中镶嵌着各级生精细胞,故细胞轮廓不清。细胞核呈椭圆形或三角形,核内染色质细疏,核仁明显。胞质弱嗜酸性,染色浅。相邻支持细胞近基部侧面的突起互相接触,形成紧密连接,将生精上皮分为基底室和近腔室两部分,前者位于上皮基膜和支持细胞的紧密连接之间,后者位于紧密连接上方,与生精小管管腔相通。支持细胞可对生精细胞起支持、营养作用;能促使生精细胞向管腔移动并促使精子向管腔中释放;能吞噬、处理精子形成过程中脱落的细胞质,还能合成雄激素结合蛋白,以提高生精小管内雄激素含量,促进精子的发生。支持细胞还参与构成血-睾屏障。血-睾屏障的存在将生精小管的近腔室与周围环境分隔开,既保证精子的发生在稳定的微环境中进行,又可阻止精子抗原进入血液,防止发生自体免疫反应。

5. 前列腺表面包有被膜,被膜的结缔组织和平滑肌深入腺实质构成支架组织,平滑肌的收缩可助分泌物排出。腺实质为复管泡状腺,可分为 3 个带:尿道周带位于尿道黏膜层,腺体小,又称黏膜腺;内带位于黏膜下层,称黏膜下腺;外带是腺体的主要部分,位于周边部,称为主腺。腺体分泌部腺腔较大,不规则,有许多高低不一的皱襞突入腔内。腺上皮细胞形态不一,有单层柱状、单层立方及假复层柱状上皮。腺体的分泌物稀薄,内含酸性磷酸酶、柠檬酸、锌等多种成分。分泌物凝固后可形成大小不等的板层状小体,称为前列腺凝固体。凝固体大小不一,呈圆形或椭圆形,嗜酸性,随年龄增长而增多,钙化后成为前列腺结石。

五、论述题

1. 生精小管管壁主要由生精上皮构成。生精上皮是一种特殊的复层上皮,由生精细胞和支持细胞构成。生精细胞包括精原细胞、初级精母细胞、次级精母细胞、精子细胞和精子。它们在管壁中,从基底到腔面作多层排列,镶嵌在支持细胞之间,代表着雄性生殖细胞分化过程的不同发育阶段。支持细胞为不规则的锥体形,基底面宽大,附于基膜上,顶端到管腔,侧面及顶面嵌有各级生精细胞,故细胞轮廓不清。支持细胞对生精细胞起支持、保护和营养作用,并具有分泌和吞噬功能,参与构成血-睾屏障。生精上皮外有基膜。基膜外侧有胶原纤维和一些扁平的肌样细胞。肌样细胞的结构和功能与平滑肌相似,其收缩有助于精子进入生殖管道。

2. 附睾的实质主要由输出小管和附睾管组成。输出小管管壁上皮包括 2 种细胞:高柱状纤毛细胞和低柱状细胞,两者相间排列,故管腔面不规则。上皮细胞有分泌功能,并能吸收消化管腔内物质。高柱状细胞的纤毛可向附睾管方向摆动,有助于精子排出。附睾管上皮为假复层纤毛柱状,由主细胞和基细胞组成,管腔规则。主细胞游离面有粗而长的静纤毛(微绒毛),细胞有分泌和吸收功能。上皮基膜外有薄层环行平滑肌。精子在附睾管上皮分泌物的作用下,达到功能上的成熟,获得主动运动的能力。

(邓成国　杨　虹)

第十九章　女性生殖系统

女性生殖系统包括卵巢、输卵管、子宫、阴道和外生殖器。卵巢是女性生殖腺,产生女性生殖细胞——卵子并分泌雌激素与黄体酮;输卵管是卵子受精和输送卵子的管道;子宫是孕育胎儿的器官;阴道是精子进入子宫及胎儿娩出体外的管道。此外,乳腺是分泌乳汁哺育胎儿的器官。上述器官的组织结构有其明显的周期性变化及年龄性变化。通过实验观察,要求掌握卵巢和子宫的组织结构与其周期性变化特征,并联系其功能意义。要熟悉输卵管及乳腺的组织结构特征。

【目的要求】

掌握卵巢的结构;卵泡的发育和功能;排卵、黄体的形成、结构与功能。

【重点及难点】

卵巢光镜结构特点。

【实习内容】

(一) 观察切片

观察切片见表 19-1。

表 19-1　观察切片

观察标本	标本编号	取材	染色法
卵巢		卵巢	HE
子宫		子宫(孕期)	HE
乳腺		乳腺(孕期)	HE

1. 卵巢

(1) 切片:卵巢、HE 染色。

(2) 肉眼观:卵巢表面光滑,周边部分为较厚的卵巢皮质,其中可见很多大小不等的圆形空泡,即为各级卵泡;中央狭小部分结构疏松,为卵巢髓质。

(3) 低倍镜:在卵巢表面覆盖有单层扁平或立方细胞组成的表面上皮,上皮深面为致密结缔组织组成的白膜,白膜的深面为卵巢皮质(卵巢的周边部分),在皮质内可见卵泡发育过程中各个发育阶段的各级卵泡、闭锁卵泡、黄体及卵泡间的结缔组织(图 19-1)。

1) 各级卵泡

A. 原始卵泡:位于皮质浅部,是数量很多而体积最小的圆形卵泡。卵泡中央有一个

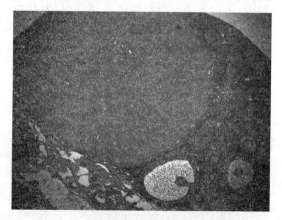

图 19-1　卵巢　示皮质(低倍)

较大的圆形的初级卵母细胞,胞核大而圆,呈空泡状,染色质细小而分散,核仁大而明显,胞质嗜酸性。初级卵母细胞周围由一层扁平的卵泡细胞所包围。

B. 初级卵泡:较原始卵泡大,由一个位于中央的已渐变大的初级卵母细胞和其周围的单层立方、柱状或多层卵泡细胞所组成。在卵泡细胞和初级卵母细胞之间可见一层较厚的均质的染成红色的透明带。卵泡细胞周围的结缔组织细胞密集,形成一层卵泡膜。

C. 次级卵泡:初级卵母细胞周围的卵泡细胞增加至6~12层,卵泡细胞之间可见一些大小不等、数量不定的腔隙,随着卵泡的发育增大,小腔逐渐融合成一个较大的卵泡腔,腔内有时可见染成粉红色的卵泡液。因切面关系,有时只切到卵泡腔而未切到卵细胞。由于卵泡液不断增多和卵泡腔不断扩大,将初级卵母细胞与其周围的一些卵泡细胞挤至卵泡一侧,形成一个凸入卵泡腔的隆起,称为卵丘。此时的初级卵母细胞体积更大,紧靠初级卵母细胞的一层卵泡细胞呈柱状,并整齐地排列成放射状,称为放射冠;组成卵泡壁的卵泡细胞则称为颗粒层。此时卵泡膜分化成内、外两层,内层含有较多的多边形或梭形的膜细胞和毛细血管,称为内膜层。外层为结缔组织,细胞与血管很少,而结缔组织纤维较多,含有少许平滑肌细胞,称为外膜层。次级卵泡形如囊状,又称囊状卵泡(图19-2)。

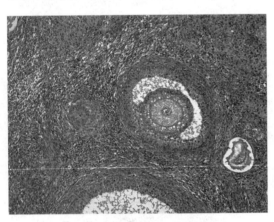

图19-2 卵巢 示次级卵泡(低倍)

D. 成熟卵泡:向卵巢表面突出,卵泡腔很大,颗粒层变薄。切片标本上很难看到(为什么?)。

E. 闭锁卵泡:卵泡的闭锁(退化)可发生在卵泡发育的各级卵泡,故其形态结构很不一致。可见一些大小不规则、壁呈塌陷状的卵泡,是各级卵泡退化而成的闭锁卵泡;卵细胞退化,卵母细胞核固缩,细胞形态不规则;卵泡细胞变小和分散,透明带皱缩,后消失。最终卵泡细胞与卵母细胞退化消失。卵泡闭锁后卵泡膜细胞肥大,变成上皮样细胞,排列成团或索,则形成间质腺,又称闭锁黄体。

F. 黄体:有时在卵巢皮质中还可看到由结缔组织包围的被染成粉红色的密集成群的细胞团,就是黄体。多数情况下很难看到(可看示教标本)。

(4) 高倍镜:可见黄体细胞排列成不规则细胞团或细胞索。粒黄体细胞较大,呈多边形,胞核圆形,可见明显的核仁,胞质染成粉红色,内含黄色脂色素颗粒及脂滴,有时可见脂滴溶解成为空泡。膜黄体细胞位于黄体周边部分,胞体较小,染色较深,其细胞结构与粒黄体细胞基本相同。

2. 增生期子宫内膜

(1) 切片:人增生期子宫、HE染色。

(2) 肉眼观:切片上紫蓝色部分为黏膜,较厚的粉红色部分为肌层。

(3) 低倍镜:子宫为管腔性器官,自内向外依次观察子宫壁的3层:黏膜、肌层及浆膜。

1) 黏膜(子宫内膜):由单层柱状上皮及固有层结缔组织组成。单层柱状上皮向固有层结缔组织内凹陷形成单管状的子宫腺,可见腺的纵切面(管状)、横切面(圆形)及斜切面(长圆形),腺底可达肌层。固有层结缔组织内可见丰富的血管(图19-3)。

2）肌层（子宫肌膜）：是很厚的平滑肌层，排列不整齐，分层不明显，肌层中有很多血管（以中层特别多）。

3）浆膜（子宫外膜）：由间皮和疏松结缔组织组成。

（4）高倍镜：观察子宫内膜。

1）上皮为单层柱状上皮，少数上皮细胞有纤毛，大多数细胞无纤毛。

2）固有层：较厚，由增生能力很强的结缔组织组成。可见很多梭形的基质细胞、子宫腺（腺上皮与黏膜上皮相同）及血管。

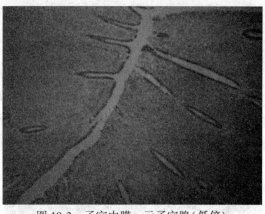

图 19-3　子宫内膜　示子宫腺（低倍）

（二）示教

示教见表 19-2。

表 19-2　示教标本

	示教标本	标本编号	取材	染色法
光镜	输卵管		人输卵管	HE
	黄体		卵巢	HE
电镜	粒黄体细胞			

1. 输卵管

（1）切片：人输卵管、HE 染色。

（2）低倍镜：为管腔性器官，管壁自内向外由黏膜、肌层及质膜三层组成。

1）黏膜：上皮为单层柱状上皮，较少的上皮细胞为有纤毛的纤毛细胞，较多的上皮细胞为无纤毛的分泌细胞（这两种上皮细胞各有何功能？）。固有层为薄层细密的结缔组织。上皮及固有层形成很多纵行而分枝的黏膜皱襞突入腔内，故管腔很不规则。

2）肌层：由内环行、外纵行两层平滑肌组成，但无明显分界（肌层有什么功能？）。

3）浆膜：由间皮及富有血管的结缔组织所组成。

2. 卵巢黄体

（1）切片：卵巢、HE 染色。

（2）高倍镜：照前述卵巢黄体的观察内容观察。

3. 分泌期子宫内膜

（1）切片：人分泌期子宫内膜、HE 染色。

（2）低倍镜：可见子宫内膜增厚，子宫腺增长而弯曲，腺腔大小、形态不一，腺细胞着色浅，在胞核的上方或下方可见空泡（这一特征有什么意义？）。此外可见体积较大的基质细胞，胞核椭圆形，胞核与胞质都着色浅。

4. 静止期乳腺

（1）切片：静止期乳腺、HE 染色。

（2）低倍镜：在富有脂肪组织的大量结缔组织中，可见很少量的腺泡和导管，腺泡腔小,由单层立方或低柱状上皮组成。小的导管与腺泡很难区分,大的导管管腔较大(图19-4)。

5. 活动期乳腺

(1)切片:活动期乳腺、HE染色。

(2)高倍镜:活动期乳腺包括妊娠期乳腺和哺乳期乳腺,两者的结构特点基本相同:结缔组织和脂肪组织减少,腺泡与导管增生,腺泡增大;处于分泌状态时,腺泡上皮呈高柱状,腺泡腔内未见分泌物;处于分泌后状态时,腺泡上皮呈立方或扁平形,腺泡腔内充满染成粉红色的分泌物(乳汁)。小叶间疏松结缔组织内可见血管及小叶间导管(为单层柱状上皮或复层柱状上皮组成)(图19-5)。

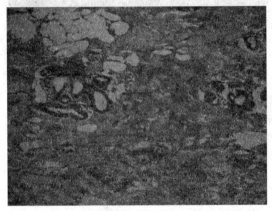 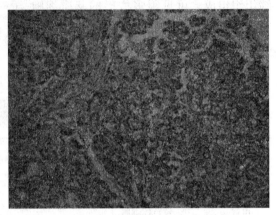

图19-4 静止期乳腺(低倍)　　　　　图19-5 活动期乳腺(低倍)

【思考题】

一、单项选择题

1. 受精时精子穿入(　　　)

A. 卵原细胞　　　　　B. 初级卵母细胞　　　　　C. 次级卵母细胞

D. 次级卵泡　　　　　E. 原始卵泡

2. 次级卵泡中的卵母细胞是(　　　)

A. 卵原细胞　　　　　B. 初级卵母细胞　　　　　C. 次级卵母细胞

D. 成熟卵细胞　　　　E. 卵泡细胞

3. 放射冠细胞是(　　　)

A. 初级卵母细胞　　　　　B. 次级卵母细胞　　　　　C. 卵原细胞

D. 成熟卵细胞　　　　　E. 卵泡细胞

4. 关于次级卵泡的叙述,哪项错误(　　　)

A. 内含一个次级卵母细胞　　　　　B. 卵泡细胞间有空隙或存在卵泡腔

C. 卵泡膜分内外两层　　　　　D. 放射冠由一层柱状卵泡细胞形成

E. 卵泡细胞层数增至6~12层

5. 初级卵母细胞完成第一次减数分裂是在(　　　)

A. 青春期前　　　　　B. 次级卵泡时期　　　　　C. 成熟卵泡形成时

D. 排卵前36~48小时　　　E. 受精时

6. 关于卵泡的发育,哪项错误(　　　)

A. 经过原始卵泡、生长卵泡和成熟卵泡三个阶段

B. 自青春期开始,所有的原始卵泡同时生长发育

C. 每 28 天左右通常只有一个卵泡发育成熟

D. 大部分卵泡退化为闭锁卵泡

E. 闭锁卵泡见于卵泡发育的不同阶段

7. 关于黄体的叙述,哪项错误(　　　)

A. 以膜黄体细胞为主构成

B. 血管丰富

C. 维持的时间长短决定于卵细胞是否受精

D. 黄体细胞均具有分泌类固醇激素细胞的结构特征

E. 主要分泌孕激素和雌激素

8. 子宫内膜处于增生早期,卵巢内发生的主要变化是(　　　)

A. 原始卵泡形成　　　　　　　　　B. 黄体发育

C. 卵母细胞完成第一次减数分裂　　D. 卵泡发育

E. 卵泡成熟

9. 子宫内膜月经期发生是由于(　　　)

A. 雌激素水平急剧下降　　　　　　B. 雌激素水平和孕激素水平急剧下降

C. 孕激素水平急剧下降　　　　　　D. 雌激素水平急剧上升

E. 雌激素和孕激素水平急剧上升

10. 卵巢排卵时,子宫内膜处于(　　　)

A. 月经期　　　　　　B. 增生早期　　　　　　C. 增生末期

D. 分泌早期　　　　　E. 分泌晚期

11. 形成透明带的细胞是(　　　)

A. 卵泡细胞　　　　　　B. 卵原细胞　　　　　　C. 初级卵母细胞

D. 卵泡细胞和卵原细胞　　E. 卵泡细胞和初级卵母细胞

12. 闭锁卵泡是指(　　　)

A. 退化的卵泡　　　　　B. 退化的次级卵泡　　　　C. 退化的成熟卵泡

D. 退化的初级卵泡　　　E. 退化的生长卵泡

13. 黄体形成于(　　　)

A. 闭锁卵泡增殖分化　　　B. 晚期次级卵泡闭锁变化

C. 间质腺增殖分化　　　　D. 基质细胞增殖分化

E. 排卵后残留的卵泡膜和卵泡壁增殖分化

14. 卵巢的间质腺由下列哪种细胞形成(　　　)

A. 卵泡膜的外层细胞　　　　　　　　　　B. 卵泡周围的结缔组织细胞

C. 卵泡细胞　　　　　　　　　　　　　　D. 闭锁次级卵泡的膜细胞

E. 黄体细胞

15. 关于黄体的描述哪项错误(　　　)

A. 颗粒黄体细胞体积大,染色浅　　　　　B. 月经黄体分泌松弛素

C. 膜黄体细胞体积小,染色深　　　　　　D. 黄体退化,由结缔组织代替

E. 妊娠黄体分泌松弛素

16. 子宫内膜为分泌期时,卵巢的结构是(　　　)

A. 卵泡开始发育和成熟　　　　　　　　　　B. 卵泡退化阶段

C. 黄体正在形成和发育　　　　　　　　　　D. 黄体正在退化

E. 卵泡膜正在形成

17. 直接使子宫内膜发生月经周期变化的激素是(　　　)

A. 松弛素　　　　　　　　B. 雄激素　　　　　　　　C. 雌激素和孕激素

D. LH　　　　　　　　　　E. FSH

二、填空题

1. 卵泡的发育分为_____、_____、_____、_____四个时期。

2. 初级卵母细胞第一次减数分裂完成于_____,第二次减数分裂完成于_____。

3. 黄体是由_____和_____构成,前者由_____分化形成,后者由_____分化形成。

4. 子宫壁由_____、_____和_____三层组成,其中前者可分为浅表的_____和深部的_____。

5. 原始卵泡由一个_____细胞和周围一层扁平的_____组成。

6. 子宫内膜可分为_____和_____,前者可以发生_____变化,并可接受受精卵的植入;后者功能是_____。

7. 子宫内膜分泌期又称_____,此时卵巢内正是_____,卵巢分泌的激素为_____和_____。

8. 排出的卵未受精,在卵巢内可形成_____;排出的卵受精则形成_____。后者可分泌_____、_____。

9. 子宫内膜月经周期变化可分为_____、_____和_____。

10. 子宫内膜增生期又称_____,此时卵巢内正是_____,卵巢分泌的激素为_____。

三、名词解释

1. 初级卵母细胞　　2. 黄体　　3. 月经周期　　4. 排卵

四、简答题

1. 简述卵巢的主要功能,以及与其相适应的组织结构有哪些。

2. 什么是排卵? 排出的"卵"包括哪几部分?

3. 黄体是怎样形成的? 有何功能?

4. 什么是月经周期? 包括哪几个时期?

五、论述题

1. 子宫内膜的周期性变化及其与卵巢激素的关系。

2. 卵泡的生长发育过程及形态结构的演变。

【参考答案】

一、单项选择题

1. C　2. B　3. E　4. A　5. D　6. B　7. A　8. D　9. B　10. C　11. E　12. A　13. E　14. D　15. B　16. C　17. C

二、填空题

1. 原始卵泡　初级卵泡　次级卵泡　成熟卵泡

2. 排卵前　受精时

3. 颗粒黄体细胞　膜黄体细胞　粒层细胞　膜细胞

4. 内膜　肌层　外膜　功能层　基底层

5. 初级卵母　卵泡细胞

6. 功能层　基底层　月经周期　增生和修复功能层

7. 黄体期　黄体形成期　孕激素　雌激素

8. 月经黄体　妊娠黄体　孕激素　雌激素

9. 月经期　增生期　分泌期

10. 增生期　卵泡生长发育期　雌激素

三、名词解释

1. 初级卵母细胞由胚胎时期卵原细胞增殖分化而来,为四倍体,出生后停留于第一次减数分裂的前期,至青春期后陆续继续生长。该细胞为圆形,体积大,核也大而圆,染色浅,核仁明显,胞质呈嗜酸性。

2. 成熟卵泡排卵后,残留在卵巢内的卵泡颗粒层和卵泡膜演化成具有内分泌功能的细胞团,称黄体,主要由膜黄体细胞和颗粒黄体细胞构成,它们都具有类固醇激素分泌细胞的结构特点。颗粒黄体细胞分泌孕激素,并与膜黄体细胞协同分泌雌激素。若排出的卵没有受精,黄体维持 12~14 天后退化,称月经黄体;若受精,黄体继续发育增大,称妊娠黄体。妊娠黄体除分泌大量的孕激素和雌激素外,还分泌松弛素,这些激素促使子宫内膜增生,子宫平滑肌松弛,以维持妊娠。

3. 女性自青春期始,在卵巢分泌的雌激素和孕激素的周期性作用下,子宫底部和体部的内膜功能层发生周期性变化,即每 28 天左右发生一次内膜剥脱、出血、修复和增生,称月经周期。每个月经周期是从月经的第一天起至下次月经来潮的前一天止。在典型的 28 天周期中,第 1~4 天为月经期,第 5~14 天为增生期,第 15~28 天为分泌期。

4. 排卵是指成熟卵泡破裂,次级卵母细胞从卵巢排出的过程。排卵一般发生在月经周期的第 14 天。

四、简答题

1. 卵巢的主要功能是产生卵子和分泌多种激素,与此相适应的组织结构分别为:①卵巢的皮质内含有成熟卵泡,成熟卵泡发育到一定阶段开始排卵,即产生卵子。②分泌雌激素的结构:卵泡内膜及颗粒细胞、间质腺细胞;分泌黄体酮的结构:黄体粒细胞、颗粒细胞、卵泡内膜细胞;分泌雄激素的结构:卵巢门细胞。

2. 排卵是成熟卵泡向卵巢表面突出,卵丘与卵泡壁分离,将次级卵母细胞连同透明带和放射冠排入腹膜腔,并很快到达输卵管壶腹部。排卵时间约在一个月经周期中的第 14 天。排卵以后若未受精,次级卵母细胞退化死亡,若 24 小时内受精,卵母细胞便完成第二次分裂形成成熟卵细胞。排出的"卵"包括次级卵母细胞,透明带,放射冠和一部分卵泡。

3. 排卵后,残留在卵巢内的卵泡颗粒层和卵泡膜在黄体生成素的作用下各腔内塌陷,卵泡膜的结缔组织和毛细血管也伸入颗粒层,这些成分逐渐演化成具有内分泌功能的细胞团,新鲜时呈黄色,即黄体。其中若排出的卵细胞迅速受精,黄体将继续发育,维持 6 个月称为妊娠黄体,若卵母细胞未受精,则黄体维持 14 天后退化,成为月经黄体。黄体内含有粒黄体细胞和膜黄体细胞,前者可分泌大量孕激素,后者可分泌雌激素,促进子宫内膜增生、腺体分泌和乳腺发育。

4. 自青春期开始到绝经期止,在女性激素的作用下,子宫内膜功能层每 28 天左右发生一次脱落和出血,称为月经周期。在时间上为上一次月经到来时开始到下次月经到来时结束。可分为月经期(1~4 天)、增生期(5~14 天),分泌期(15~28 天)。

五、论述题

1. 子宫内膜周期性变化是由青春期起,在卵巢分泌的雌激素和孕激素周期性作用下,子宫内膜功能层出现约 28 天一次的周期性剥落、出血和修复的变化,称月经周期。约 28 天的月经周期可分为月经期,增生期和分泌期共三期。增生期是在卵巢分泌的雌激素作用下,子宫内膜增厚、修复;分泌期是在雌激素、孕激素的共同作用下,子宫内膜继续增厚,达到最高峰,由于黄体退化,卵巢的激素水平骤降,螺旋动脉收缩后又突然短暂扩张,于是子宫内膜坏死、剥落、出血,即进入月经期。如此反复循环,有序地调节和维持着卵巢和子宫内膜的周期性正常活动。子宫内膜的周期性变化受卵巢周期性活动控制。卵巢的周期性活动又受垂体前叶分泌的促性腺激素即卵泡刺激素和黄体生成素的调节;卵泡刺激素刺激卵泡的生长和分泌雌激素,黄体生成素则协同卵泡刺激素促使卵泡成熟、排卵和黄体生成。而促性激素的分泌又受下丘脑神经元分泌的促性腺激素释放激素的调节。

2. (1) 原始卵泡:位于皮质浅层,数量多,体积小,由中央的一个初级卵母细胞和周围一层扁平的卵泡细胞构成。

(2) 初级卵泡:从青春期开始,在 FSH 的作用下,由原始卵泡陆续发育而来。①卵母细胞增大,靠近质膜出现皮质颗粒;②卵泡细胞增生,由扁平变为立方或柱状,由单层变为多层;③在卵泡细胞与卵母细胞之间出现透明带;④卵泡膜出现。

(3) 次级卵泡:由初级卵泡继续发育形成。①初级卵母细胞进一步增大;②其卵泡细胞增至 6~12 层,出现卵泡腔,腔内充满卵泡液,随着卵泡腔扩大,卵丘形成;③卵泡膜分为内外两层。

(4) 成熟卵泡:在 FSH 和 LH 的共同作用下,次级卵泡发育为成熟卵泡。卵泡液急剧增多,卵泡体积显著增大,卵泡壁越来越薄并向卵巢表面突出。初级卵母细胞完成第一次减数分裂,并迅速进入第二次减数分裂的中期。

(邓成国　杨　虹)

第二十章 胚胎学绪论、胚胎发生总论

胚胎发生是指从受精卵形成、发育为成熟胎儿的连续过程。但是这种复杂的过程要在极小的胚胎上进行观察是比较困难的,因此只能借助于模型和标本。在观察模型、标本时,要注意胚胎发育各阶段的结构变化,即胚体外形的改变和胚体内部原始器官的形成和变化。将时间概念和动态变化结合起来。

【目的要求】

(1)掌握胚胎的形成和植入过程。

(2)掌握三胚层的形成和分化。

(3)掌握胎盘的结构和功能。

(4)熟悉受精过程、时间、地点、条件及意义;胎膜的形成、结构和功能。

【重点及难点】

胚胎的植入;三胚层的形成分化;胎膜结构。

【实习内容】

(一)观察模型

要求掌握受精、卵裂、胚泡形成与植入的过程。

1. 受精、卵裂、胚泡形成与植入(第一周)

(1)受精卵:受精卵模型。受精卵与其表面3个黏细胞(极体)。

(2)卵裂:卵裂期的一组模型。受精后约30小时,受精卵分裂成2个卵裂球。其中一个较大(绿色),以后分化为滋养层;另一个较小(白色),主要形成未来胚体。由于较大的卵裂球很快分成两个等大的卵裂球,而小卵裂球此时尚未分裂,故为三细胞期。

(3)桑椹胚:桑椹胚期模型。受精后3天,已形成12~16个卵裂球的实心胚,貌似桑椹,故称桑椹胚。来自绿色卵裂球的细胞逐步由外面包绕白色卵裂球。

(4)胚泡:胚泡期模型,此模型为剖面观。受精后4天,桑椹胚已发育成胚泡。胚泡由3个部分组成,即滋养层(绿色)、内细胞群(白色)和胚泡腔。

(5)植入:胚泡植入子宫内膜的一组模型。受精后6~7天,胚泡的内细胞群侧滋养层先与子宫内膜接触,并将其溶解,逐渐埋入子宫内膜,然后子宫内膜上皮增殖,修复表面缺口。

滋养层细胞在植入过程中,增殖分化为浅层的合体滋养层(浅绿色,细胞界限消失)和深部的细胞滋养层(绿色,细胞界限清楚)。

胚泡植入后的子宫内膜称为蜕膜。根据蜕膜与胚泡植入的位置关系,将蜕膜分为基蜕膜、包蜕膜和壁蜕膜3个部分。

2. 胚层形成与胚盘(第2周~第3周)。要求掌握胚层及胚盘的形成过程。

(1)二胚层胚盘的形成(第2周):由二胚层形成的一组模型。

1)上胚层和下胚层的形成:上胚层是邻近绒毛膜的一层柱状细胞(蓝色),下胚层是内细胞群近胚泡腔面的立方形细胞(黄色)。上、下胚层相贴形成胚盘。

2) 羊膜腔:即上胚层与绒毛膜之间出现的一个腔隙,位于胚盘背侧。

3) 卵黄囊:二胚层期剖面模型。受精后 12 天,下胚层细胞沿周缘向腹下方增殖延伸,包卷围成一个囊腔(黄色),为卵黄囊。

胚外中胚层:二胚层期剖面模型。受精后 10 天,胚泡腔内出现一些散在的细胞,称为胚外中胚层(红色),随后出现的一个大腔为胚外体腔。

绒毛膜:二胚层期胚整体观模型。受精后 11 天,细胞滋养层增生,一部分细胞加入合体滋养层(浅绿色),向表面伸出指状突起为绒毛。此时滋养层称为绒毛膜。

(2) 三胚层胚盘的形成(第 3 周):用三胚层形成的一组模型观察。

1) 胚盘背面观:受精后第 16 天,胚盘尾侧中轴线上的细胞增殖,形成原条,其中央下凹成一条纵沟为原沟;原条头端的细胞迅速增生,形成一个球形膨大的细胞结,称为原结,其细胞也下陷形成原凹。

2) 胚盘腹面观:胚盘腹面为下胚层(后细胞为上胚层细胞取代,改称内胚层,黄色),周边连于卵黄囊。

3) 胚盘横切面观:在内、外胚层之间夹有胚内中胚层(红色)。

4) 胚盘正中纵切面观:在胚盘尾侧内、外胚层之间有原条(红色)。其尾端有一内、外胚层紧密相贴的泄殖腔膜;原结前方内、外胚层之间有脊索,脊索头端有内、外胚层相贴形成的口咽膜。

3. 三胚层形成与胚层分化(第 4 周~第 8 周)与胎儿期(第 9 周~出生)。

(1) 胚体的形成:用受精后第 22 天、26 天、5 周和 8 周人胚模型观察。

受精后 3~4 周,已形成神经管、脊索和体节。胚盘中轴生长快于两端,头尾生长速度又快于两侧,结果胚体向背侧隆起,胚盘边缘向腹侧包卷,形成头褶、尾褶和侧褶,使扁平的胚盘变为圆柱状的胚体。口咽膜和生心区转到腹侧,体蒂和泄殖腔膜也移向腹侧。第 8 周末,胚体外表可见眼、耳、鼻和上、下肢芽,已初具人形。

(2) 胚层分化:用受精后第 19 天、22 天、26 天人胚模型观察。

1) 外胚层的分化:受精后第 19 天,脊索背面的外胚层增厚,形成神经板,神经板的两侧缘向背侧隆起,形成神经褶,其中央下凹为神经沟。两侧神经褶在正中线靠拢愈合成神经管,神经管头尾两端各留一孔,即前、后神经孔。在神经管背外侧的一些细胞形成神经嵴。其余部分的外胚层分化为表皮等器官。

2) 中胚层的分化:神经管两侧的中胚层形成纵列的细胞索,为轴旁中胚层,轴旁中胚层不久横裂为块状的体节。体节外侧为一狭长的细胞带,即间介中胚层。间介中胚层的腹外侧为侧中胚层,分为背侧的体壁中胚层和腹侧的脏壁中胚层,二者之间的腔为胚内体腔。侧中胚层在口咽膜前缘会合,成为生心区。

3) 内胚层的分化:当胚体形成时,内胚层卷折成原始消化管,它将分化为消化管、消化腺和下呼吸道等器官的上皮。

4. 胎盘与胎膜:用妊娠子宫的剖面模型观察,要求掌握胎膜与胎盘的形成过程。

(1) 胎膜

1) 绒毛膜:包在胚体最外面模型上为粉红色。近基蜕膜部分为丛密绒毛膜,面向包蜕膜的部分为平滑绒毛膜。

2) 羊膜:绒毛膜内面的薄膜为羊膜(蓝色)。羊膜所包围的腔为羊膜腔。

3) 卵黄囊:位于胚体腹面的腔囊,在脐带形成时包入脐带内。

4) 尿囊:在卵黄囊尾侧由原肠突入体蒂内的小囊(黄色)。

5) 脐带:连于胚胎脐部与丛密绒毛膜之间的索状结构。

(2) 胎盘:由丛密绒毛膜和基蜕膜所组成。其胎儿面光滑,表面覆以羊膜,脐带附于其上;母体面粗糙,为基蜕膜。基蜕膜形成的胎盘隔把胎盘分成 15~30 个胎盘小叶。

5. 大体标本

(1) 胚胎:观察第 9 周、12 周、16 周、20 周、24 周、28 周、32 周、38 周正常胎儿标本及畸形胎儿示教。

(2) 胎盘:足月的胎盘为圆盘形,中央厚而周边薄。它有两个面:母体面凹凸不平,可见略突起的胎盘小叶;胎儿面光滑,表面覆以羊膜,近中央有脐带附着。

(3) 胎膜:卵黄囊与尿囊都已退化。脐带一端连于胎盘,一端为断端,从断面上可看到 3 条脐血管。羊膜为半透明的薄膜,包在脐带的表面及覆盖在胎盘的胎儿面,并从胎盘边缘反折衬在平滑绒毛膜的内表面。

【思考题】

一、单项选择题

1. 胚泡形成于受精后(　　)

A. 第 3 天　　　　B. 第 4 天　　　　C. 第 5 天

D. 第 6 天　　　　E. 第 7 天

2. 受精的部位是在(　　)

A. 输卵管壶腹部　　B. 输卵管峡部　　C. 输卵管漏斗部

D. 子宫底、体部　　E. 子宫颈部

3. 人类胚胎的发育时间大约是(　　)

A. 46 天　　　　B. 256 天　　　　C. 266 天(38 周)

D. 276 天　　　　E. 286 天

4. 胎期是指胚胎发育的(　　)

A. 第 6 周~出生　　B. 第 8 周~出生　　C. 第 9 周~出生

D. 第 10 周~出生　　E. 第 11 周~出生

5. 胚胎发育第 2 周,充填于细胞滋养层和卵黄囊、羊膜囊之间的是(　　)

A. 内胚层　　　　B. 外胚层　　　　C. 中胚层

D. 胚外中胚层　　E. 间充质

6. 参与形成胎盘的结构是(　　)

A. 基蜕膜　　　　B. 包蜕膜　　　　C. 壁蜕膜

D. 平滑绒毛膜　　E. 羊膜

7. 原条来源于(　　)

A. 上胚层　　　　B. 下胚层　　　　C. 内胚层

D. 外胚层　　　　E. 中胚层

8. 诱导神经管发育的是(　　)

A. 原条　　　　B. 原结　　　　C. 原凹

D. 原沟　　　　E. 脊索

9. 二胚层胚盘出现于胚胎(　　)

A. 第 1 周　　　　B. 第 2 周　　　　C. 第 3 周

D. 第 4 周　　　　　　　　　　E. 第 5 周

10. 脑和脊髓来自(　　)

A. 内胚层　　　　　　　B. 外胚层　　　　　　　C. 间介中胚层

D. 轴旁中胚层　　　　　E. 侧中胚层

11. 体节属于(　　)

A. 轴旁中胚层　　　　　B. 间介中胚层　　　　　C. 胚外中胚层

D. 体壁中胚层　　　　　E. 脏壁中胚层

12. 在女性生殖管道内,精子的受精能力一般可维持(　　)

A. 24 小时　　　　　　　B. 48 小时　　　　　　　C. 60 小时

D. 66 小时　　　　　　　E. 72 小时

13. 从内向外,中胚层依次分为(　　)

A. 轴旁中胚层、间介中胚层、侧中胚层

B. 间介中胚层、侧中胚层、轴旁中胚层

C. 侧中胚层、轴旁中胚层、间介中胚层

D. 轴旁中胚层、侧中胚层、间介中胚层

E. 侧中胚层、间介中胚层、轴旁中胚层

14. 后神经孔未闭合可形成(　　)

A. 无脑畸形　　　　　　B. 独眼畸形　　　　　　C. 无眼

D. 无耳　　　　　　　　E. 脊髓裂和脊柱裂

15. 属于胎膜的结构是(　　)

A. 绒毛膜、羊膜、卵黄囊、尿囊和脐带

B. 绒毛膜、羊膜、卵黄囊、尿囊和胎盘

C. 绒毛膜、羊膜、卵黄囊、体蒂和脐带

D. 绒毛膜、羊膜、包蜕膜、尿囊和脐带

E. 绒毛膜、壁蜕膜、卵黄囊、尿囊和脐带

16. 生殖系统的主要器官来自(　　)

A. 轴旁中胚层　　　　　B. 间介中胚层　　　　　C. 体壁中胚层

D. 脏壁中胚层　　　　　E. 侧中胚层

17. 精子获能的部位是(　　)

A. 睾丸　　　　　　　　B. 附睾　　　　　　　　C. 输精管

D. 阴道　　　　　　　　E. 子宫和输卵管

18. 构成二胚层胚盘的是(　　)

A. 上胚层和内胚层　　　B. 外胚层和下胚层　　　C. 上胚层和下胚层

D. 内胚层和外胚层　　　E. 上胚层和外胚层

19. 桑椹胚所含卵裂球数目是(　　)

A. 8~10 个　　　　　　　B. 10~12 个　　　　　　C. 12~16 个

D. 16~20 个　　　　　　E. 20~30 个

20. 植入子宫内膜的结构是(　　)

A. 卵子　　　　　　　　B. 受精卵　　　　　　　C. 卵裂球

D. 桑椹胚　　　　　　　E. 胚泡

21. 周围神经系统来源于(　　)

　　A. 神经板　　　　　　　B. 神经沟　　　　　　　C. 神经褶

　　D. 神经嵴　　　　　　　E. 神经管

22. 内胚层来源于(　　)

　　A. 上胚层　　　　　　　B. 下胚层　　　　　　　C. 外胚层

　　D. 中胚层　　　　　　　E. 胚外中胚层

23. 足月分娩时,羊水正常量是(　　)

　　A. 500~1000ml　　　　B. 1000~1500ml　　　　C. 1500~2000ml

　　D. 2000~2500ml　　　E. 2500~3000ml

24. 透明带内能与精子特异性结合的蛋白是(　　)

　　A. ZP1　　　　　　　　B. ZP2　　　　　　　　C. ZP3

　　D. ZP4　　　　　　　　E. ZP5

25. 前置胎盘的成因是植入发生于(　　)

　　A. 子宫底　　　　　　　B. 子宫体　　　　　　　C. 子宫颈内口

　　D. 输卵管子宫口　　　　E. 输卵管

二、填空题

1. 人胚胎在子宫中发育经历的时间是_____天,可分为两个时期即_____和_____。

2. 胚泡由_____、_____和_____组成。

3. 胚胎植入后,子宫蜕膜分为 3 个部分,即_____、_____和_____。

4. 中胚层从内向外依次分化分 3 个部分,即_____、_____和_____。

三、名词解释

1. 植入　2. 顶体反应　3. 透明带反应　4. 获能

四、简答题

1. 简述胎盘的功能。

2. 胎膜包括哪些结构?

3. 简述三胚层由哪几层构成。

4. 简述胎盘的构成。

五、论述题

1. 何谓受精?简述受精的过程和意义?

2. 试述二胚层胚盘及相关结构的发生?

3. 简述胚内中胚层的早期分化?

4. 试述胎盘膜的结构?

【参考答案】

一、单项选择题

1. B　2. A　3. C　4. C　5. D　6. A　7. A　8. E　9. B　10. B　11. A　12. A　13. E

14. E　15. A　16. B　17. E　18. C　19. C　20. E　21. D　22. A　23. B　24. C　25. C

二、填空题

1. 266　胚期　胎期

2. 胚泡腔　滋养层　内细胞群

3. 基蜕膜　包蜕膜　壁蜕膜

4. 轴旁中胚层　间介中胚层　侧中胚层

三、名词解释

1. 胚泡侵入子宫内膜的过程称植入。植入始于受精后第 5 天末或第 6 天初,完成于第 11 天左右。植入的部位是子宫前壁或后壁的子宫内膜。

2. 接触到透明带后,精子头与透明带 ZP3 结合,诱发顶体前膜与精子头部表面的细胞膜融合并破裂,形成许多小孔,使顶体酶得以释出,这一过程称为顶体反应。

3. 精子与卵子结合后,卵子的皮质颗粒释放酶类,使透明带结构发生变化 ZP3 分子变性,使之不能再与精子结合,从而阻止其他精子穿越透明带,这一过程称为透明带反应。

4. 刚排出的精子并不具备使卵子受精的能力,因为精子头外表面覆盖一层来自精液的糖蛋白,它能阻止顶体酶的释放。精子通过子宫和输卵管时,该糖蛋白被去除,精子获得使卵子受精的能力,这一现象称为获能。

四、简答题

1. 胎盘功能包括两个方面:即物质交换功能和内分泌功能。胎儿可通过胎盘从母血获取营养和 O_2,并将代谢产物和 CO_2 排入母血,这一过程是通过胎盘膜进行的。胎盘的合体滋养层细胞可分泌多种激素,其中包括:①绒毛膜促性腺激素;②胎盘催乳素;③孕激素和雌激素。

2. 胎膜包括 5 个部分结构:绒毛膜、羊膜、卵黄囊、尿囊及脐带。

3. 外胚层、中胚层和内胚层。

4. 胎盘由胎儿的丛密绒毛膜和母体的基蜕膜共同组成。

五、论述题

1. (1) 精子与卵子结合成为受精卵的过程称为受精。

(2) 受精的过程:①精子在输卵管壶腹部与卵子相遇后,发生顶体反应,释放顶体酶,穿过放射冠和透明带,进入卵周隙。②精子头侧面细胞膜与卵细胞膜相贴并融合,精子核及胞质进入卵细胞的胞质。同时,发生透明带反应,卵膜下方胞质中的皮质颗粒释放其内容物进入卵周隙,引起了透明带结构和 ZP3 糖蛋白分子的变化,使透明带失去了接受精子穿越的功能,阻止多精入卵和多精受精的发生,保证人类单精受精的生物学特性。③精子的进入激发卵细胞完成第二次减数分裂,形成一个成熟的卵细胞;卵子和精子细胞核分别变成雌原核和雄原核。④两性原核向细胞中部靠拢并相互融合,核膜消失,染色体混合,形成了二倍体的受精卵。

(3) 受精的意义:①受精是两性生殖细胞相互融合和相互激活的过程,是新生命的开端。②受精过程是双亲的遗传基因随机组合的过程,并使受精卵恢复二倍体核型。③受精决定新个体的遗传性别,核型为(23,X)的精子与卵子受精,新个体性别是女性;核型为(23,Y)的精子与卵子结合,新个体的性别是男。

2. ①随着胚泡的植入,内细胞群分化为两层,上方的一层柱状细胞称上胚层,下方的一层立方细胞称下胚层;由上、下两胚层构成的椭圆形细胞盘称二胚层胚盘。②受精后第 8 天,在上胚层细胞之间出现了一个小腔;由于小腔的扩大,一层上胚层细胞被推向胚端的细胞滋养层,形成了贴在细胞滋养层内面的羊膜,羊膜和上胚层之间的腔称羊膜腔,内含羊水。③受精后第 9 天,下胚层周缘的细胞增生并逐渐覆盖了细胞滋养层的内表面,形成一层扁平细胞,称外体腔膜;当外体腔膜完全包绕了原胚泡腔时,便形成了一个位于下胚层下方的初级卵黄囊。④受精后第 10~11 天,在外体腔膜与细胞滋养层之间出现了呈疏松网状的组织,称胚外中胚层;胚外中胚层内逐渐出现腔隙并融合形成胚外体腔;胚外体腔将胚外中胚层分隔为内、外两层,外层铺衬在细胞滋养层的内表面和羊膜的外面,称胚外中胚层的壁层,内层覆盖在初级卵黄囊的外面,称胚外中胚层的脏层。⑤与此同时,下胚层周缘的细胞增生并沿着胚外中胚层的脏层向腹侧迁移并愈合,形成次级卵黄囊;而初级卵黄囊萎缩退变成了多个外体腔泡。⑥受精后第 14 天左右,随着胚外体腔的扩大,二胚层胚盘及其背侧的羊膜囊和腹侧的卵黄囊由一束胚外中胚层组织构成的体蒂悬吊在胚外体腔中。

3. ①受精后第 17 天左右,位于三胚层胚盘中轴部位的中胚层增生,在中轴两侧形成两条增厚的细胞带,称轴旁中胚层;胚盘外侧的中胚层称侧中胚层;轴旁中胚层与侧中胚层之间的中胚层称间介中胚层。②受精后第 20 天左右,轴旁中胚层呈节段性增生,形成分节状中胚层团块,称体节。体节从胚的头端到尾端先后出现,大约每天出现 3 对,至第 5 周末共出现 42~44 对。体节的内侧和腹侧部分称生骨节,分化为中轴的骨骼;体节的外侧部分称生皮节,分化为背部真皮和皮下结缔组织;生皮节的内侧出现生肌节,分化为中轴的骨骼肌。③间介中胚层是泌尿生殖系统的原基:其头端形成节段性排列的生肾节,分化为前肾;尾端不分节,称生肾索,分化为中肾、后肾和生殖腺。④侧中胚层中出现的胚内体腔将其分成紧贴外胚层的体壁中胚层和覆盖内胚层的脏壁中胚层;前者分化为腹侧和外侧体壁中的肌肉、结缔组织和腹膜、胸膜、心包膜的壁层;后者分化为消化管壁上的肌肉、结缔组织和腹膜、胸膜、心包膜的脏层;胚内体腔变成腹膜腔、胸膜腔和心包腔。

4. 胎盘膜:①又称胎盘屏障,是一种选择性透过膜,营养物质、代谢废物、抗体蛋白等可以定向通过,而有些大分子物质,特别是有害物质、细菌、血细胞等一般不能通过。②胎盘膜由绒毛内毛细血管内皮及其基膜、合体滋养层和细胞滋养层及其基膜和两基膜之间的少量结缔组织构成。③合体滋养层较厚,胞质嗜碱性,含较丰富的游离核糖体、粗面内质网和滑面内质网,高尔基复合体较发达,还含有较多的溶酶体、吞噬体和吞饮小泡,说明合体滋养层细胞代谢旺盛,并有着活跃的合成和转运功能。④细胞滋养层细胞含有比较丰富的游离核糖体和线粒体,其他细胞器均不发达。

（晏长荣　李必俊）

第二部分　病理学基本实验

第二十一章　实习内容和方法

一、病理学实习目的

病理学是联系基础医学和临床医学的桥梁学科,是学好临床各科的必要基础。病理学又是一门实践性较强的课程,我们必须加强实习,在实习过程中对各种病理过程和各种不同疾病的病理变化进行反复、认真、细致的观察和分析,才能学会辨认各个不同疾病的病理变化及与临床病理联系之间的关系。

实习的目的是验证所学理论知识并培养观察病变的能力。同学们观察标本,必须注意把抽象的理论概念和形态描述与客观实际相结合,从而加深对所学理论知识的理解,达到牢固掌握的目的。同学们要逐步学会对病理标本进行观察、记述和描绘的方法(包括熟练掌握显微镜的使用),做出较准确的病理诊断。同学们还要学会正确认识各种基本病变,并对所见各个病变进行综合分析,揭示它们的内在联系,分析其因果关系,从而对某一疾病得到比较完整的认识,培养独立科学思维和解决问题的能力。

二、病理学实习内容和方法

(一) 大体标本一般观察方法和注意事项

临床上常需运用肉眼观察来判断病变的基本性质,因而掌握正确的肉眼观察方法具有很重要的实际意义。大体标本的一般观察原则如下:

(1) 判定所观察的标本是什么组织或器官。

(2) 检测病变器官或组织的大小、质量、形状、颜色、硬度等,判定其中有无病变。

(3) 按一定顺序从表面及切面观察病变的位置大小、形状、色泽、硬度及与周围组织的关系。

(4) 判定病变的性质及其发展阶段,对疾病做出初步诊断。

(5) 观察大体标本的注意事项

1) 固定液:同学们所观察的大体标本是取自尸体或临床手术切除的活体标本,为了保存均需用一定的固定液。最常用的固定液是10%的中性福尔马林(甲醛),为无色透明液体,固定后组织一般呈灰白色,血液呈黑褐色。

2) 轻拿轻放标本瓶,观察时双手平托住标本瓶,以免损坏;禁止倾斜、放倒、倒置及振荡,以免固定液流出、混浊影响对标本的保存和观察。如有损坏立即报告教师。

3）在复习标本架或标本柜中的标本时,观察之后一定要放回原处。

（二）病理组织切片的一般观察方法和注意事项

病理组织切片的观察、描述、诊断亦是由于各器官系统或各种疾病而有所不同,需要在学习各章节、各疾病时逐步学习和掌握。这里仅就观察切片的一般原则予以扼要介绍。

（1）观察切片一般要求由肉眼-低倍-高倍逐步仔细观察。

（2）肉眼观察:观察切片上组织块的大小、形态、结构、染色等。

（3）低倍镜观察:主要观察病变组织结构。

1）观察方法:实质器官一般由外（被膜侧）向内,空腔器官由内向外逐层观察。依序逐个视野连续观察,以免遗漏小的病变。

2）观察内容:①根据组织学的特点,判断器官组织的来源。②与正常组织对照,观察病变并判断其性质。

（4）高倍镜观察:观察病变的细胞等微细结构。

（三）临床病理讨论

对疾病的认识和判断是一个极其复杂的过程。在临床实践中,由于种种主观、客观原因,有时对某些病变复杂的疾病难以及时做出正确诊断,甚至造成误诊或漏诊,必要时需进行会诊和临床病理讨论（clinicopathological conference,CPC）。对病理实验课来说,临床病例讨论属于综合型实验,可以提高学生的综合判断能力。

临床病理讨论会的程序一般是:

（1）临床医生报告患者或死者之病史、临床检查情况及诊疗经过;

（2）病理医师报告病理所见或尸检结果,并联系患者临床病程加以分析;

（3）参加讨论的有关各科室医师进行分析讨论,探讨临床诊断及治疗是否正确;

（4）进行临床—病理综合讨论,对疾病做出诊断。

（四）病理尸体剖检实习

尸体剖检（atopy）是病理学的极其重要的学习和研究方法。在实习中,要求同学们仔细听取讲解,注意观察剖检的步骤和方法,在教师指导下认真观察所发现的病变,做好笔记,联系理论知识进行总结,务求通过尸检实习,巩固提高所学病理学知识。

尸检是经死者生前嘱托或家属同意后施行的,是死者对祖国医学教育和科研工作的最终贡献,因此,我们应怀着对死者的敬意,以严肃认真的态度进行尸检实习。在尸检室内禁止喧哗,标本要加以爱护,实习后不得将尸检所见以不严肃的态度,不恰当的语言任意外传,以免造成不良影响。

我们在实习中会选取一些适当的尸检病例,在老师指导下,采用临床病理讨论的方法,由各实习组学生进行学习讨论。

三、实习课要求和注意事项

1. 实习学时　理论学时与实验学时之比一般为 $1:1$。

2. 实习成绩　实习考试（标本,切片）及作业成绩占病理学成绩的 30%。

3. 实习报告

(1) 实习报告数量及质量。

(2) 填写实习报告内容:包括目的要求、标本、切片名称和诊断病变特点。

(3) 选绘切片镜下典型的病变组织及细胞,并做相应指示说明。

(4) 绘图要求用红蓝铅笔(自备)。

4. 学习方法

(1) 动态与静态相联系。

(2) 整体与局部相联系。

(3) 宏观与微观相联系。

(4) 病理与临床相联系。

5. 注意事项 爱护大体标本及病理切片,若损坏标本,要求赔偿。

(国宏莉 王 珏)

第二十二章 细胞、组织的适应和损伤

【目的要求】

（1）掌握萎缩、肥大、增生和化生的概念及病理变化。

（2）掌握各种变性的形态学特征。

（3）掌握组织坏死的形态学标志和各型坏死的形态学特征。

【大体标本】

1. 肾脏压迫性萎缩（pressure atrophy of kidney）

病变：肾盂、肾盏高度扩张，形成多个相互连通的囊腔，肾实质受压萎缩显著变薄（图 G-1）。

2. 脂肪肝（fatty liver）

病变：肝脏肿大，被膜紧张，边缘钝圆，呈土黄色，质软，质量减轻，可悬浮于固定液中（图 G-2）。

3. 糖衣脾（sugar coating spleen）

病变：脾被膜局限性增厚，灰白色，半透明，似局部涂上一层糖衣（图 G-3）。

4. 脾凝固性坏死（anemic infarct of the spleen）

病变：脾被膜下及切面见数个灰白色楔形病灶，局部干燥，坚实。病灶周围可见暗红色充血出血带（图 G-4）。

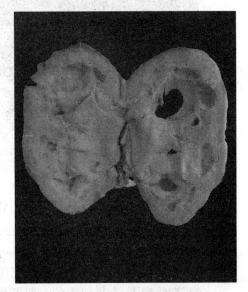

图 G-1　肾压迫性萎缩

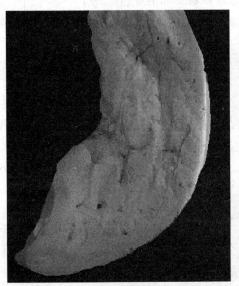

图 G-2　脂肪肝

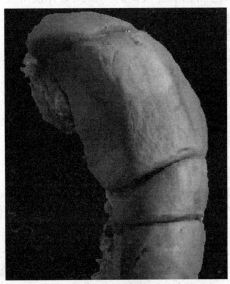

图 G-3　糖衣脾

5. 小肠湿性坏疽（moist gangrene of intestine）

病变：小肠呈节段性污黑色，切面见肠壁高度肿胀，与正常组织分界不清（图 G-5）。

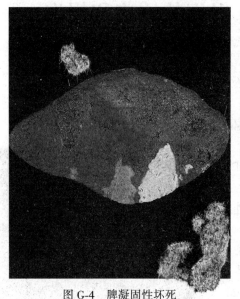

图 G-4　脾凝固性坏死　　　　　　　　图 G-5　小肠湿性坏疽

【切片】

1. 心肌褐色萎缩（brown atrophy of the myocardium）

病变特点：

（1）标本取自萎缩的心脏。

（2）低倍镜下，见萎缩的心肌纤维比正常心肌纤维纤细，心肌纤维间隔增宽。

（3）高倍镜下，在纵切面的心肌纤维细胞核的两端可见脂褐素颗粒，呈黄褐色细颗粒状物。适当调节显微镜的光圈或聚光镜可使色素颗粒更加清楚（图 S-1）。

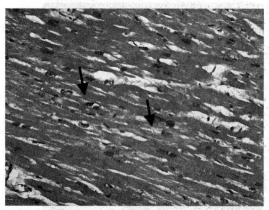

图 S-1　心肌褐色萎缩

→脂褐素

2. 子宫颈鳞状上皮化生（squamous epithelial metaplasia of the cervix）

病变特点：

（1）标本自取慢性子宫颈炎组织。

（2）镜下，见部分子宫颈柱状上皮为复层扁平上皮所取代，并延伸到腺体，取代部分或整个腺体（图 S-2）。

3. 肾水变性（hydropic degeneration of kidney）

病变特点：

（1）低倍镜下，首先找到肾皮质部分，区别近、远曲小管。再着重观察肾近曲小管的形态变化。可见肾小管上皮细胞肿大，凸向管腔，致使管腔狭窄，腔面边缘参差不齐。

（2）高倍镜下，见肿大的肾近曲小管上皮细胞胞质内布满大小不一的粉红染细小颗粒，胞核常被颗粒遮盖而模糊不清，但其结构无特殊改变（图 S-3）。

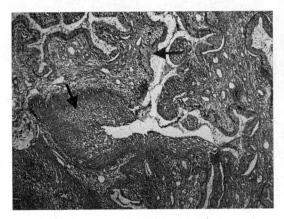

图 S-2 宫颈鳞状上皮化生

➤化生的鳞状上皮 ➤宫颈腺体正常的柱状上皮

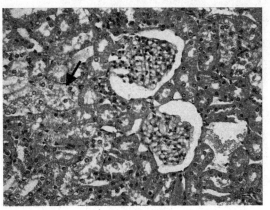

图 S-3 肾水变性

➤肾小管上皮细胞水肿,胞质内布满大小不等的
红染细小颗粒

4. 肝细胞脂肪变性(fatty degeneration of liver cells)

病变特点:

显微镜下全面观察肝脏组织,可见部分肝细胞的胞质内出现大小不等的圆形空泡,当空泡融合变大时,细胞核被挤压呈月牙形,偏向一侧。由于病因不同部分病变以小叶中央为主,部分病变以小叶周边为主(图 S-4)。

5. 脾细动脉玻璃样变性(hyaline change of the spleen arteriole)

病变特点:

(1)标本取自原发性高血压患者的脾脏。

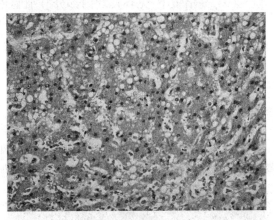

图 S-4 肝细胞脂肪变性

肝细胞内出现大小不等的圆形空泡,部分细胞核被压成
月牙形,偏向一侧

(2)镜下,见脾小体数目减少,体积缩小,中央动脉及其分支(细动脉)的内皮细胞下有多量均匀红染的玻璃样物质沉着,使内膜显著增厚,管腔高度狭窄以致闭塞。有的细动脉壁已完全为玻璃样物质所取代,原有肌层结构消失(图 S-5)。

6. 脾被膜玻璃样变性(hyaline change of the spleen capsule)

病变特点:

(1)肉眼观察,在切片的一侧有一淡红色带状区,即为病变,镜下重点观察此区域。

(2)镜下,见正常脾被膜为一薄层纤维结缔组织,纤维较细,而病变区被膜的结缔组织增厚,纤维变粗,互相融合为均质红染的梁状和片状结构(图 S-6)。

7. 肝细胞坏死(focal necrosis of the liver)

病变特点:

(1)标本取自急性病毒性肝炎患者的肝脏,着重观察肝细胞坏死的形态学变化。

(2)低倍镜下,见肝组织内有大小不等、形态不规则的坏死灶,灶内肝细胞索离断,肝细胞体积缩小。

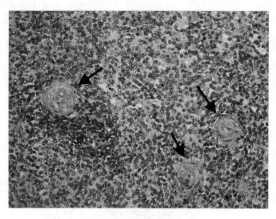

图 S-5 脾细动脉玻璃样变性

➡玻变的脾中央动脉

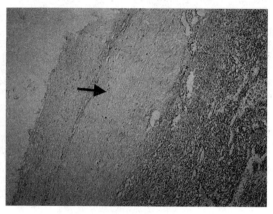

图 S-6 脾被膜玻璃样变性

➡玻变的脾被膜

（3）高倍镜下，见坏死灶内部分肝细胞核缩小凝集为深蓝色小块（核浓缩），部分核内染色质崩解成致密、蓝染的碎屑，散在于胞质中，核膜溶解（核碎裂），部分细胞核染色质核蛋白被蛋白酶分解、核淡染甚至消失（核溶解）。此外，灶状坏死部位见一些中性粒细胞和单核细胞聚集（图 S-7）。

8. 肾凝固性坏死（coagulation necrosis）

病变特点：

（1）标本取自肾贫血性梗死区，着重观察其坏死变化。

（2）镜下见梗死区细胞结构消失，但肾小球、肾小管轮廓隐约可辨认，大部分肾小球、肾小管的细胞核均已溶解消失，可见少数浓染、缩小的细胞核（核浓缩）（图 S-8）。

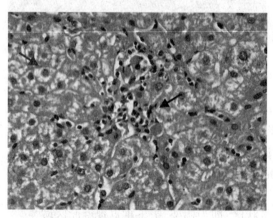

图 S-7 肝细胞坏死

➡肝细胞局灶性坏死   ➡水肿的肝细胞

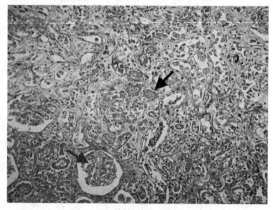

图 S-8 肾凝固性坏死

➡肾小球坏死   ➡肾小管坏死

9. 干酪样坏死（caseous necrosis）

病变特点：

（1）标本取自肺门淋巴结。

（2）镜下，可见淋巴结的原有结构大部分已被破坏，代之以大小不等的红染无结构的干酪样坏死灶，其周围可见结核性肉芽组织（图 S-9）。

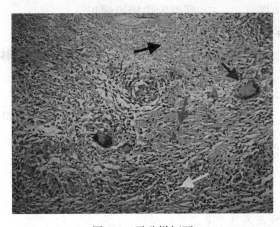

图 S-9 干酪样坏死

➡干酪样坏死 ➡朗汉斯巨细胞 ➡类上皮细胞 ➡淋巴细胞

【思考题】

一、选择题

【A 型题】

1. 尿路梗阻时,因肾盂积水,肾实质长期受压引起的萎缩称为( )

A. 营养不良性萎缩　　　B. 压迫性萎缩　　　C. 废用性萎缩

D. 神经性萎缩　　　E. 内分泌性萎缩

2. 脊髓灰质炎所致的下肢肌肉萎缩属于( )

A. 生理性萎缩　　　B. 压迫性萎缩　　　C. 废用性萎缩

D. 神经性萎缩　　　E. 内分泌性萎缩

3. 骨折后,久卧不动的肢体肌肉发生的萎缩属于( )

A. 生理性萎缩　　　B. 压迫性萎缩　　　C. 废用性萎缩

D. 神经性萎缩　　　E. 营养不良性萎缩

4. 妊娠期的子宫肥大、哺乳期的乳腺肥大属于( )

A. 生理性肥大　　　B. 病理性肥大　　　C. 代偿性肥大

D. 替代性肥大　　　E. 内分泌障碍性肥大

5. 老年男性的前列腺增生是( )

A. 生理性增生　　　B. 代偿性增生　　　C. 内分泌障碍性增生

D. 再生性增生　　　E. 非典型性增生

6. 下列细胞水肿的镜下所见哪一项是错误的( )

A. 细胞体积增大　　　B. 胞质内有许多红染的细小颗粒

C. 胞质疏松淡染　　　D. 胞质透明呈空泡状

E. 胞质内有脂肪空泡

7. 脂肪变性最常发生在( )

A. 心　　　B. 肝　　　C. 脾

D. 肾　　　E. 脑

8. 四氯化碳中毒最常引起( )

A. 肝细胞水样变性　　　B. 肝细胞脂肪变性　　　C. 肝细胞嗜酸性变

D. 肝细胞呈毛玻璃样　　　　E. 肝细胞内糖原储积

9. 血管壁的玻璃样变主要发生在(　　　)

A. 大动脉　　　　　　　B. 中等动脉　　　　　　C. 小动脉

D. 细动脉　　　　　　　E. 毛细血管

10. 风湿病出现的坏死是(　　　)

A. 凝固性坏死　　　　　B. 液化性坏死　　　　　C. 干酪性坏死

D. 纤维素样坏死　　　　E. 坏疽

11. 易发生干性坏疽的器官是(　　　)

A. 肺　　　　　　　　　B. 阑尾　　　　　　　　C. 膀胱

D. 四肢　　　　　　　　E. 子宫

12. 细胞水肿和脂变常发生在(　　　)

A. 肺、脾、肾　　　　　B. 心、脾、肺　　　　　C. 心、肝、肠

D. 肝、肾、脾　　　　　E. 心、肝、肾

13. "肥大"是指(　　　)

A. 实质细胞数目增多　　　B. 实质细胞体积增大

C. 组织、器官体积的增大　　D. 细胞、组织、器官体积的增大

E. 间质增生

14. 在组织学上看到有细胞核固缩、碎裂、溶解时,说明(　　　)

A. 细胞正开始死亡　　　　　　　　　　B. 细胞的功能还有可能恢复

C. 细胞的功能虽然可能恢复,但已极为困难　　D. 细胞已经死亡了一段时间

E. 细胞质可能还没有发生改变

15. 细胞水肿发生的机制是(　　　)

A. 内质网受损　　　　　B. 线粒体受损　　　　　C. 高尔基氏器受损

D. 核糖体受损　　　　　E. 中心体受损

16. 关于萎缩,下列哪一项是正确的(　　　)

A. 凡是比正常小的器官、组织和细胞均称为萎缩

B. 缺血或血供中断均可引起

C. 实质和间质同时减少

D. 间质不减少,常继发增生

E. 细胞内自噬小体减少

17. 下列哪一项不属于玻璃样变性(　　　)

A. 高血压病的细动脉硬化

B. 眼结膜间质中的蛋白质黏多糖沉积

C. 胶原纤维间多量糖蛋白沉积

D. 透明变性的结缔组织间嗜酸性细颗粒状物质

E. 慢性肝炎的肝细胞胞质内充满不透明嗜酸性细颗粒物质

18. 关于心肌脂肪变性,哪一项是错误的(　　　)

A. 心肌脂肪浸润又称心肌脂肪变性

B. 严重贫血致心肌脂肪变性称虎斑心

C. 白喉外毒素引起心肌脂变呈弥漫分布

D. 心肌纤维内呈串球状排列脂滴空泡

E. 心肌脂变不至于影响心脏功能

19. 关于凝固性坏死,下述哪一项是错误的( )

A. 好发于心、肝、脾、肾　　　B. 坏死细胞的蛋白质发生凝固

C. 坏死还保持其轮廓残影　　D. 细胞核凝固,胞质不凝固

E. 干酪样坏死是彻底的凝固性坏死

20. 干酪样坏死的特点中,下述哪一项不正确( )

A. 是结核病的一种特征性病变　　　　　　　B. 原有结构彻底消失

C. 坏死灶中不见核碎屑　　　　　　　　　　D. 肉眼观呈黄白色,奶酪状

E. 坏死细胞蛋白质溶解液化

21. 关于液化性坏死,下列哪一项是错误的( )

A. 坏死组织酶性崩解而变为液态　　　　　　B. 常发生于脑和脊髓

C. 往往为含蛋白多、脂质少的组织　　　　　D. 脓肿中的脓液为液化物

E. 细胞水肿发展的溶解坏死也属液化性坏死

22. 凋亡是细胞的( )

A. 凝固性坏死　　　　　B. 液化性坏死　　　　　C. 干酪性坏死

D. 固缩性坏死　　　　　E. 脂肪坏死

23. 一男性9岁患儿,咽痛,高烧数天,尿常规蛋白(+),无血尿和管型尿,此时患者肾脏会出现什么病变( )

A. 肾近曲小管上皮细胞水肿　　　　　　　　B. 肾近曲小管上皮细胞脂变

C. 肾小动脉纤维素样坏死　　　　　　　　　D. 肾小球玻璃样变性

E. 肾小管上皮急性坏死

二、填空题

1. 玻璃样变性的常见类型有_____、_____、_____。

2. 细胞水肿亦称_____,玻璃样变性亦称_____变性。

3. 纤维素样坏死主要发生于_____和_____。

4. 光镜下细胞死亡的形态学标志是核固缩、_____及_____。

5. 坏疽根据形态可分为_____、_____、_____三种类型。

6. 病理性钙化按其发生原因的不同可分为_____和_____两种。

7. 病理性色素沉着主要有含铁血黄素、_____和_____。

三、名词解释

1. 肥大(hypertrophy)　2. 增生(hyperplasia)　3. 萎缩(atrophy)　4. 化生(metaplasia)

5. 变性(degeneration)　6. 坏死(necrosis)　7. 坏疽(gangrene)　8. 机化(organization)

9. 凋亡(apoptosis)

四、判断题

( )1. 湿性坏疽属液化性坏死,而干性坏疽属凝固性坏死。

( )2. 气球样变性是脂肪变性的一种类型,制片过程中脂肪溶解,细胞呈气球样。

( )3. 脑组织坏死多属凝固性坏死。

( )4. 由于实质细胞数量增多而造成组织器官体积的增大称肥大。

( )5. 干酪样坏死的镜下特征是组织轮廓保持一段时间。

（　　）6. 凡是组织器官的体积变小都称为萎缩。

（　　）7. 细胞和组织的损伤在形态学的变化包括变性和坏死。

五、简答题

1. 什么叫适应？在形态上有哪些表现形式？

2. 什么叫萎缩，病理性萎缩分哪几类？

3. 什么叫化生？临床上常见哪些化生？

4. 什么叫细胞死亡、凋亡？与自溶有什么区别？

5. 坏死的结局及后果是什么？

6. 简述玻璃样变的病变特点、常见类型及对机体的影响。

六、论述题

1. 试述常见类型变性的镜下形态特点。

2. 三种基本类型坏死的形态特征是什么。

【参考答案】

一、选择题

1. B　2. D　3. C　4. A　5. C　6. E　7. B　8. B　9. D　10. D　11. D　12. E　13. D
14. D　15. B　16. D　17. B　18. A　19. D　20. E　21. C　22. D　23. A

二、填空题

1. 结缔组织玻璃样变　血管壁玻璃样变　细胞内玻璃样变

2. 水变性　透明

3. 结缔组织　　血管壁

4. 核碎裂　核溶解

5. 干性坏疽　湿性坏疽　气性坏疽

6. 营养不良性钙化　转移性钙化

7. 脂褐素　黑色素

三、名词解释

1. 细胞、组织和器官体积的增大称肥大。肥大可分代偿性肥大和内分泌性肥大两类。细胞肥大通常具有功能代偿意义。

2. 增生是指细胞分裂繁殖，数目增多，有时导致组织和器官体积的增大。增生可分生理性和病理性两种；后者又分为再生性增生、过再生性增生及内分泌障碍性增生三种。

3. 发育正常的器官、组织或细胞体积的缩小，主要指器官或组织的实质细胞体积变小或数目的减少称萎缩。

4. 一种已分化成熟的细胞因受刺激因素的作用转化成另一种分化成熟细胞的过程称为化生。常见的化生有鳞状上皮化生、肠上皮化生、结缔组织或支持组织化生。

5. 由于某些原因引起细胞的物质代谢障碍，使细胞或间质内出现了异常物质或正常物质数量异常增多的形态学改变，称为变性。变性一般而言是可复的，但严重的变性往往不能恢复而发展为坏死。

6. 活体局部组织和细胞的死亡称坏死。其主要表现为质膜崩解、结构自溶，细胞的核固缩、核碎裂、核溶解等细胞、组织的自溶性变化，坏死周围组织常有炎症反应。

7. 大块组织坏死后，继发腐败细菌感染而使组织腐败及其他因素的影响而呈黑色、污绿色等特殊形态的坏死，称为坏疽。坏疽一般分干性坏疽、湿性坏疽和气性坏疽三种类型。

坏疽是凝固性坏死的一种特殊类型。

8. 机化是指新生肉芽组织长入并取代坏死组织、血栓、血块、脓液、异物等的过程。

9. 凋亡主要是指活体内单个或小团细胞的死亡(也可为病理性,如肿瘤细胞的坏死),死亡细胞的质膜不破裂,不自溶,无炎症反应,故又称固缩性坏死。因为类似树叶的枯萎凋谢过程,所以又称凋落或程序性细胞死亡。

四、判断题

1. ×　2. ×　3. ×　4. ×　5. ×　6. ×　7. √

五、简答题

1. 细胞、组织和器官能耐受内、外环境各种有害因子的刺激作用而得以存活的过程称为适应。适应在形态学上表现为萎缩、肥大、增生和化生。

2. 萎缩是指已发育正常的实质细胞、组织或器官的体积缩小,可以伴发数量的减少。病理性萎缩分为营养不良性萎缩,压迫性萎缩,废用性萎缩,去神经性萎缩和内分泌性萎缩5种类型。

3. 一种分化成熟的细胞因受刺激因素的作用转化为另一种分化成熟细胞的过程称为化生。常见有鳞状上皮化生、肠上皮化生及纤维组织化生为软骨或骨等。

4. 细胞因受严重损伤而累及胞核时,呈现代谢停止、结构破坏和功能丧失等不可逆性变化即死亡,死亡细胞表现为质膜破坏,往往伴发急性炎症反应;凋亡是指活体内单个细胞或小团细胞的死亡,其质膜不破裂,不引发死亡细胞的自溶,也不引起急性炎症反应。自溶可表现为组织或细胞的死亡,但无炎症反应。

5. 坏死的结局是:①细胞坏死后发生自溶,在坏死局部引发炎症反应;②溶解吸收;③分离排出;④机化与包裹;⑤钙化。后果依据:①坏死细胞的生理重要性;②坏死细胞的数量的不同;③坏死细胞所在器官的差异;④坏死细胞所在器官的代偿能力不同。

6. 玻璃样变是指在结缔组织、血管壁或细胞内出现均质、红染、半透明的蛋白质蓄积。根据发生部位的不同可分为:①结缔组织玻璃样变。常见于增生的纤维结缔组织如瘢痕组织、动脉粥样硬化的纤维斑块、纤维化的肾小球等。结缔组织玻璃样变使病变组织质地变坚韧,缺乏弹性。②血管壁玻璃样变。常见于高血压病时的肾、脑、脾及视网膜等的细动脉。细动脉的玻璃样变可使血管壁增厚、变硬,管腔狭窄甚至闭塞,可使血液循环阻力增加。③细胞内玻璃样变。常见于肾小球肾炎或其他疾病伴有明显蛋白尿时。

六、论述题

1. 常见的变性有细胞水肿、脂肪变性、玻璃样变、淀粉样变、黏液样变。镜下特点:

(1)细胞水肿。水肿的细胞由于胞质内水分含量增多,故细胞体积增大,胞质疏松、淡染;胞核亦增大,淡染。轻度水肿时胞质内出现颗粒状物,电镜下实为肿胀的线粒体和内质网。进一步发展细胞体积增大,线粒体、内质网解体,发生空泡变,即胞质疏松化。当细胞肿大变圆时称气球样变。

(2)脂肪变性。胞质内出现异常增多的大小不等的脂滴圆形空泡,可被苏丹Ⅲ染成橘红色。

(3)玻璃样变性。在细胞或间质内出现半透明、均质、红染、无结构物质,可发生于血管壁、结缔组织和细胞内,化学性质各不相同。

(4)淀粉样变。细胞外的间质内,特别是小血管基膜处有蛋白质、黏多糖复合物沉积时,HE 染色示均质性粉色至淡红色,类似玻璃样变性。用淀粉样呈色反应显示遇碘液后呈棕褐色,再遇稀硫黄时,由棕色变为深蓝色。

(5)黏液样变性。主要为间质内黏多糖和蛋白质沉积,表现为间质疏松、有多突起的星芒状纤维细胞散在于灰蓝色黏液样基质中。

2. 坏死分为凝固性坏死、液化性坏死和纤维素样坏死三个基本类型。凝固性坏死又有干酪样坏死和坏疽两种特殊类型,液化性坏死中又有溶解坏死和脂肪坏死,其形态特征:

(1)凝固性坏死。由于坏死组织蛋白质凝固,组织细胞核消失,组织的轮廓依稀可见。如脾、肾的贫血性梗死。依病因,组织特性的差异又有干酪样坏死和坏疽。

(2)液化性坏死。因为坏死组织内蛋白质少而脂质多,或产生蛋白酶多的组织,坏死后发生酶性水解而液化,坏死组织成液状。如脑、胰等坏死。

(3)纤维素样坏死。发生于结缔组织和血管壁的一种变态反应性改变。坏死组织呈细丝,颗粒状的红染的纤维素样,往往聚集成片块状。

(国宏莉)

第二十三章　损伤的修复

【目的要求】
掌握肉芽组织的基本结构、功能与演变过程。

【切片】
10. 肉芽组织(granulation tissue)

病变特点：

(1) 标本取自体表创面的肉芽组织。

(2) 镜下，见大量新生薄壁的毛细血管，内皮细胞肿大，细胞核着色较浅，管腔扩张，大小不一，常含有红细胞，其血管多与表面垂直。其间有较多的成纤维细胞，呈星形或梭形，细胞核为椭圆形，淡染。此外，还可见一些巨噬细胞、中性粒细胞、淋巴细胞和浆细胞等。肉芽组织的表面有少量纤维素，中性粒细胞(图 S-10)。

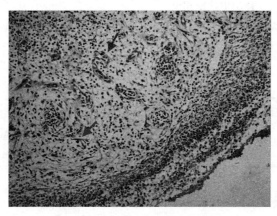

图 S-10　肉芽组织
→新生毛细血管　→成纤维细胞

【思考题】

一、选择题

【A 型题】

1. 组织损伤后由结缔组织增生来修补的过程称(　　　)

A. 再生　　　　　　B. 增生　　　　　　C. 化生

D. 机化　　　　　　E. 不完全再生

2. 按组织再生能力的强弱来比较．下列各组的排列哪个是正确的(　　　)

A. 结缔组织>神经细胞>肝细胞　　　　　B. 软骨>腱>肾小球

C. 骨>平滑肌>神经细胞　　　　　　　　D. 鳞状上皮细胞>横纹肌>周围神经纤维

E. 肾小管上皮细胞>骨髓细胞>脂肪细胞

3. 下列哪种组织再生能力最强(　　　)

A. 腺体　　　　　　B. 骨骼肌　　　　　　C. 神经细胞

D. 软骨　　　　　　　　E. 平滑肌

4. 下列哪一项是肉芽组织不具备的功能(　　　)

A. 机化血凝块和坏死组织　　　　　　B. 抗感染和保护创面

C. 包裹异物　　　　　　　　　　　　D. 填补伤口及组织缺损

E. 修复缺损可恢复原结构和功能

5. 下列哪一项不是肉芽组织实现的(　　　)

A. 肺肉质变　　　　B. 血栓再通　　　　C. 缩窄性心包炎

D. 脑胶质瘢痕　　　E. 皮肤瘢痕

6. 有一患者胃痛多年, X线钡餐透视发现幽门区有一约 1.5cm 的圆形缺损, 临床诊断为慢性胃溃疡, 手术后, 病理组织学的改变应是(　　　)

A. 病变区是空洞结构　　　　　　　　B. 病变区是脓肿结构

C. 缺损是胃黏膜浅层坏死　　　　　　D. 病变底层主要是肉芽组织

E. 病变区主要是平滑肌细胞增生

7. 大块瘢痕可引起(　　　)

A. 关节运动障碍　　　B. 器官表面凹陷　　　C. 器官变形

D. 腔室狭窄　　　　　E. 以上均可

8. 下列各种组织哪一种再生能力最强(　　　)

A. 骨骼肌　　　　　　B. 神经节细胞　　　　C. 心肌

D. 神经胶质细胞　　　E. 软骨

【B 型题】

(9~13 题)

A. 稳定细胞　　　　　B. 不稳定细胞　　　　C. 永久性细胞

D. 造血细胞　　　　　E. 以上都不是

9. 子宫内膜上皮(　　　)

10. 食管鳞状上皮(　　　)

11. 肝细胞(　　　)

12. 心肌细胞(　　　)

13. 神经细胞(　　　)

(14~18 题)

A. 完全再生　　　　　B. 纤维性修复　　　　C. 生芽

D. 再生结节　　　　　E. 胶质瘢痕

14. 糜烂性胃炎(　　　)

15. 心肌梗死后(　　　)

16. 毛细血管断裂后(　　　)

17. 大片肝细胞坏死后(　　　)

18. 神经细胞坏死后(　　　)

二、填空题

1. 按再生能力的强弱, 将人体细胞分为_____、_____和_____。

2. 肉芽组织镜下主要由_____和_____构成。

3. 创伤愈合的类型有_____和_____。

4. 骨折愈合的过程可分为_____、_____、_____、_____4个阶段。

5. 伤口愈合的过程是_____、_____、_____和_____。

三、名词解释

1. 机化(organization)　2. 再生(regeneration)　3. 肉芽组织(granulation tissue)

4. 瘢痕组织(scar tissue)

四、判断题

(　　)1. 因为心、脑是人生命重要器官,故其实质细胞再生能力强。

(　　)2. 心肌梗死后,基本上是由心肌细胞再生修复。

(　　)3. 不完全再生早期常以肉芽组织代替坏死组织。

(　　)4. 生理性再生属完全再生,而病理性再生属于不完全再生。

(　　)5. 由肉芽组织增生,修复填补缺损的过程称为纤维性修复。

(　　)6. 骨折愈合过程中,是由间叶细胞分化成软骨母细胞和骨母细胞而实现的。

(　　)7. 肉芽组织及肉芽肿内均有较多的纤维母细胞。

(　　)8. 骨再生能力弱,因此骨折后须固定。

(　　)9. 外周神经纤维损伤时,如其相连神经细胞未受损,可完全再生。

(　　)10. 骨和软骨的再生能力很强,故损伤后一般均能完全再生。

(　　)11. 骨折后骨组织可通过完全再生而修复。

(　　)12. 二期愈合见于组织缺损大,创缘不整,伴感染的伤口。

五、简答题

1. 纤维组织的再生过程分哪几步?

2. 怎样使二期愈合的伤口,转变为一期愈合?

3. 请以皮肤切口为例,简述创伤愈合的基本过程。

六、论述题

简述肉芽组织的形成过程和主要作用。

【参考答案】

一、选择题

1. E　2. C　3. A　4. E　5. D　6. D　7. E　8. D　9. B　10. B　11. A　12. C　13. C

14. A　15. B　16. C　17. D　18. E

二、填空题

1. 不稳定细胞　稳定细胞　永久性细胞

2. 新生毛细血管　成纤维细胞

3. 一期愈合　二期愈合

4. 血肿形成　纤维性骨痂形成　骨性骨痂形成　骨痂改建或再塑

5. 早期反应　伤口收缩　肉芽组织增生和瘢痕形成　表皮再生

三、名词解释

1. 由肉芽组织取代坏死组织及其他无生命物质(如血栓、血凝、异物等)的过程,称为机化。

2. 组织缺损后,邻近细胞分裂增生,以完成修复的过程,称为再生。再生有生理性和病理性再生。病理性再生有完全和不完全性再生。

3. 由新生的毛细血管和成纤维细胞所组成的幼稚的结缔组织,由于其肉眼呈鲜红、颗粒状、柔软湿润,似鲜嫩的肉芽,故称为肉芽组织。

4. 瘢痕组织指肉芽组织经改建成熟形成的纤维结缔组织,并玻变,呈灰白、质硬、缺乏弹性的组织。

四、判断题

1. ×　2. ×　3. √　4. ×　5. √　6. √　7. √　8. ×　9. √　10. ×　11. √　12. √

五、简答题

1. 成纤维细胞分裂增生→合成分泌前胶原蛋白形成胶原纤维→纤维细胞。

2. 将二期愈合的创面进行清创缝合,控制感染,尽可能将二期愈合转变为一期愈合。

3. 伤口愈合的基本过程为伤口早期变化(充血、渗出)、伤口收缩、肉芽组织增生和瘢痕形成及表皮和其他组织的再生等。

六、论述题

肉芽组织的形成过程是:肉芽组织主要是血管内皮细胞增生形成的实性细胞索及扩张的毛细血管,新生的成纤维细胞和大量渗出物及炎细胞。其中巨噬细胞产生 PDGF、FGF、TGF-β、IL-1 及 TNF,以及血小板释放的 PDGF 进一步刺激成纤维细胞和毛细血管增生,吞噬细胞吞噬搬运细菌及组织碎片,同时放出各种水解酶分解组织及纤维蛋白。成纤维细胞产生胶原纤维等。其主要功能是:抗感染保护创面;填补创口及其他组织缺损;机化或包裹坏死、血栓、炎性渗出物及其他异物。

(徐臣利)

第二十四章　血液循环阻碍

【目的要求】

（1）掌握重要器官淤血的病理变化。

（2）了解血栓形成的过程、形态学特征及其后果。

（3）掌握不同类型梗死的发病机理和形态学特征。

【大体标本】

1. 槟榔肝(nutmeg liver)

病变：肝肿大，边缘变钝，切面上可见红黄相间的花纹状结构，酷似槟榔(在福尔马林固定标本中呈黑黄相间的条纹)(图 G-6)。

2. 脾(或肾)贫血性梗死(anemic infarct of spleen or kidney)

病变：脾(或肾)肿大，近被膜处可见一锥形灰白色病灶，切面呈三角形，底朝向被膜，表面隆起，尖端朝向脾门。病灶周围有明显充血出血带(图 G-4)。

3. 小肠出血性梗死

病变：小肠呈节段性污黑色，切面见肠壁高度肿胀，与正常组织分界不清(图 G-5)。

4. 脑出血(hemorrhage of brain)

病变：在大脑水平切面上，一侧内囊附近可见一暗红色血凝块，该处脑组织被破坏(图 G-7)。

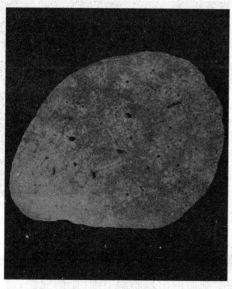

图 G-6　槟榔肝

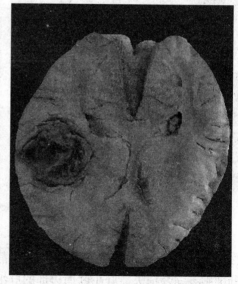

图 G-7　脑出血

【切片】

11. 急性肺淤血(acute congestion of lung)

病变特点：

（1）病变取自急性淤血的肺组织。

（2）低倍镜下，肺泡间隔的毛细血管及小静脉均扩张充血，部分肺泡腔内充满均匀红染的水肿液及少数巨噬细胞（图 S-11）。

（3）高倍镜下，肺泡间隔的毛细血管明显扩张、充血，其横切面上可见数个红细胞（正常仅 1~2 个）淤积其中，肺泡间隔增宽。

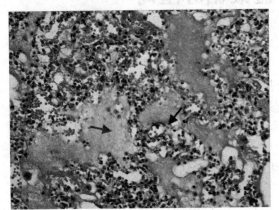

图 S-11　急性肺淤血

→肺泡壁扩张的毛细血管　→肺泡腔内的水肿液

12. 慢性肺淤血（chronic congestion of the lung）

病变特点：

（1）病变取自慢性淤血的肺组织。

（2）低倍镜下，可见肺泡间隔中结缔组织不同程度增生（纤维化），肺泡间隔明显增宽。

（3）高倍镜下，可见一些肺泡腔和肺泡间隔内有数量不等的"心衰细胞"，其胞质内含有黄褐色含铁血黄素颗粒的巨噬细胞（它不同于尘细胞，其胞质内的颗粒为炭末）（图 S-12）。

13. 慢性肝淤血（chronic congestion of the liver）

病变特点：

（1）低倍镜下，肝小叶中央有红色淤血区，与相邻的肝小叶淤血区相互连接形成淤血带（图 S-13）。

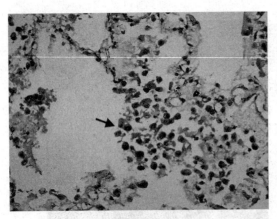

图 S-12　慢性肺淤血

→心衰细胞

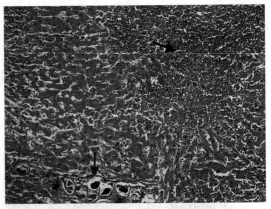

图 S-13　慢性肝淤血

→肝窦扩张淤血　→钙化的血吸虫虫卵

（2）高倍镜下，在上述的淤血区内，中央静脉及肝窦均显著扩张、充血、肝细胞索断裂，部分肝细胞萎缩及消失。肝小叶周边部的肝细胞胞质内出现脂滴空泡（脂肪变性）。

14. 混合血栓（mixed thrombus）

病变特点：

（1）标本取自静脉内的血栓。

（2）低倍镜下血管腔内见血块样物，主要由两种结构不同的成分组成。

（3）高倍镜下，淡红色部分为血小板小梁，形态不规则，状如珊瑚，其周围附着多数白细胞(白色血栓)。在血小板小梁之间系血液凝固部分,可见大量凝固的纤维蛋白和红细胞及少数白细胞(红色血栓)(图 S-14)。

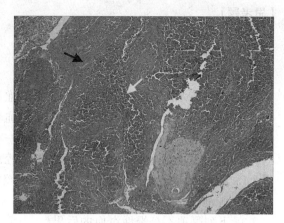

图 S-14 混合血栓
→白色血栓 ⟶红色血栓

15. 机化血栓(organizing thrombus)

病变特点:

(1)标本取自静脉,低倍镜下,可见血管腔大部分被血栓所填充。

(2)高倍镜下,可见血栓大部分被肉芽组织取代(机化),其中可见一些较大的被覆内皮细胞的裂隙(再通的血管)和一些胞质内含有多少不等的黄褐色颗粒的巨噬细胞(图 S-15)。

16. 肺出血性梗死(hemorrhagic infarct of the lung)

病变特点:

(1)肉眼观,切片中有一片暗红色的梗死区。

(2)镜下,梗死区内肺组织结构模糊不清,仔细观察肺泡间隔的轮廓尚可辨认,大部分细胞核已溶解消失,仅留下模糊的细胞残骸。同时,梗死灶内坏死组织中充满大量的红细胞(出血)(图 S-16)。

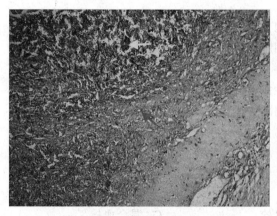

图 S-15 血栓机化
⟶血栓 →机化

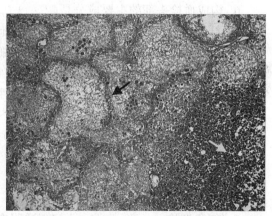

图 S-16 肺出血性梗死
→梗死区 ⟶炎症反应带

(3)梗死区外肺组织明显淤血。

17. 肾贫血性梗死(anemic infarct of the kidney)

病变特点:

(1)肉眼观,切片上有一块楔形梗死区。

(2)低倍镜下,梗死区呈楔形,在坏死区与正常组织交界处可见充血出血反应带。

(3)高倍镜下,梗死区系肾组织的凝固性坏死,细胞的正常结构消失,而肾小球和肾小管的轮廓隐约可见。梗死区周围可见正常的肾小球和肾小管组织(图 S-8)。

【思考题】

一、选择题

【A 型题】

1. "槟榔肝"的形成是由于（　　）

A. 肝细胞水肿和肝淤血　　　　B. 肝淤血和肝脂肪变性　　　C. 肝慢性淤血和出血

D. 肝脂肪变和纤维组织增生　　E. 肝淤血和肝细胞坏死

2. 关于慢性肺淤血的镜下描述，以下哪一项是错误的（　　）

A. 肺泡壁毛细血管扩张　　　　B. 肺泡腔内有大量水肿液

C. 肺泡腔内有大量红细胞　　　D. 肺泡腔内有大量心力衰竭细胞

E. 肺泡壁纤维组织增生

3. 下列哪项不是慢性淤血的后果（　　）

A. 实质细胞的增生　　　　　　B. 出血　　　　　　　　　C. 含铁血黄素沉积

D. 间质细胞增生　　　　　　　E. 可并发血栓形成

4. 门静脉回流受阻时,易发生淤血的器官是（　　）

A. 肝　　　　　　　　　　　　B. 脾　　　　　　　　　　C. 脑

D. 肾　　　　　　　　　　　　E. 肺

5. 下列哪种因素与血栓形成无关（　　）

A. 血流缓慢　　　　　　　　　B. 涡流形成　　　　　　　C. 纤维蛋白溶解酶增加

D. 心血管内皮损伤　　　　　　E. 血小板数量增多

6. 构成血栓头部的主要成分是（　　）

A. 纤维蛋白　　　　　　　　　B. 红细胞　　　　　　　　C. 中性粒细胞

D. 血小板　　　　　　　　　　E. 淋巴细胞

7. 混合血栓可见于（　　）

A. 毛细血管内　　　　　　　　B. 延续性血栓的尾部　　　C. 动脉血栓的头部

D. 疣状心内膜炎　　　　　　　E. 心室内附壁血栓

8. 由肉芽组织取代血栓的结局是（　　）

A. 机化　　　　　　　　　　　B. 钙化　　　　　　　　　C. 溶解

D. 再通　　　　　　　　　　　E. 吸收

9. DIC 时,可见（　　）

A. 红色血栓　　　　　　　　　B. 透明血栓　　　　　　　C. 混合血栓

D. 白色血栓　　　　　　　　　E. 层状血栓

10. 左心的附壁血栓脱落后可引起（　　）

A. 股静脉栓塞　　　　　　　　B. 门静脉栓塞　　　　　　C. 脑动脉栓塞

D. 肺动脉栓塞　　　　　　　　E. 肝静脉栓塞

11. 最常见的栓塞类型是（　　）

A. 脂肪栓塞　　　　　　　　　B. 羊水栓塞　　　　　　　C. 气体栓塞

D. 血栓栓塞　　　　　　　　　E. 肿瘤细胞栓塞

12. 门静脉内的血栓随血流运行,首先栓塞于（　　）

A. 肾　　　　　　　　　　　　B. 肠　　　　　　　　　　C. 肺

D. 脑　　　　　　　　　　　　E. 肝

13. 肺动脉栓塞的血栓主要来自（　　　）

A. 门静脉 　　　　　　　B. 下肢静脉 　　　　　　　C. 上肢静脉

D. 上腔静脉 　　　　　　E. 头颈静脉

14. 脂肪栓塞易发生于（　　　）

A. 外伤骨折时 　　　　　B. 静脉注射时 　　　　　　C. 输血时

D. 潜水作业时 　　　　　E. 分娩时

15. 羊水栓塞的病理诊断依据是（　　　）

A. 全身微循环小血管内透明血栓形成

B. 肺小血管和毛细血管内有角化上皮

C. 肺广泛出血

D. 肺泡内有解化上皮

E. 肺泡内透明膜形成

16. 潜水员从深水快速升到水面时易发生（　　　）

A. 脂肪栓塞 　　　　　　B. 血栓栓塞 　　　　　　　C. 气体栓塞

D. 肿瘤细胞栓塞 　　　　E. 羊水栓塞

17. 贫血性梗死常发生于（　　　）

A. 肾、心、脾 　　　　　B. 脾、肝、肺 　　　　　　C. 脾、肾、肠

D. 肠、脑、心 　　　　　E. 肺、肾、脑

18. 出血性梗死易发生于（　　　）

A. 肝 　　　　　　　　　B. 心 　　　　　　　　　　C. 肺

D. 肾 　　　　　　　　　E. 脑

19. 肠扭转可使肠壁发生（　　　）

A. 液化性坏死 　　　　　B. 出血性梗死 　　　　　　C. 贫血性梗死

D. 干性坏疽 　　　　　　E. 气性坏疽

20. 下述哪项是错误的（　　　）

A. 双重血液循环的器官不易发生梗死

B. 全身血液循环状态对梗死的形成无影响

C. 动脉痉挛促进梗死的形成

D. 有效侧支循环的建立可防止梗死的发生

E. 梗死多由动脉阻塞引起

二、填空题

1. 血栓形成的条件有＿＿＿＿＿、＿＿＿＿＿、＿＿＿＿＿。

2. 血栓可有＿＿＿＿＿、＿＿＿＿＿、＿＿＿＿＿和＿＿＿＿四种类型。

3. 出血性梗死的条件＿＿＿＿＿、＿＿＿＿＿。

4. 慢性肝淤血常见于＿＿＿＿＿,慢性肺淤血常见于二尖瓣狭窄等引起的＿＿＿＿＿。

5. 透明血栓主要由＿＿＿＿＿构成。

6. 延续性血栓由＿＿＿＿＿、＿＿＿＿＿及＿＿＿＿＿三部分组成。

7. 血栓的结局有＿＿＿＿＿、＿＿＿＿＿、＿＿＿＿＿和＿＿＿＿＿。

三、名词解释

1. 血栓形成（thrombosis） 2. 栓塞（embolism） 3. 梗死（infarction） 4. 槟榔肝

（nutmeg liver） 5. 心力衰竭细胞（heart failure）

四、判断题

（　　）1. 含铁血黄素是血红蛋白衍生物，它都在吞噬细胞内形成。

（　　）2. 肾贫血性梗死一段时间内镜下仍可保存其组织轮廓。

（　　）3. 肺褐色硬化是慢性右心衰所致。

（　　）4. 透明血栓主要由血小板构成。

（　　）5. 贫血性梗死是凝固性坏死，而出血性梗死多是液化性坏死。

（　　）6. 胃肠道动脉性充血时可致腺体分泌增加、消化功能增强。

（　　）7. 潜水员病就是因为血液中重新释放的 CO_2 和 N_2 所造成的栓塞。

五、简答题

1. 简述慢性肝淤血的病理变化。

2. 简述血栓的类型及构成。

3. 简述栓子的运行途径。

4. 简述血栓的结局。

5. 简述血栓对机体的影响。

6. 比较贫血性梗死与出血性梗死的区别。

六、论述题

1. 试述慢性肺淤血的病变特点。

2. 试述梗死的类型及病变特点。

3. 试述栓塞的类型及各型对机体的影响。

【参考答案】

一、选择题

1. B　2. C　3. A　4. B.　5. C　6. D　7. E　8. A　9. B　10. C　11. D　12. E　13. B
14. A　15. B　16. C　17. A　18. C　19. B　20. B

二、填空题

1. 心血管内皮细胞损伤　血流状态改变　血液凝固性增加

2. 白色血栓　红色血栓　混合血栓　透明血栓

3. 组织疏松　严重淤血

4. 慢性右心衰竭　慢性左心衰竭

5. 纤维蛋白

6. 血栓头部　血栓体部　血栓尾部

7. 溶解、吸收　脱落成为血栓栓子　机化、再通　钙化

三、名词解释

1. 血栓形成是指在活体的心血管内，血液发生凝固或血液中某些有形成分析出、凝集，形成固体质块的过程。

2. 在循环血液中出现不溶于血液的异常物质，随血流运行血管内出现的异常物质，随着血流至远处阻塞血管，这种现象称为栓塞，常见的栓塞有血栓栓塞、气体栓塞、脂肪栓塞等。

3. 梗死是指任何原因出现的血流中断，导致局部组织缺血、缺氧性坏死。

4. 在慢性肝淤血时，肝小叶中央区严重淤血呈暗红色，两个或多个肝小叶中央淤血区

可相连,而肝小叶周边部肝细胞则因脂肪变性呈黄色,致使在肝切面上出现红(淤血区)黄(肝脂肪变区)相间的状似槟榔切面的条纹,称槟榔肝。

5. 慢性肺淤血时,肺泡壁毛细血管扩张充血,肺泡腔内除了水肿液及出血外,还可见大量含有含铁血黄素颗粒的巨噬细胞,称心力衰竭细胞。

四、判断题

1. √ 2. √ 3. × 4. × 5. × 6. √ 7. ×

五、简答题

1.(1)肉眼观,肝体积增大,重量增加,包膜紧张,切面可见红、黄相间的网络样花纹,状似中药槟榔切面的外观,故有槟榔肝之称。

(2)镜下观,中央静脉及其周围肝窦高度扩张、淤血(大体呈暗红色),小叶中央肝细胞因缺氧及受压出现不同程度萎缩,小叶周边肝细胞出现不同程度的脂肪变性(大体呈灰黄色)。长期慢性肝淤血时,小叶中央肝细胞广泛萎缩、消失或坏死,网状纤维支架塌陷并聚合成胶原纤维,同时间质纤维结缔组织增生,形成淤血性肝硬化。

2.(1)白色血栓:主要由血小板及少量纤维蛋白构成。

(2)红色血栓:主要由红细胞构成。

(3)混合血栓:由白色血栓和红色血栓构成。

(4)透明血栓:主要由纤维蛋白构成。

3.(1)来自体静脉系统及右心的栓子,随血流进入肺动脉主干及其分支,引起肺栓塞。

(2)来自主动脉系统及左心的栓子,随动脉血流运行,阻塞于各器官的小动脉内。

(3)来自肠系膜静脉等门静脉系统的栓子,可引起肝内门静脉分支的栓塞。

(4)来自右心或腔静脉系统的栓子,在右心压力升高的情况下通过先天性房(室)间隔缺损到达左心,在进入体循环系统引起栓塞。

(5)下腔静脉内血栓在胸腹压突然升高时,使血栓一时性逆流至肝、肾、髂静脉分支并引起栓塞。

4.(1)软化、溶解、吸收。

(2)机化、再通。

(3)钙化。

5.(1)阻塞血管。

(2)栓塞。

(3)心瓣膜变形。

(4)广泛性出血。

6. 贫血性梗死与出血性梗死的区别见下表:

	贫血性梗死	出血性梗死
好发部位	脾、肾、心脏、脑	肺、肠
形成条件	组织结构较致密、侧支循环不丰富	除组织疏松、有双重血液循环或侧支吻合丰富,尚有严重淤血的先决条件
病变特点	肉眼:梗死灶呈灰白色,与周围正常组织之间有明显的暗红色界限;脾、肾梗死灶呈锥形,心肌梗死、脑梗死灶呈不规则形或地图状	梗死灶呈暗红色或紫红色;肺梗死常位于肺下叶,呈锥体形,肠梗死多发生在小肠,呈节段性

续表

	贫血性梗死	出血性梗死
	镜下:梗死灶内红细胞很少甚至缺如,梗死周边血管扩张充血并可见漏出性出血	梗死区充满大量红细胞
性质	脾、肾、心肌梗死为凝固性坏死,脑梗死为液化性坏死	凝固性坏死

六、论述题

1. (1) 肉眼:肺因淤血而肿胀饱满,呈暗红色,质地变实,挤压时可见切面流出淡红色泡沫状液体。

(2) 镜下:肺泡壁毛细血管高度扩张;弯曲、充满血液;肺泡腔内聚积水肿液,甚至发生出血。肺组织内的巨噬细胞常将红细胞吞噬,并在其胞质内形成棕黄色颗粒状的含铁血黄素。心力衰竭时出现的这种含有含铁血黄素的巨噬细胞称为"心力衰竭细胞",可随痰咳出。长期淤血时,肺间质可发生纤维结缔组织增生及网状纤维胶原化,使肺质地变硬;同时大量含铁血黄素在肺泡腔和肺间质中沉积,使肺组织呈棕褐色。这时称为肺"褐色硬变"。

2. 根据梗死区内含血量不同分为贫血性梗死和出血性梗死。

(1) 贫血性梗死病变特点:常发生于组织致密、侧支循环不丰富的实质器官,如脾、肾、心、脑等。肉眼:早期,在梗死灶与正常组织交界处常见出血充血带;数日后因红细胞被巨噬细胞吞噬后转变为含铁血黄素而变成黄褐色;晚期病灶表面下陷,质地变坚实,黄褐色,出血带消失,梗死灶发生机化,初由肉芽组织取代,以后形成瘢痕组织。镜下:呈凝固性坏死,早期细胞尚可见核固缩、核碎裂、核溶解等改变,胞质红染,均匀一致,组织结构轮廓尚存;晚期由于肉芽组织长入和瘢痕组织形成,终被瘢痕组织代替。

(2) 出血性梗死病变特点:常见于组织疏松,血管吻合支丰富或具有双重血供器官,如肺、肠等。造成出血性梗死的先决条件是:在动脉阻塞之前先有严重淤血。肉眼:梗死灶质实,暗红色,略向表面隆起;后期由于红细胞崩解颜色变浅,肉芽组织长入机化,梗死灶变为灰白色。镜下:呈凝固性坏死,可见组织轮廓,充满红细胞,以后红细胞崩解;梗死灶边缘与正常组织交界处,组织充血水肿及出血。

3. (1) 血栓栓塞

1) 肺动脉栓塞影响:①栓子小、量少:无严重影响;②栓子小、量多:出血性梗死;③栓子大:猝死(机械阻塞、神经反射、体液因素)。

2) 大循环动脉栓塞影响:①栓子小:无严重后果;②栓子大:梗死。

(2) 脂肪栓塞影响:器官栓塞或肺栓塞。

(3) 气体栓塞影响:大量气体进入血液→猝死。

(4) 羊水栓塞影响:肺循环机械性阻塞;过敏性休克;DIC。

(李久蕊　徐臣利)

第二十五章 炎 症

【目的要求】

(1) 掌握变质、渗出、增生性炎症的病变特点。

(2) 掌握渗出性炎症的类型。

(3) 掌握脓肿与蜂窝织炎的病变异同。

(4) 掌握肉芽肿性炎的概念与肉芽组织的区别;慢性肉芽肿性炎常见类型。

【大体标本】

1. 气管白喉(diphtheria of the trachea)

病变:气管内有灰白微黄的薄层膜状物(假膜)覆盖,假膜部分边缘卷曲欲脱(图 G-8)。

2. 纤维素性心包炎(fibrinous pericarditis)

病变:心包膜的壁层内面和脏层表面被覆一层灰白色纤细的绒毛状物,部分已脱落(图 G-9)。

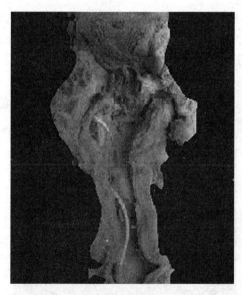

图 G-8 气管白喉

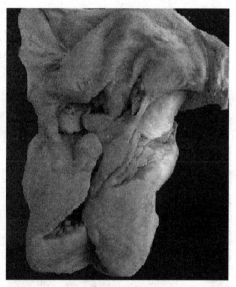

图 G-9 绒毛心

3. 脑脓肿(brain abscess)

病变:在脑组织的切面可见数个灰白色脓腔,腔内脓液已排除,个别腔内可见尚未完全液化的坏死组织附着,周边有灰白色的脓肿壁环绕,使之与毗邻的脑组织境界分明(图 G-10)。

4. 化脓性脑膜炎(suppurative meningitis)

病变:脑膜血管高度充血,顶叶及大脑外侧叶均可见其蛛网膜下隙有灰黄色脓性渗出物积聚,以脑沟最为显著。脑回变宽,脑沟变浅(图 G-11)。

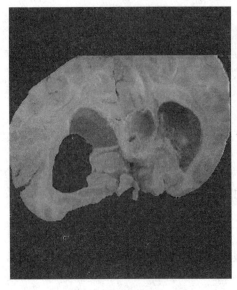
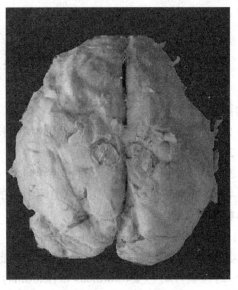

图 G-10　脑脓肿　　　　　　　　　图 G-11　化脓性脑膜炎

5. 急性阑尾炎(acute appendicitis)

病变:急性单纯性阑尾炎——阑尾肿胀增粗,表面充血,灰白色;急性蜂窝织炎性阑尾炎——阑尾明显肿胀增粗、充血,表面附着灰黄色纤维素及脓性渗出物;急性坏疽性阑尾炎——阑尾显著肿胀增粗,呈暗红或黑褐色,切面见腔内含灰黄色脓性渗出物(图 G-12)。

6. 回肠伤寒(typhoid fevers of the ileum)

病变:回肠下段的淋巴组织明显肿胀,呈不规则脑回状突起于肠黏膜表面,灰红色,质软,集合淋巴小结呈椭圆形(图 G-13)。

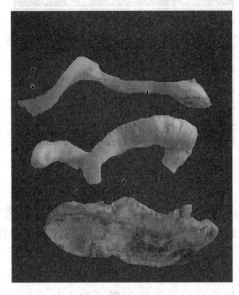
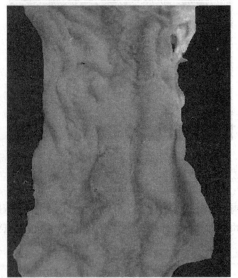

图 G-12　急性阑尾炎　　　　　　　图 G-13　肠伤寒

【切片】

17. 肾小脓肿(small abscess of the kidney)

病变特点：

（1）标本取自病变的肾组织。

（2）低倍镜下见到的肾组织内多个圆形蓝紫色病灶，即为脓肿灶。

（3）高倍镜下，脓肿灶内的原有肾组织已被破坏，大部分陷于坏死崩解状态，内有大量已变性坏死的中性粒细胞（脓细胞）积聚，病灶内残存的肾组织及病灶周围的肾曲小管上皮细胞变性。有的病灶中尚可见蓝染的菌落（图 S-17）。

7. 急性病毒性肝炎（acute viral hepatitis）

病变特点：

（1）标本取自于病毒性肝炎患者的肝脏活检组织，在此着重观察变质性变化。

（2）镜下，肝细胞有不同程度的体积增大，有的肝细胞轻度肿胀，胞质疏松化；而有些肝细胞则高度肿胀，变为圆形，胞质空而透亮，核位于细胞中央，称为气球样变。少数肝细胞体积缩小，胞质伊红深染，称为嗜酸性变。有个别肝细胞或三五成群的肝细胞溶解消失，该处见中性粒细胞或单核细胞聚集，称为点状坏死（图 S-7）。

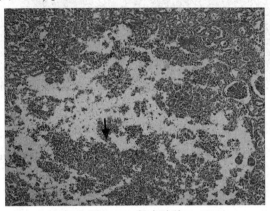

图 S-17 肾小脓肿
→小脓肿灶 →肾组织

（3）此外，在肝小叶内尚可见一些渗出性、增生性变化，如汇管区和小叶内出现一些单核细胞、淋巴细胞和中性粒细胞浸润；肝巨噬细胞增生及肝细胞再生（表现为胞质嗜碱性、核大深染或出现双核）。

18. 亚急性重型肝炎（subacute severe hepatitis）

病变特点：

（1）本片取自肝组织。镜下见到肝组织结构已被破坏，肝细胞大片坏死，坏死的部分肝细胞已溶解，网状支架塌陷并胶原化，肝窦扩张充血。

（2）残留肝细胞增生，形成大小不一的再生结节，再生的肝细胞体积增大，核大而染色较深，有时可见双核。汇管区小胆管增生明显

（3）汇管区及肝组织内，有淋巴细胞及单核细胞浸润。

（4）胆汁淤积形成胆栓，黄褐色胆栓主要出现于毛细胆管中（图 S-18）。

19. 急性细菌性痢疾（bacillary dysentery）

病变特点：

（1）标本取自结肠黏膜。

（2）镜下黏膜表面覆盖有膜样物（假膜），由渗出的纤维素、中性粒细胞、坏死的表层黏膜和红细胞共同组成。

（3）黏膜层及黏膜下层充血水肿；黏膜层、黏膜下层、肌层及浆膜层有中性粒细胞、淋巴细胞和单核细胞浸润（图 S-19）。

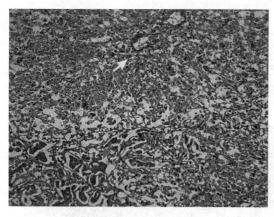

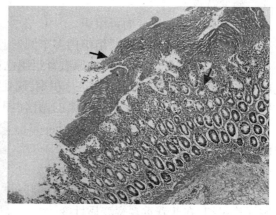

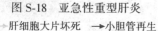

图 S-18　亚急性重型肝炎
⟶肝细胞大片坏死　➡小胆管再生

图 S-19　细菌性痢疾
➡假膜　➡黏膜炎性细胞浸润

21. 急性蜂窝织炎性阑尾炎(acute phlegmonus appendicitis)

病变特点：

(1) 标本取自阑尾,其壁增厚,管腔狭小。

(2) 镜下,阑尾黏膜部分变性坏死并脱落形成溃疡；黏膜层、黏膜下层、肌层及浆膜下充血水肿,系膜充血。从黏膜至浆膜(包括系膜)各层均有大量中性粒细胞弥漫性浸润。

(3) 阑尾腔内有脓性渗出物(图 S-20)。

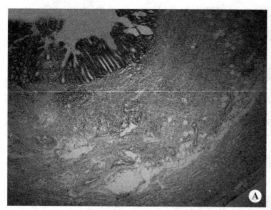

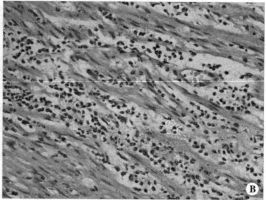

图 S-20　A. 急性蜂窝织炎性阑尾炎；B. 急性蜂窝织性阑尾炎
肌层中性粒细胞浸润

22. 化脓性脑膜炎(suppurative meningitis)

病变特点：

(1) 标本取自化脓性脑膜炎患者的大脑及脑膜组织。肉眼观,见大脑表面(切片一侧)和脑沟内均有蓝染物(脓液)即为病变处。

(2) 镜下,软脑膜血管扩张充血,蛛网膜下隙内有大量脓液集聚,尤以脑沟为甚。

(3) 脑实质表层的血管扩张充血及周围的血管间隙扩张水肿外,无明显炎性细胞浸润(图 S-21)。

23. 慢性扁桃体炎(chronic tonsillitis)

病变特点：

（1）标本取自肿大的腭扁桃体。

（2）低倍镜下可见淋巴组织显著增生，淋巴滤泡数目增多，生发中心明显扩大。

（3）高倍镜下，生发中心转化的 B 淋巴细胞和组织细胞增生，核分裂象可见。陷窝内充满炎性渗出物，在黏膜上皮附近有浆细胞或中性粒细胞浸润（图 S-22）。

24. 宫颈息肉

病变特点：

（1）标本取自宫颈组织。

（2）低倍镜下见，组织呈息肉状增生。

（3）高倍镜下，息肉表面被覆单层柱状上皮或复层鳞状上皮，间质水肿、炎细胞浸润，血管扩张充血（图 S-23）。

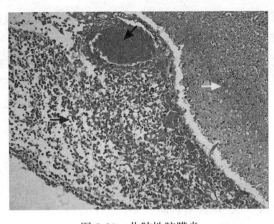

图 S-21　化脓性脑膜炎

→脑膜血管扩张充血　→脑实质病变轻微
→蛛网膜下腔大量脓性渗出物

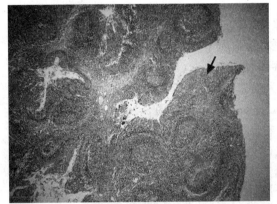

图 S-22　慢性扁桃体炎

→表面被覆的鳞状上皮　→淋巴滤泡增多，
生发中心扩大

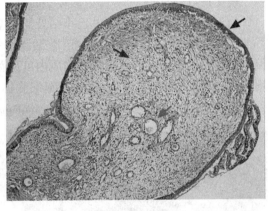

图 S-23　宫颈息肉

→表面被覆的柱状上皮　→间质水肿，炎细胞浸润
→血管扩张、充血

25. 肺增殖性粟粒性结核病（pulmonary proliferative military tuberculosis）

病变特点：

（1）肉眼观，肺组织切片有多数粟粒大小，弥漫分布的圆形结节，即结核结节。

（2）低倍镜下，见肺组织内有多数境界清楚的小结节，部分结节的中央为嗜伊红染色的均质无结构的干酪样坏死物质（图 S-24）。

（3）高倍镜下，见干酪样坏死周围呈放射状排列的类上皮细胞，类上皮细胞呈梭形或多角形，胞质丰富，淡染，境界不清，

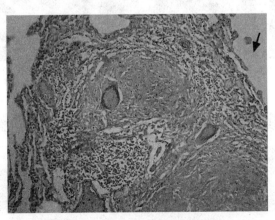

图 S-24　肺增殖性粟粒性结核病

→肺泡　→结核结节

核呈圆形或卵圆形,染色质少,甚至呈空泡状,核内可见 1~2 个核仁。有的结节周围的类上皮细胞已经纤维化。

（4）此外,尚可见朗汉斯巨细胞(Langhans giant cell),其核和类上皮细胞的核形态一样,排列成半月形或花环形。结节的周边部有一些淋巴细胞浸润。

26. 急性增生性肾小球肾炎(acute proliferative golmerulonephritis)

病变特点:

（1）切片取自肾组织。

（2）低倍镜下,可见肾小球内细胞数目增多,主要由内皮细胞和系膜细胞增生所致(两者细胞核在 HE 切片中不易区别),同时可见中性粒细胞和单核细胞浸润。肾小球毛细血管腔狭窄或闭塞,呈缺血状态(为什么?)。

（3）肾近曲小管上皮细胞呈水变性,管腔内可见均质红染的圆柱状物(透明管型,怎样形成的?)。

（4）间质充血水肿,少量淋巴细胞和中性粒细胞浸润(图 S-25)。

27. 回肠伤寒(typhoid fevers of the ileum)

病变特点:

（1）标本取自回肠集合淋巴小结处的肠壁组织。

（2）镜下,淋巴滤泡内单核/巨噬细胞增多,其胞质丰富,染色较淡,核圆形或肾形,常偏于细胞的一侧。有的巨噬细胞胞质内可见吞噬有伤寒杆菌(特染的切片)、受损的淋巴细胞、红细胞及组织细胞碎片,这种巨噬细胞称为伤寒细胞。伤寒细胞积聚成团,形成小结,称为伤寒肉芽肿或伤寒小结(typhoid granuloma,typhoid nodule)(图 S-26)。

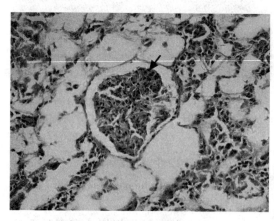

图 S-25　急性增生性肾小球肾炎
　→肾小球体积增大,细胞数目增多

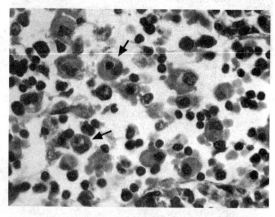

图 S-26　回肠伤寒
　→伤寒细胞

（3）上述病变邻近处及肠壁其他地方还可见血管扩张、充血,单核细胞及淋巴细胞浸润。

【思考题】

一、选择题

【A 型题】

1. 在慢性炎症中,下列哪种细胞最常见(　　)

A. 嗜酸粒细胞　　　　　　　B. 淋巴细胞　　　　　　　C. 中性粒细胞

D. 肥大细胞   E. 巨噬细胞

2. 炎症最常见的病因是(   )

A. 物理性因子   B. 化学性因子   C. 坏死组织

D. 生物性因子   E. 变态反应

3. 下列炎症介质中,哪一种是由肥大细胞释放的(   )

A. 组胺   B. 白细胞三烯   C. 缓激肽

D. 补体   E. 血清素

4. 急性炎症时血流动力学的变化一般按下列顺序发生(   )

A. 血流速度减慢→血管扩张,血流加速→细动脉短暂收缩→白细胞附壁

B. 血管扩张,血流加速→细动脉短暂收缩→白细胞附壁→血流速度减慢

C. 细动脉短暂收缩→血流加速→血管扩张,血流速度减慢→白细胞附壁

D. 细动脉短暂收缩→血管扩张,血流加速→白细胞附壁→血流速度减慢

E. 细动脉短暂收缩→血流速度减慢→血管扩张,血流加速→白细胞附壁

5. 下列疾病中,属于增生性炎症的是(   )

A. 细菌性痢疾   B. 伤寒

C. 肾盂肾炎   D. 肺脓肿

E. 绒毛心

6. 下列哪种疾病为渗出性炎症(   )

A. 宫颈息肉   B. 重型病毒性肝炎   C. 炎症假瘤

D. 大叶性肺炎   E. 流行性乙型脑炎

7. 下列哪种疾病为变质性炎症(   )

A. 蜂窝织炎性阑尾炎   B. 绒毛心   C. 细菌性痢疾

D. 阿米巴肝脓肿   E. 小叶性肺炎

8. 急性炎症时组织肿胀的主要原因是(   )

A. 组织增生   B. 组织变质   C. 肉芽组织形成

D. 静脉血栓阻塞   E. 充血及血液成分渗出

9. 患者,女性,30岁,左手不慎被沸水烫伤,局部立即出现红、肿热、痛、随之皮肤上起水泡,其病变属(   )

A. 浆液性炎   B. 化脓性炎   C. 纤维素性炎

D. 出血性炎   E. 以上都不是

10. 尸体病例:于右肺下叶切面可见 3cm×3cm×2cm 的空洞形成,洞腔充以灰白及灰黄色的黏稠渗出物,镜下可见大量中性粒细胞及液化坏死物,最可能的病变是(   )

A. 大叶性肺炎   B. 小叶性肺炎   C. 肺脓肿

D. 肺气肿   E. 肺炎性假瘤

11. 下列关于慢性炎症的叙述,错误的是(   )

A. 单核/巨噬细胞系统的激活是一个重要特征

B. 主要是由炎性细胞引起的组织破坏

C. 以渗出性病变和变质改变为主

D. 炎症灶内主要为淋巴细胞浸润

E. 常有明显的增生现象

12. 肉芽肿内的多核巨细胞可由下列何种细胞融合而来（　　）

    A. 上皮样细胞 　　　　　B. 肥大细胞 　　　　　C. 浆细胞

    D. 成纤维细胞 　　　　　E. 嗜碱粒细胞

13. 浆液性炎常见于下列何种疾病（　　）

    A. 大叶性肺炎 　　　　　B. 小叶性肺炎 　　　　　C. 细菌性痢疾

    D. 感冒初期 　　　　　　E. 阿米巴痢疾

14. 溶血性链球菌感染最常引起（　　）

    A. 假膜性炎 　　　　　　B. 蜂窝织炎 　　　　　C. 出血性炎

    D. 坏死性炎 　　　　　　E. 脓肿

15. 下列关于炎症描述，哪一项不正确（　　）

    A. 中性粒细胞浸润通常是急性炎症的标志

    B. 慢性炎症细胞主要是淋巴细胞、巨噬细胞和浆细胞

    C. 淋巴细胞浸润并非总是慢性炎症的特征

    D. 中性粒细胞游出后必然引起局部单核细胞增多

    E. 白细胞渗出只见于急性炎症早期

【B 型题】

（16～18 题）

    A. 血液中可查到细菌，全身无中毒症状

    B. 细胞的毒性产物被吸收入血，可伴有心、肝、肾等实质细胞的变性、坏死和出现高热、寒战等中毒症状

    C. 细菌在血液中大量繁殖，在一些器官中出现多发性脓肿

    D. 病原微生物可沿淋巴液扩散，引起淋巴管炎

    E. 细菌由局部病灶入血，大量繁殖并产生毒素，引起全身中毒症状和病理变化

16. 毒血症的特征是（　　）

17. 菌血症的特征是（　　）

18. 败血症的特征是（　　）

（19～22 题）

    A. 皮肤、黏膜的深层缺损

    B. 皮肤、黏膜的浅表缺损

    C. 深部脓肿向体表穿破，在组织内形成盲管

    D. 有腔脏器的化脓坏死连通于体外

    E. 坏死累及有腔器官全层，穿透浆膜

19. 溃疡的特征是（　　）

20. 糜烂的特征是（　　）

21. 窦道的特征是（　　）

22. 瘘管的特征是（　　）

二、填空题

1. 炎症过程的中心环节是_____。

2. 炎症局部基本病理变化为_____、_____、_____。

3. 渗出性炎可分为_____、_____、_____、_____。

4. 慢性炎症类型可分为_____、_____。

5. 炎症的结局为_____、_____、_____。

6. 炎症的蔓延扩散包括_____、_____、_____。

7. 炎症的血道扩散为_____、_____、_____。

8. 白细胞渗出包括_____、_____、_____、_____。

9. 白细胞吞噬过程_____、_____、_____3个步骤组成。

10. 化脓性炎是渗出_____为主,根据发生原因和部位分为_____、_____、_____。

三、名词解释

1. 炎症(inflammation)　　　2. 变质(alteration)

3. 渗出(exudation)　　　　　4. 假膜性炎

5. 绒毛心(cor villosum)　　　6. 炎症介质(inflammatory mediator)

7. 脓肿(abscess)　　　　　　8. 蜂窝织炎(phlegmonou sinflammation)

9. 疖(furuncle)　　　　　　10. 痈(carbllncle)

11. 肉芽肿性炎(granulomatous inflammation)

12. 趋化作用(chemotaxis)

四、判断题

(　　)1. 假膜性炎是发生在黏膜的纤维素性炎。

(　　)2. 绒毛心进一步发展机化,可引起心包纤维素性粘连。

(　　)3. 乙型脑炎是一种以渗出为主的炎症。

(　　)4. 炎症病灶中血管腔内白细胞称之为炎症细胞。

(　　)5. 化脓性炎症不一定是化脓菌所引起。

(　　)6. 增生为主的炎症多见于慢性炎症。

(　　)7. 肉芽肿就是肉芽组织。

(　　)8. 发生在黏膜的纤维素渗出为主的炎症,称为纤维素性卡他性炎症。

(　　)9. 炎症时由于血管损伤,红细胞亦可渗出。

(　　)10. 病毒感染时炎症灶内以嗜酸粒细胞浸润为主。

(　　)11. 凡是能引起组织和细胞损伤的因子都能引起炎症。

(　　)12. 炎症灶中血流速度减慢是在血管扩张的基础上血管通透性升高的结果。

(　　)13. 毒血症患者的血液中有细菌繁殖,并产生毒素。

五、简答题

1. 渗出液和漏出液有何区别?

2. 炎症有哪些基本病变?各有何主要特点?

3. 简述脓肿和蜂窝织炎的区别。

4. 简述渗出液在炎症中的意义。

5. 何谓肉芽肿?请举例说明肉芽肿的类型。

6. 简述组胺、前列腺素、缓激肽在炎症过程中的主要作用。

7. 举例说明纤维素性炎的主要病变特征。

六、论述题

1. 试述炎症的结局。

2. 化脓性炎有哪些主要类型? 各有何病变特征?

3. 为什么不同的炎症及炎症的不同阶段渗出白细胞的种类有所不同?

4. 试述炎症时渗出的细胞成分及其在炎症过程中的主要作用。

5. 试述纤维素性炎的好发部位、病变特点和结局。

6. 举出至少 5 种常见的肉芽肿性炎,并分别说明它们的病变特点。

【参考答案】

一、选择题

1. B　2. D　3. A　4. C　5. B　6. D　7. D　8. E　9. A　10. C　11. C　12. A　13. D

14. B　15. E　16. B　17. A　18. E　19. A　20. B　21. C　22. D

二、填空题

1. 血管反应

2. 变质　渗出　增生

3. 浆液性炎　纤维素性炎　化脓性炎　出血性炎

4. 一般慢性炎症　肉芽肿性炎症

5. 痊愈　迁延不愈转为慢性　蔓延扩散

6. 局部蔓延　淋巴道扩散　血道扩散

7. 菌血症　毒血症　败血症　脓毒败血症

8. 边集　黏着　游出　化学趋化作用

9. 识别和附着　吞入　杀灭或降解

10. 中性粒细胞　表面化脓和积脓　蜂窝织炎　脓肿

三、名词解释

1. 炎症是指具有血管系统的活体组织对损伤因子所发生的防御反应。

2. 变质是指炎症局部组织发生的变性和坏死。

3. 渗出是指炎症局部组织血管内的液体和细胞成分,通过血管壁进入组织间质、体腔、黏膜表面和体表的过程。

4. 假膜性炎是指发生于黏膜的纤维素性炎,渗出的纤维蛋白原形成的纤维素、坏死组织和中性粒细胞共同形成一层膜状物,覆盖于黏膜表面,称假膜。故此类炎症又称假膜性炎,常见于痢疾白喉等

5. 绒毛心是指发生于心包膜的纤维素性炎,由于心外膜大量渗出的纤维素在心脏搏动的影响下形成无数绒毛状物,覆盖于心脏表面,故有"绒毛心"之称。

6. 炎症介质是指介导炎症反应的一系列化学因子。

7. 脓肿为局限性化脓性炎,其主要特征是组织发生溶解坏死,形成充满脓液的腔。

8. 蜂窝织炎是指疏松结缔组织的弥漫性化脓性炎,常发生于皮肤、肌肉和阑尾。

9. 肉芽肿性炎是一种特殊性增生性炎,以肉芽肿形成为其特点,多为特殊类型的慢性炎症。

10. 疖是毛囊、皮脂腺及其周围组织的脓肿。

11. 痈是多个疖的融合。

12. 白细胞向着化学刺激所在部位作单一定向的移动,叫做趋化作用。

四、判断题

1. √　2. √　3. ×　4. ×　5. √　6. √　7. ×　8. ×　9. ×　10. ×　11. √　12. √　13. ×

五、简答题

1. 渗出液见于炎症时,其特点是蛋白质含量高,比重大于 1.018,细胞数多,容易凝固,浑浊。漏出液见于非炎症时,其特点是蛋白质含量低,比重小于 1.018,细胞少,清亮,不易凝固。

2. 变质:炎症局部组织发生的变性和坏死,包括细胞水肿、脂肪变性、凝固性坏死或液化性坏死等常见病变。渗出:主要包括局部血流动力学改变、血管通透性升高、液体成分渗出、白细胞游出及吞噬活动。增生:包括实质细胞,如黏膜上皮、腺上皮增生;间质细胞,如巨噬细胞、内皮细胞和成纤维细胞增生。

3. 脓肿是限局性化脓性炎,其特征是组织发生溶解坏死,形成充满脓液的腔。脓肿可发生于内脏和皮下,常由金黄色葡萄球菌引起。蜂窝织炎是弥漫性化脓性炎,其特征是组织中有大量中性粒细胞弥漫性浸润,但无显著的组织溶解坏死。蜂窝织炎常见于皮肤、肌肉、阑尾等疏松组织,主要由溶血性链球菌引起。

4. 渗出液具有两方面的意义。一是有利的作用:稀释毒素,减轻毒素对局部的损伤作用;为局部浸润的白细胞带来营养物质和带走代谢物;渗出物中所含抗体和补体有利于消灭病原体,渗出物中的纤维素网可限制细菌扩散,有助于吞噬作用,有助于修复。二是不利的作用:过多的渗出物可压迫临近器官造成损害;渗出的纤维素过多易引起机化和粘连。

5. 肉芽肿是炎症局部主要由巨噬细胞增生形成的、境界清楚的结节状病灶。其类型有:①感染性肉芽肿,如结核杆菌引起的结核性肉芽肿;②异物性肉芽肿,如手术缝线引起的异物性肉芽肿;③原因不明的肉芽肿,如结节病。

6. 组胺:细动脉扩张和细静脉通透性增加。前列腺素:炎症时使血管扩张,加剧炎性水肿,引起疼痛和发热。缓激肽:增加血管通透性,引起血管扩张、平滑肌收缩和疼痛。

7. 纤维素性炎以纤维蛋白原渗出为主,继而形成纤维素。在 HE 切片中纤维素呈红染的网状、条状和颗粒状,常混有中性粒细胞和坏死细胞碎片,如大叶性肺炎,肺泡内有大量渗出的纤维素及大量中性粒细胞。

六、论述题

1. 炎症的结局有以下几种。

(1) 痊愈:完全恢复,即彻底清除病因,融解吸收炎性渗出物和坏死组织,完全恢复原来组织的结构和功能;不完全愈复,即以肉芽组织修复大面积的组织损伤。

(2) 迁延为慢性炎症:致炎因子不能在短期清除,在机体内持续作用,不断损伤组织,造成炎迁延不愈,使急性炎症转为慢性。

(3) 蔓延扩散:包括①局部蔓延,即病原微生物通过组织间隙或自然管道向周围组织蔓延扩散。②淋巴道蔓延,病原微生物沿淋巴液扩散,引起淋巴管炎和所属淋巴结炎,病原微生物可进一步通过淋巴入血,引起血行蔓延。③血行蔓延,可引起菌血症、毒血症、败血症和脓毒血症。

2. 化脓性炎的主要类型及病变特点如下所述。

(1) 表面化脓和积脓:表面化脓是指黏膜和浆膜的化脓性炎。此时,中性粒细胞向黏膜表面渗出,深部组织的中性粒细胞浸润不明显。积脓是发生在浆膜、胆囊和输卵管的化脓性炎,脓液在浆膜腔、胆囊和输卵管内积存。

(2) 蜂窝织炎:疏松结缔组织的弥漫性化脓性炎,常发生于皮肤、肌肉和阑尾,主要由溶血性链球菌引起。

（3）脓肿:局限性化脓性炎。组织发生溶解坏死,形成充满脓液的腔。脓肿可发生于皮下和内脏,主要由金黄色葡萄球菌引起。

3. 不同的炎症由于致炎因子不同,渗出的白细胞不同。葡萄球菌和链球菌感染以中性粒细胞浸润为主,病毒感染以淋巴细胞浸润为主;过敏反应则以嗜酸粒细胞为主。因为各种炎症局部存在的趋化因子不同,趋化因子的作用具有特异性,故不同类型的炎症渗出的白细胞种类不同。炎症的不同阶段游出的白细胞的种类有所不同。急性炎症早期(6~24小时)中性粒细胞首先游出,48 小时后则以单核细胞浸润为主。其原因在于:①中性粒细胞寿命短,24 ~48 小时后崩解消失,而单核细胞寿命长;②中性粒细胞停止游出后,单核细胞可继续游出;③炎症的不同阶段所激活的黏附因子及趋化因子不同。

4. 炎症时渗出的细胞成分主要有中性粒细胞、单核细胞、嗜酸粒细胞和淋巴细胞。它们在炎症过程中发挥的作用分述如下:

（1）中性粒细胞和单核细胞是具有吞噬功能的吞噬细胞,它们通过吞噬作用即吞入病原体及组织碎片,然后利用其产生的活性氧代谢产物及其胞质内多种溶酶体成分对吞入物进行杀伤和降解而发挥重要的防御功能。

（2）嗜酸粒细胞也具有吞噬能力,但较弱。它能吞噬抗原抗体复合物。另外,其胞质内嗜酸性颗粒中含有对寄生虫有毒性的蛋白,也可造成上皮细胞崩解。

（3）淋巴细胞和巨噬细胞发挥免疫作用。巨噬细胞吞噬并处理进入机体的抗原,再把抗原递呈给 T 和 B 淋巴细胞。活化的淋巴 T 细胞产生淋巴因子,B 淋巴细胞转化为浆细胞产生大量的抗体。这些淋巴细胞的产物都具有杀伤病原微生物的作用。

另一方面,白细胞的氧代谢产物及溶解体成分也可释放到细胞外,引起细胞和组织的损伤。

5. 纤维素性炎好发于黏膜、浆膜及肺组织。其病变特点分述如下:

（1）发生于黏膜时。渗出的纤维蛋白原形成的纤维素、坏死组织和中性粒细胞共同形成一层膜状物,覆盖于黏膜表面,称假膜。故此类炎症又称假膜性炎,常见于痢疾白喉等。咽部白喉与深层结合牢固,不易脱落,而气管白喉假膜易脱落,堵塞气管可引起窒息。

（2）浆膜的纤维性炎见于胸膜、腹膜和心包膜。发生于心包膜者,由于心外膜大量渗出的纤维素在心脏搏动的影响下形成无数绒毛状物,覆盖于心脏表面,故有"绒毛心"之称。若纤维素不能吸收,则被机化,引起心包纤维性粘连而发生心包闭锁。

（3）肺的纤维素性炎见于大叶性肺炎的肝样变期,此时肺泡腔内充满大量的纤维素、红细胞或白细胞。若纤维素不能被溶解吸收,则由肉芽组织取代发生机化,形成肺肉质变。

6.（1）结核病

（2）风湿性心肌炎

（3）肠伤寒

（4）异物肉芽肿

（5）结节病

病变特点分别见具体章节。

（国宏莉　李巧琴）

第二十六章 肿 瘤

第一节 上皮组织肿瘤

【目的要求】

(1) 掌握上皮性肿瘤的组织结构和细胞的异型性(注意观察病理性核分裂象)。

(2) 掌握角化性和非角化性鳞状细胞癌的诊断标准和组织学分级。

(3) 了解淋巴结转移癌的转移规律和途径。

【大体标本】

1. 食管癌(carcinoma of esophagus)

病变:

(1) 蕈伞型食管癌,食管黏膜面有一扁圆形肿块,突向食管腔,表面有浅表溃疡,边缘不整齐,底部有污灰色坏死物附着。切面可见灰白色癌组织浸润达食管壁肌层(图 G-14)。

(2) 溃疡型食管癌,肿瘤表面有溃疡形成,深浅不一,底部凹凸不平(图 G-15)。

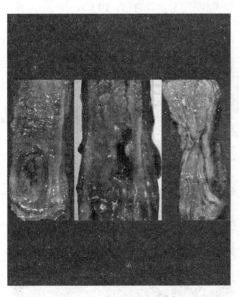
图 G-14 食管癌

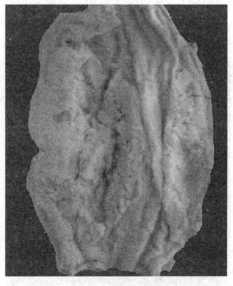
图 G-15 溃疡型食管癌

(3) 髓质型食管癌,癌组织在食管壁内浸润性生长,食管壁增厚,切面质软,似脑髓(图 G-16)。

2. 溃疡型胃癌(ulcerative carcinoma of the stomach)

病变:胃窦小弯侧见巨大溃疡(直径在 2cm 以上),表浅,形态不规则,溃疡边缘隆起,底部凸凹不平,可有出血坏死。切面见灰白色肿瘤组织向深处浸润破坏胃壁(图 G-17,图 G-18)。

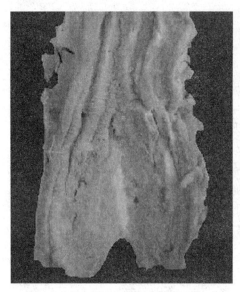
图 G-16　髓质型食管癌

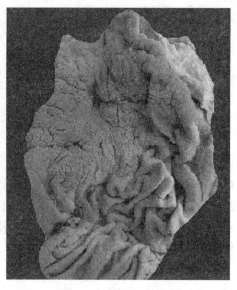
图 G-17　溃疡型胃癌

3. 结肠胶样癌(mucoid carcinoma of the rectum)

病变:结肠纵剖面上可见肠壁弥漫增厚,正常结构层次被破坏,形成突入肠腔的肿块,癌组织呈灰白色,表面附着乳白色胶冻状黏液,肠腔明显狭窄(图 G-19)。

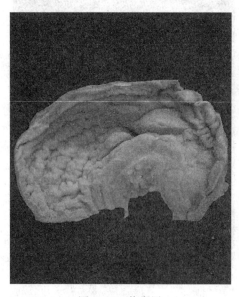
图 G-18　革囊胃

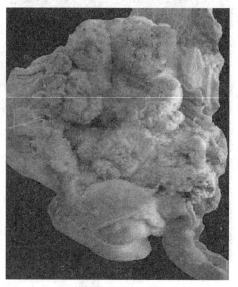
图 G-19　结肠胶样癌

4. 卵巢黏液性囊腺瘤(mucinous cystadenoma)

病变:囊性肿瘤。表面光滑,灰白色。切面可见多个大小不等的囊腔,囊内充满灰白色半透明黏液,囊壁内面光滑(图 G-20)。

5. 卵巢乳头状浆液性囊腺瘤(serous cystadenoma)

病变:囊性肿瘤,切面多为单房,囊内含淡黄色清亮液体,囊壁薄,多处有灰白色乳头状物突向囊腔(图 G-21)。

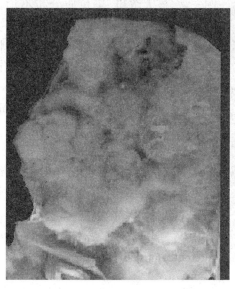
图 G-20　卵巢黏液性囊腺瘤

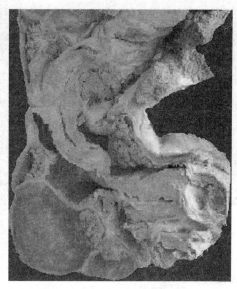
图 G-21　卵巢乳头状囊腺瘤

6. 乳腺癌(carcinoma of breast)

病变:乳房背面可见一肿物,境界不清,灰白色,乳房表面可见乳头略下陷,其周围皮肤呈橘皮样外观(图 G-22)。侧切面可见一灰白色肿物,境界不清,呈浸润性生长(图 G-23)。

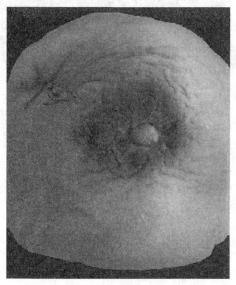
图 G-22　乳腺癌(体表)

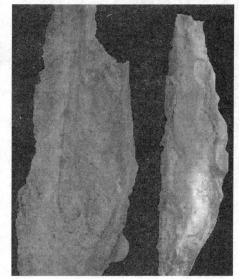
图 G-23　乳腺癌(剖面)

【切片】

27. 肝细胞癌(hepatocellular carcinoma)

病变特点:

(1)先用低倍镜寻找癌组织。癌组织密集成团(癌巢),染色深,注意与周围正常的肝组织、肝硬化组织对比,以体会癌细胞的异型性。

(2)再以高倍镜观察癌细胞的异型性。癌细胞及核的大小、形态不一,胞核与胞质比

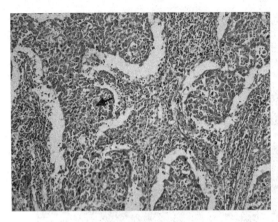

图 S-27　肝细胞癌
→癌巢成条索状,团块状

例失常,核大浓染,染色质分布不均,可有巨核和多核瘤巨细胞等(图 S-27)。

（3）注意观察癌细胞的核分裂情况,相当于正常有丝分裂的什么阶段? 有无病理性核分裂象?

（4）癌组织的间质为血窦,癌周肝组织被压迫,门管区纤维组织明显增生。

28. 肝胆管细胞癌

病变特点:先用低倍镜寻找癌组织。再用高倍镜下观察,癌组织排列呈腺管样,间质丰富(图 S-28)。

29. 淋 巴 结 转 移 癌 (metastatic carcinoma of lymph node)

病变特点:

（1）标本取自乳腺癌患者的腋窝淋巴结。

（2）低倍镜下,淋巴结的部分结构已破坏消失,而为癌组织所取代,癌巢大多呈实性,异型性明显。

（3）注意观察输入淋巴管、边缘窦及髓窦内有无癌组织? 这说明什么(图 S-29)?

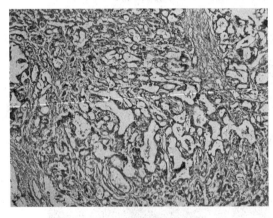

图 S-28　肝胆管细胞癌
癌细胞排列呈腺管样结构

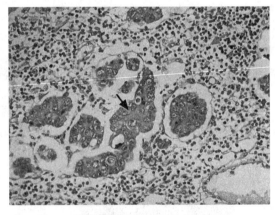

图 S-29　淋巴结转移癌
→转移之癌巢　→淋巴组织

30. 皮肤乳头状瘤(papilloma)

病变特点:

（1）肉眼观,肿瘤呈乳头状结构。

（2）镜下,乳头间质呈树枝状纤维血管组织,其表面覆盖鳞状上皮,上皮与间质结缔组织的境界清楚,有时横切的乳头其间质在中央,其周围绕有鳞状上皮。

（3）观察上皮细胞的排列、层次和核的大小,与正常表皮相比较,注意其相似性(异型性小)(图 S-30)。

31. 角化性鳞状细胞癌（cornifying squamous cell carcinoma）

病变特点：

（1）标本取自食管。

（2）低倍镜下切片一侧食管黏膜已破坏消失，癌组织向黏膜下层及肌层浸润性生长。癌巢大小、形态不一。注意癌巢中央细胞的排列（由外向内）、层次、形态以及角化等与正常的鳞状上皮有何区别？癌巢中央的角化团为角化珠（即癌珠），间质中有淋巴细胞、浆细胞等炎性细胞浸润（图 S-31）。

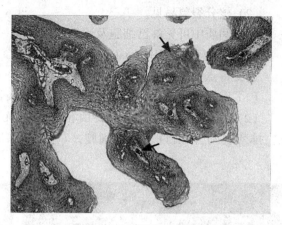

图 S-30　皮肤乳头状瘤
→肿瘤实质　→肿瘤间质

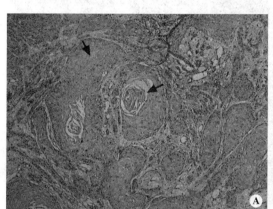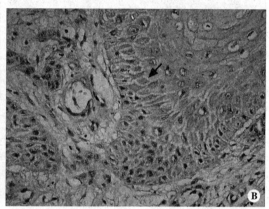

图 S-31　角化性鳞状细胞癌
→癌巢　→角化珠　→肿瘤间质　→细胞间桥

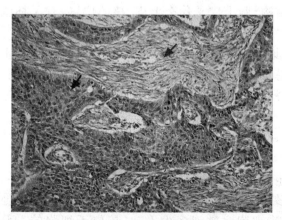

图 S-32　非角化鳞状细胞癌
→癌巢　→肿瘤间质

（3）高倍镜下，癌细胞的分化如何？癌细胞间有无连接结构（细胞间桥）？有无核分裂象？

32. 非 角 化 性 鳞 状 细 胞 癌（non-cornifying squamous cell carcinoma）

病变特点：

（1）切片中有许多大小不一、形态不规则的癌巢，癌细胞大小、形态不一，核一般较大，染色较浓，无一定层次和排列方向，一些细胞呈多角形，彼此之间有细胞间桥（棘细胞）。从形态、功能、排列层次等方面与正常鳞状上皮比较，以判断其分化程度和异型性大小（图 S-32）。

（2）核分裂象易见。

（3）间质中可见淋巴细胞及浆细胞浸润。

33. 结肠息肉状腺瘤（polypoid adenoma）

病变特点：

（1）肉眼可见切片内有一小圆形结节状物，即结肠黏膜的息肉状腺瘤。

（2）镜下，息肉状腺瘤主要由密集排列无极性的腺管构成，腺管衬以单层柱状上皮、排列规则，内有许多杯状细胞。（与正常结肠腺体的结构相比，其差异如何）（图 S-33）。

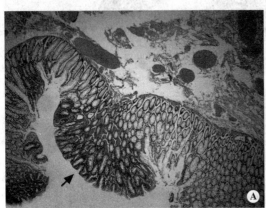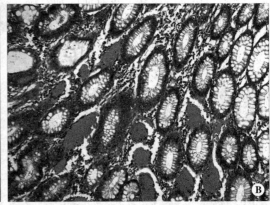

图 S-33　结胞息肉状腺瘤

➡腺上皮增生形成的息肉

（3）间质为结缔组织，内有淋巴细胞及浆细胞浸润。

34. 直肠腺癌（adenocarcinoma of the rectum）

病变特点：

（1）标本取自直肠，切片一侧可见少许正常黏膜组织，其表面为柱状上皮，固有膜内有多数腺体。注意这些腺体的排列及结构，腺上皮是什么上皮，核的位置，有无杯状细胞。

（2）其余部分已由肿瘤组织所取代，癌巢呈腺管样结构，管腔大小轮廓都不规则，腺上皮细胞排列层次紊乱，形态异型，核分裂象易见，不见杯状细胞。

（3）上述癌组织已突破黏膜肌层，向下浸润到黏膜下层，甚至肌层，癌组织浸润处的原有组织已被破坏（浸润性生长）（图 S-34）。

35. 直肠黏液癌（mucoid carcinoma of the rectum）

病变特点：

（1）标本取自直肠胶冻状外观的肿块组织。

（2）镜下，可见癌组织腺腔内有大量黏液聚集，有的腺体崩解形成黏液池，黏液池中往往可见成堆或散在的印戒细胞。印戒细胞含黏液多少不一，核位于细胞的一侧（图 S-35）。

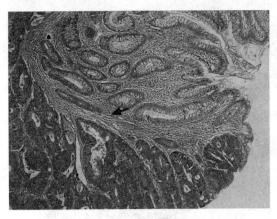

图 S-34 直肠腺癌

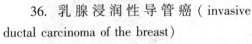
→癌巢 →肿瘤间质

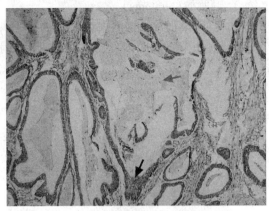

图 S-35 直肠黏液癌
→癌细胞 →黏液湖

36. 乳腺浸润性导管癌（invasive ductal carcinoma of the breast）

病变特点：

（1）标本取自乳腺的肿块。

（2）镜下，癌组织形态多种多样，细胞排列成巢状、团块或条索状，可保留部分原有的导管内原位癌结构或完全缺如。癌细胞大小形态各异，多形性常较明显，核分裂象多见（图 S-36）。

（3）癌细胞突破基膜向间质内浸润性生长，间质有致密的纤维组织增生。

（4）间质结缔组织内有少许淋巴细胞和浆细胞浸润。

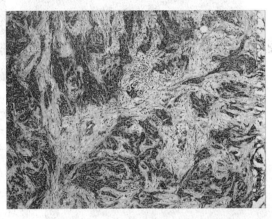

图 S-36 乳腺浸润性导管癌
癌细胞排列成巢状、团索状

第二节 间叶组织肿瘤

【目的要求】

（1）掌握间叶组织肿瘤的结构特点。

（2）掌握多种成分组成的肿瘤的病理组织学特征。

（3）掌握上皮组织与间叶组织来源的恶性肿瘤的鉴别。

【大体标本】

1. 脂肪瘤（lipoma）

病变：外观为分叶状，包膜完整，质地柔软，切面呈黄色，似脂肪组织。

2. 子宫多发性平滑肌瘤（leiomyoma）

病变：子宫体肌壁内见多个瘤结节，境界清楚，有包膜，灰白色，切面呈编织状（图 G-24）。

3. 畸胎瘤(teratoma)

病变:卵巢正常结构消失,被肿瘤组织所取代,肿瘤呈囊性,单房性或多房性,内壁有结节状隆起(头节),囊腔内可见毛发、皮脂、软骨及骨组织等多种成分(图 G-25)。

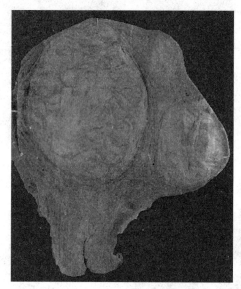

图 G-24　子宫多发性平滑肌瘤

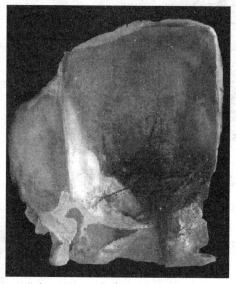

图 G-25　卵巢囊性畸胎瘤

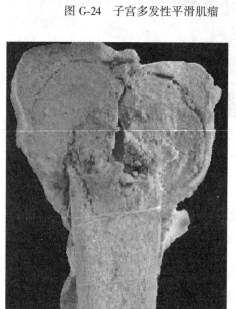

图 G-26　骨肉瘤

4. 骨肉瘤(osteosarcoma)

病变:长骨干骺端明显肿大,质较硬,切面见肿瘤灰红、黄白相间,黄白色处质地较硬,可见砂粒小点或条纹。长骨之骨质、骨髓腔及骨骺均被破坏,肿瘤还向骨旁软组织扩展(图 G-26)。

【切片】

37. 纤维瘤(fibroma)

病变特点:

(1)标本为一皮下肿块的切片,镜下,瘤组织主要由纵横交织的结缔组织纤维所构成。细胞数目少,核为梭形,与正常胶原纤维组织比较有何不同(异型性高低)(图 S-37)。

(2)肿瘤边缘绕有结缔组织包膜。

38. 纤维肉瘤(fibrosarcoma)

病变特点:

(1)标本取自皮下肿瘤组织。

(2)低倍镜下,瘤细胞非常丰富,弥漫分布,多呈束状交织排列,而无巢状结构。

(3)高倍镜下,瘤细胞呈圆形、椭圆形或梭形,似成纤维细胞,核浓染,大多呈椭圆形或梭形,核分裂象易见(图 S-38)。

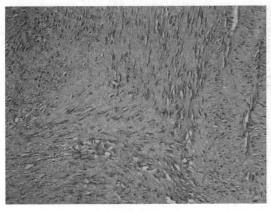

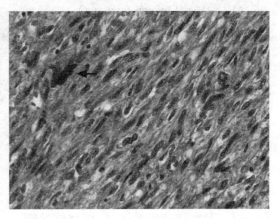

图 S-37 纤维瘤

图 S-38 纤维肉瘤

癌细胞呈长梭形、束状、编织状或栅栏状排列

→异形细胞核

（4）间质结缔组织穿插于瘤细胞之间，内含多数薄壁血管。

39. 平滑肌瘤（leiomyoma）

病变特点：

（1）肉眼观察，切片中央的结节即为肿瘤的所在部位。

（2）低倍镜下，瘤结节由纵横交织的平滑肌纤维构成。纵切时核呈棒状，横切时呈圆形，斜切时呈长椭圆形或略带梭形，核的数目远远超过正常的平滑肌组织（能找到核分裂象吗？）。

（3）瘤内有少量结缔组织性间质，瘤结节与周围组织境界清楚（图 S-39）。

40. 腮腺多形性腺瘤（pleonorphic adenoma）

病变特点：

（1）标本取自腮腺肿瘤组织。

（2）低倍镜下，肿瘤组织形态多样。

（3）高倍镜下，肿瘤由腺组织、被覆上皮、黏液样组织及软骨样组织等多种成分混合组成（图 S-40）。

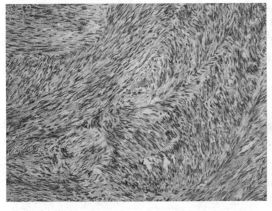

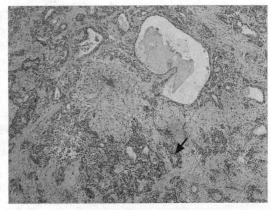

图 S-39 平滑肌瘤

图 S-40 腮腺多形性腺瘤

癌细胞分化成熟，呈束状、编织状或栅栏状排列

→癌细胞排列成腺管状、条索状、片块状 →黏膜组织

41. 畸胎瘤（benign teratoma）

病变特点：

（1）标本取自卵巢。

（2）镜下，可见皮肤组织、腺体、气管、平滑肌纤维、软骨、骨组织及神经组织等多种组织，其分化成熟（图 S-41）。

42. 神经鞘瘤（neurilemmoma）

病变特点：

（1）镜下，瘤组织结构具有两种形态。一型为束状型（Antoni A 型），瘤细胞细长，梭形，紧密排列成漩涡状，细胞核呈栅栏状排列；另一型为网状型（Antoni B 型），瘤细胞稀少，排列成稀疏的网状结构。本片主要为束状型。

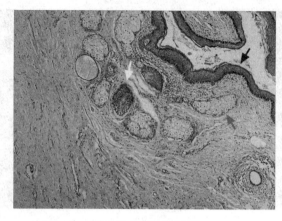

图 S-41　良性畸胎瘤

➡鳞状上皮　➡皮脂腺　➡毛囊

（2）瘤细胞周围可见纤维包绕（图 S-42）。

43. 骨巨细胞瘤（giant cell tumor of the bone）

病变特点：

（1）标本取自骨肿瘤。

（2）镜下，肿瘤主要由单核基质细胞和多核巨细胞组成。基质细胞为圆形、卵圆形或梭形，境界不清，常见胞质突起，染色质量中等，可见核仁。多核巨细胞较均匀地分布于基质细胞间（本瘤特征之一），细胞直径常达 $30\sim60\mu m$，边界不规则但分界清楚，胞质丰富略嗜碱性，呈均质、颗粒或空泡状，其核与基质细胞核相似，数目较多，一般 $15\sim20$ 个，甚至可高达上百个不等，杂乱无章地聚于中央。

（3）间质血管丰富，并可见不等量的胶原纤维，有时可见含大量脂质的泡沫细胞、类骨组织和新生的骨小梁（图 S-43）。

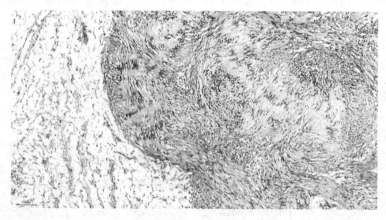

图 S-42　神经鞘病

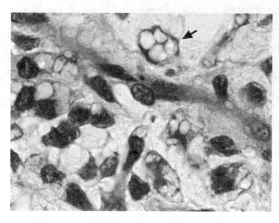

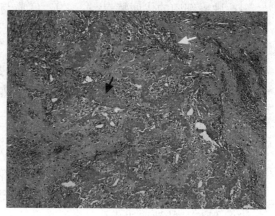

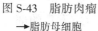

图 S-43　脂肪肉瘤　　　　　　　　　　　　　图 S-44　骨肉瘤

　→脂肪母细胞　　　　　　　　→高度异形的肉瘤细胞　→肿瘤性类骨组织

44. 骨肉瘤(ostosarcoma)

病变特点:

(1) 标本取自骨肿瘤。

(2) 弥散分布、高度异型的肉瘤细胞大小形态不一,圆形、梭形或多角形,可见瘤巨细胞。部分核形奇异,大而深染,染色质细,核分裂象多见。

(3) 瘤细胞间可见数量不一的肿瘤性骨样组织或骨组织,其形态不规则,大小不一,排列紊乱,其边缘镶嵌肿瘤性骨细胞。在其中也可见瘤细胞散在分布(图 S-44)。

【思考题】

一、选择题

1. 哪项不属于肿瘤性增生(　　　)

A. 细胞分化成熟能力低　　　　　　B. 常表现为局部肿块

C. 相对无限制生长　　　　　　　　D. 致病因素消除后肿块即停止生长

E. 与机体不协调

2. 肿瘤实质指的是(　　　)

A. 肿瘤细胞　　　　　　　B. 血管　　　　　　　C. 神经组织

D. 结缔组织　　　　　　　E. 少量淋巴细胞

3. 肿瘤均具有(　　　)

A. 浸润性　　　　　　　　B. 转移　　　　　　　C. 核分裂象

D. 异型性　　　　　　　　E. 分化程度高

4. 肿瘤的生长速度主要取决于(　　　)

A. 机体营养因素　　　　　B. 肿瘤细胞的性质　　C. 肿瘤细胞多少

D. 肿瘤间质多少　　　　　E. 间质淋巴细胞

5. 肿瘤组织分化程度越低,说明(　　　)

A. 恶性程度越低　　　　　B. 恶性程度越高　　　C. 转移越晚

D. 预后较好　　　　　　　E. 生长时间越长

6. 肿瘤的性质取决于(　　　)

A. 肿瘤的间质　　　　　　B. 肿瘤实质　　　　　C. 肿瘤的转移

D. 肿瘤细胞的代谢特点　　　E. 实质与间质比例

7. 判断肿瘤组织来源、分类、命名和组织学诊断的依据(　　)

A. 纤维结缔组织　　　B. 血管　　　C. 肿瘤实质细胞

D. 淋巴管　　　E. 肿瘤的间质

8. 机体细胞、组织从幼稚生长发育到成熟的过程,称(　　)

A. 分化　　　B. 化生　　　C. 机化

D. 硬化　　　E. 老化

9. 来源于上皮细胞的肿瘤是(　　)

A. 乳头状瘤　　　B. 淋巴管瘤　　　C. 毛细血管瘤

D. 神经鞘瘤　　　E. 滑膜瘤

10. 肿瘤的特性取决于(　　)

A. 患者的年龄　　　B. 起源的组织　　　C. 发生的部位

D. 肿瘤的实质　　　E. 肿瘤的间质

11. 血道转移的确切依据是(　　)

A. 恶性肿瘤细胞侵入静脉　　　B. 恶性肿瘤细胞侵入动脉

C. 血液中发现大量肿瘤细胞　　　D. 瘤细胞栓塞于远隔器官

E. 远隔器官形成同一类型肿瘤

12. 临床检查肿瘤患者的局部淋巴结,主要目的在于(　　)

A. 确定肿瘤良、恶性　　　B. 判断是否为多发性肿瘤

C. 排除炎症的可能　　　D. 了解是否存在淋巴瘤

E. 了解有无淋巴道转移

13. 肿瘤血道转移最常见的部位是(　　)

A. 肝、肺　　　B. 肝、脑　　　C. 肝、肾

D. 肺、脑　　　E. 肺、脾

14. 下列哪种癌最常转移到肝(　　)

A. 乳腺癌　　　B. 膀胱癌　　　C. 肺癌

D. 肛管癌　　　E. 结肠癌

15. 硬癌指的是(　　)

A. 瘤细胞丰富的癌　　　B. 纤维结缔组织丰富的癌

C. 有钙盐沉积的癌　　　D. 侵入骨组织的癌

E. 含血量多的瘤

16. 淋巴结转移性癌的诊断依据是(　　)

A. 淋巴结肿大　　　B. 淋巴结变硬　　　C. 淋巴结正常结构被破坏

D. 淋巴结内出现癌巢　　　E. 淋巴结内见大量异形细胞

17. 关于基底细胞癌,下列哪一项是错误的(　　)

A. 多发生于老年人　　　B. 由鳞状上皮发生　　　C. 多见于颜面部

D. 常有溃疡形成　　　E. 易发生转移

18. 黏液癌常见于(　　)

A. 口腔黏膜　　　B. 食道黏膜　　　C. 小肠

D. 胃和大肠　　　E 肛管

19. 由支气管柱状上皮鳞状上皮化生后发生的恶性肿瘤称(　　)

A. 腺鳞癌　　　　　　　　　B. 腺棘皮癌　　　　　　　C. 腺癌

D. 鳞癌　　　　　　　　　　E. 未分化癌

20. 囊腺瘤常见的部位是(　　)

A. 胃肠道　　　　　　　　　B. 甲状腺　　　　　　　　C. 乳腺

D. 胰腺　　　　　　　　　　E. 卵巢

21. 关于肿瘤的叙述,下列哪项是错误的(　　)

A. 肿瘤组织具有异常形态、代谢和功能

B. 局部组织增生所形成的肿块

C. 肿瘤对机体有害无益

D. 肿瘤不同程度失去了分化成熟能力

E. 某些肿瘤可以自愈

22. 肿瘤的颜色与下列哪项因素无关(　　)

A. 组织来源　　　　　　　　B. 含血量多少　　　　　　C. 继发改变

D. 是否含有色素　　　　　　E. 实质和间质的多少

23. 良性肿瘤对机体影响的大小主要取决于(　　)

A. 肿瘤的大小　　　　　　　B. 生长时间的长短　　　　C. 患者的年龄

D. 发生的部位　　　　　　　E. 肿瘤有否继发改变

24. 肉瘤是指(　　)

A. 肉质变发展形成的肿瘤　　B. 肌肉发生的恶性肿瘤

C. 间叶组织发生的恶性肿瘤　D. 肌肉发生的良性肿瘤

E. 切面呈鱼肉状的肿瘤(　　)

25. 癌与肉瘤最主要的区别是(　　)

A. 发生部位不同　　　　　　B. 发生年龄不同　　　　　C. 生长方式不同

D. 组织来源不同　　　　　　E. 转移途径不同

26. 交界性肿瘤是指(　　)

A. 界于良、恶性之间的肿瘤　　　　　B. 由良性肿瘤转变而来的恶性肿瘤

C. 良性病变和肿瘤之间的过渡病变　　D. 两种组织交界处发生的肿瘤

E. 界于癌与肉瘤之间的肿瘤

27. 通常所谓的癌症是(　　)

A. 所有肿瘤的统称　　　　　B. 所有恶性肿瘤的统称

C. 上皮组织恶性肿瘤的统称　D. 间叶组织恶性肿瘤的统称

E. 癌和肉瘤的统称

28. 临床最容易发现原位癌的部位是(　　)

A. 乳腺　　　　　　　　　　B. 子宫颈　　　　　　　　C. 支气管

D. 膀胱　　　　　　　　　　E. 结肠

29. 呈浸润性生长的良性肿瘤是(　　)

A. 血管瘤　　　　　　　　　B. 纤维瘤　　　　　　　　C. 脂肪瘤

D. 平滑肌瘤　　　　　　　　E. 神经纤维瘤

30. 下列哪项不符合恶性肿瘤增生(　　)

A. 增生细胞极向消失   B. 瘤组织生长旺盛

C. 与整个机体不协调   D. 一般能分化成熟

E. 致瘤因子除去后仍继续生长

31. 肿瘤对放疗和化疗的敏感性取决于(   )

A. 发生的部位   B. 分化成熟程度

C. 实质和间质的比例   D. 有无包膜

E. 血液含量的多少

32. 肿瘤的异质性是指(   )

A. 不同肿瘤性质方面的差异   B. 不同肿瘤形态方面的差异

C. 肿瘤与起源的正常组织间的差异   D. 肿瘤之间代谢和功能方面的差异

E. 不同亚克隆瘤细胞生物学行为的差异

33. 来源于间叶组织的肿瘤是(   )

A. 恶性间皮病   B. 恶性神经纤维瘤

C. 恶性神经鞘瘤   D. 恶性畸胎瘤

E. 恶性黑色素瘤

34. 确定肉瘤的主要依据是(   )

A. 异型性明显,核分裂多见   B. 瘤细胞弥漫分布,与间质界限不清

C. 无包膜,呈浸润性生长   D. 肿块大,生长速度快

E. 患者为青少年

35. 下列最符合继发瘤概念的是(   )

A. 多个散在分布的肿瘤   B. 分布于器官表面的肿瘤

C. 与原发瘤属于同一类型的肿瘤   D. 远隔器官发生的肿瘤

E. 有癌脐形成的肿瘤

36. 平滑肌瘤最常发生于(   )

A. 子宫   B. 胃肠道   C. 膀胱

D. 血管壁   E. 食管

37. 不发生癌的组织是(   )

A. 肾上腺   B. 卵巢   C. 皮肤附件

D. 淋巴组织   E. 子宫内膜

38. 骨肉瘤的主要诊断依据是(   )

A. 常见于长骨的干骺端   B. 有肿瘤性骨样组织形成

C. 可引起病理性骨折   D. 多见于青少年

E. 骨质增生

39. 我国河南林县是食管癌的高发区,在土壤、水源中,含有哪种致癌化合物(   )

A. 芳香胺类化合物   B. 亚硝酸类化合物

C. 霉菌毒素   D. 重金属

E. 多环碳氢化合物

40. 下列哪种病毒最不可能引起肿瘤(   )

A. 流感病毒   B. 人类乳头状瘤病毒

C. EB 病毒   D. 疱疹病毒

E. 乙型肝炎病毒

41. 肿瘤的本质是(　　　)

A. 基因病 　　　　　B. 组织损伤 　　　　　C. 感染性疾病

D. 炎症 　　　　　E. 遗传性疾病

42. 长期过度照射太阳,易患(　　　)

A. 皮肤癌 　　　　　B. 白血病 　　　　　C. 肝癌

D. 肠癌 　　　　　E. 基底细胞癌

43. 目前诊断肿瘤最可靠的、最准确的方法是(　　　)

A. X 线检查 　　　　　B. CT 检查 　　　　　C. 活体组织检查

D. 细胞学检查 　　　　　E. 免疫组织化学检查

二、填空题

1. 肿瘤的组织结构多种多样,但任何一个肿瘤的组织成分都分为_____和_____部分。

2. 血道转移虽可见于许多器官,但最常见的是_____,其次是_____。

3. 分化好的鳞状细胞癌,癌巢中央可出现角化的层状物称为_____。

4. 肿瘤血道转移,瘤细胞多由_____入血,运行途径与_____的运行途径相似。

5. 肿瘤的异型性表现为_____和_____。

6. 肿瘤的生长方式有_____、_____和_____。

7. 肿瘤的扩散包括_____和_____。

8. 肿瘤的转移途径有_____、_____、_____。癌主要经_____转移,肉瘤主要经_____转移。

9. 良性肿瘤命名时常在来源组织名称后加"_____"字。_____来源的恶性肿瘤称为癌,_____来源的恶性肿瘤称为肉瘤。

10. 良性肿瘤最常见的生长方式为_____和_____,恶性肿瘤最常见的生长方式为_____。

三、名词解释

1. 异型性(atypia) 　　　　　2. 转移(metastasis)

3. 原位癌(carcinoma in situ) 　　　　　4. 非典型性增生(atypical hyperplasia)

5. 交界性肿瘤(borderline tumor) 　　　　　6. 癌前病变(precancerous lesions)

7. 癌肉瘤(carcinosarcoma) 　　　　　8. 种植性转移(transcoelomic metastasis)

9. 肿瘤的演进(progression) 　　　　　10. 肿瘤的异质性(heterogeneity)

11. 恶病质(cachexia) 　　　　　12. 上皮内瘤变(intraepithelial neoplasia)

四、判断题

(　　　)1. 只要是良性肿瘤就不会对机体造成太大的影响。

(　　　)2. 癌在早期一般多经淋巴道转移,到晚期才发生血道转移。

(　　　)3. 鳞状细胞癌可以发生于身体原来没有鳞状上皮覆盖的部位。

(　　　)4. 癌前病变是具有癌变可能的良性病变。

(　　　)5. 只有恶性肿瘤才有可能发生转移。

(　　　)6. "癌症"是指所有的恶性肿瘤,包括癌和肉瘤。

(　　　)7. 肝癌转移到肺称肺转移性肝癌。

( )8. 肿瘤的异型性越小,表示其恶性程度越高。

( )9. 间变细胞一般是指缺乏分化状态的恶性肿瘤细胞。

( )10. 恶性肿瘤细胞一旦侵入淋巴管或血管就称为转移。

( )11. 由动脉发生的良性肿瘤称动脉瘤。

( )12. 肿瘤的特点取决于肿瘤的间质。

五、简答题

1. 何谓癌前病变？举出三种常见的癌前病变。

2. 何谓肿瘤异型性？肿瘤异型性在诊断肿瘤中有何意义？

3. 何谓转移？常见的转移途径有哪几种？

4. 简述癌和肉瘤的区别。

5. 根据形态结构和分化程度,腺癌分为哪几种类型？并说明各类型的恶性程度。

6. 鳞状细胞癌常见于哪些部位？镜下如何区分分化好和分化差的鳞状细胞癌？

7. 何为间变性肿瘤？简述其主要形态学特点。

8. 肿瘤异型性主要表现在哪些方面？

9. 一个典型的恶性肿瘤的自然生长史可分成哪几个阶段？影响肿前生长与演进的主要因素是什么？

10. 简述转移瘤的形态特点。

11. 区别良性肿瘤和恶性肿瘤。

六、论述题

1. 何谓肿瘤？肿瘤性增生与生理性增生和炎症时的非肿瘤性增生有何区别？

2. 何谓转移？举例说明肿瘤的转移途径。

3. 试述肿瘤细胞和其组织结构的异型性。

4. 试述肿瘤的生长方式及临床意义。

【参考答案】

一、选择题

1. D 2. A 3. D 4. B 5. B 6. B 7. C 8. A 9. A 10. D 11. E 12. E 13. A

14. E 15. B 16. D 17. E 18. D 19. D 20. E 21. B 22. E 23. D 24. C 25. D

26. A 27. B 28. B 29. A 30. D 31. E 32. E 33. E 34. B 35. C 36. A 37. D

38. B 39. B 40. A 41. A 42. A 43. C

二、填空题

1. 实质 间质

2. 肺 肝

3. 角化珠(或癌珠)

4. 静脉 栓子

5. 瘤细胞异型性 肿瘤组织结构异型性

6. 膨胀性生长 浸润性生长 外生性生长

7. 直接蔓延 转移

8. 血道转移 淋巴道转移 种植转移 淋巴道 血道

9. 瘤 上皮组织 间叶组织

10. 膨胀性生长 外生性生长 浸润性生长

三、名词解释

1. 肿瘤在细胞形态和组织结构上都与其起源的正常组织有不同程度的差异,这种差异称为异型性。

2. 转移是指瘤细胞由原发部位侵入淋巴管、血管或体腔,迁徙到他处而继续生长,形成与原发瘤同样类型肿瘤的过程。

3. 原位癌指黏膜上皮层内或皮肤表皮层内非典型性增生累及上皮全层,但尚未侵破基底膜而向下浸润生长者。

4. 非典型性增生指增生的上皮细胞形态呈现一定程度的异型性,但还不足以诊断为癌。

5. 交界性肿瘤指组织形态介于良性肿瘤和恶性肿瘤之间的肿瘤。

6. 癌前病变是指某些具有癌变潜在可能性的病变,如长期存在即可转变为癌。

7. 同一肿瘤中既有癌又有肉瘤成分者,称为癌肉瘤。

8. 种植性转移是指体腔内器官的肿瘤蔓延至器官表面,瘤细胞脱落种植(也可人为种植)在体腔内各器官表面,继续生长形成多数转移瘤。

9. 肿瘤的演进是指恶性肿瘤在生长过程中变得越来越富有侵袭性的现象,可表现为生长速度加快、浸润周围组织和远处转移。

10. 肿瘤的异质性是指肿瘤生长过程中,由于附加基因突变形成不同的亚克隆,这些亚克隆在侵袭能力、生长速度,对激素、抗癌药物的敏感性等方面表现出明显的差异。

11. 恶病质是指恶性肿瘤晚期,患者出现极度消瘦、严重贫血、无力和进行性全身衰竭状态。

12. 将轻度、中度和重度非典型增生分别称为上皮内瘤变的Ⅰ、Ⅱ和Ⅲ级,原位癌列入上皮内瘤变Ⅲ级内。

四、判断题

1. × 　2. √ 　3. √ 　4. √ 　5. √ 　6. √ 　7. √ 　8. × 　9. √ 　10. × 　11. × 　12. ×

五、简答题

1. 癌前病变是指某些具有癌变潜在可能性的病变,如长期不愈即有可能转变为癌。常见的癌前病变有黏膜白斑、慢性子宫颈炎伴子宫颈糜烂、慢性萎缩性胃炎和胃溃疡等。

2. 肿瘤的异型性是指肿瘤组织无论细胞形态和组织结构都与其起源的正常组织有不同程度的差异。区别异型性的大小是诊断肿瘤,确定其良、恶性及恶性程度高低的主要组织学依据。

3. 转移是指瘤细胞从原发部位侵入淋巴管、血管或体腔,迁徙到他处继续生长,形成与原发瘤同样类型肿瘤的过程。

转移途径有三种,即淋巴道转移、血道转移和种植性转移。

4. 癌与肉瘤的区别见下表:

	癌	肉瘤
组织来源	上皮组织	间叶组织
发病率	较常见,约为肉瘤的9倍,多见于40岁以上中、老年人	较少见,大多见于青少年

续表

	癌	肉瘤
大体特点	质较硬、色灰白、较干燥	质软、色灰红、湿润、鱼肉状
组织特点	多形成癌巢,实质与间质分界清楚,纤维组织常有增生	肉瘤细胞多弥漫分布,实质与间质分界不清,界清间质内血管丰富,纤维组织少
网状纤维	癌巢周围,但癌细胞间多无网状纤维	肉瘤细胞间有网状纤维,并包绕瘤细胞
免疫组化	上皮细胞性标记物,如角蛋白胞膜抗原等阳性	上皮细胞性标记物阴性,但间充质性标记物,如上皮细波形蛋白、结蛋白阳性
转移	多经淋巴道转移	多经血道转移

5. 腺上皮癌据其形态结构和分化程度,分为下列类型:

(1) 腺癌,具有腺样结构,分化较好,恶性程度较低。

(2) 实性癌或称单纯癌,无腺样结构,形成实性癌巢,故分化程度低,恶性程度高。此类癌又可根据实质和间质的比例的不同分为硬癌和髓样癌。

(3) 黏液癌,又称胶样癌,易形成广泛浸润,属高度恶性。

6. 鳞状细胞癌常发生于身体原有鳞状上皮覆盖的部位,如皮肤、食管、子宫颈等;也可发生于通过鳞状上皮化生而出现鳞状上皮的部位,如支气管、胆囊、肾盂等。镜下,分化好的鳞状细胞癌的癌巢中,细胞间可见细胞间桥,癌巢中央可出现癌珠;分化差的鳞癌无癌珠形成,也无细胞间桥,且癌细胞异型性明显,并见较多核分裂象。

7. 间变性肿瘤主要是由未分化细胞构成的恶性肿瘤,其主要的形态学特点为瘤细胞具有明显的多形性,即细胞大小和形状有很大的差异,异型性大。因此,往往难于确定其组织起源。

8. 肿瘤的异型性主要表现在:①肿瘤细胞的多形性、癌细胞核的多形性。②肿瘤细胞组织结构的异型性,即癌组织空间排列方式与起源的正常组织的差异。

9. 一个典型的恶性肿瘤的自然生长史可以分成四个阶段,即一个细胞的恶性转化→转化细胞的克隆性增生→局部浸润→远处转移。影响肿瘤生长与演进的主要因素,是恶性肿瘤转化细胞的内在特点和宿主对肿瘤细胞或其产物的反应。

10. 转移瘤的形态特点:边界清楚,常为多个散在分布,且多接近器官表面,位于器官表面,由于瘤结节中央出血、坏死而下陷,可形成"癌脐"。

11. 良、恶性肿瘤的区别见下表:

	良性肿瘤	恶性肿瘤
分化程度	分化好,异型性小,与原有组织的形态相似,核分裂无或稀少	分化不好,异型性大,与原有组织的形态差别大,核分裂多见并可见病理核分裂象
生长速度	缓慢	较快
生长方式	膨胀性或外生性生长	浸润性或外生性生长(基底伴浸润性生长)
继发改变	很少发生坏死、出血	常发生出血、坏死、溃疡形成等
转移	不转移	常有转移
复发	手术切除后很少复发	手术切除等治疗后较多复发
对机体影响	较小,主要为局部压迫或阻塞作用。如发生在重要器官也可引起严重后果	较大,除压迫、阻塞外,还可以破坏原发处和转移处的组织,引起坏死、出血、合并感染,甚至造成恶病质

六、论述题

1. 肿瘤：是机体在各种致瘤因素作用下，局部组织的细胞在基因水平上失去对其生长的正常调控，导致克隆性异常增生而形成的新生物。这种新生物常形成局部肿块。肿瘤性增生与病理性增生有着本质上的区别。列表比较如下：

肿瘤性增生	非肿瘤性增生
①不同程度失去分化成熟的能力，瘤细胞具有异常的形态、代谢和能力	①增生的细胞、组织能分化成熟，并能恢复原来正常组织的结构和功能
②生长旺盛，具有相对的自主性，即使致瘤因素不存在，仍能持续生长	②增生有一定限度，一旦增生的原因消除后，就不再继续
③增生与机体不协调，有害无益	③是正常新陈代谢所需或是对刺激和损伤的防御和修复反应，为机体生存所必需

2. 转移：是指瘤细胞从复发部位侵入淋巴管、血管或体腔，迁徙到他处，继续生长形成与原瘤同样类型肿瘤的过程。常见的转移途径有以下几种。

（1）淋巴道转移：如乳腺癌时，瘤细胞侵入淋巴管首先到达同侧腋窝淋巴巴结，先聚集于边缘窦，然后生长繁殖累及整个淋巴结，使淋巴结肿大变硬。有时瘤细胞侵破淋巴结被膜，进入一相邻淋巴结并彼此融合成团块，还可继续转移至下一站淋巴结，最后经胸导管入血。

（2）血道转移：瘤细胞侵入静脉或经淋巴管入血，随血液到达远隔器官继续生长，形成继发瘤。血道转移途径与栓子运行途径相似，包括：①侵入体循环静脉的瘤细胞经右心到肺，在肺内形成转移瘤，如骨肉瘤的肺转移。②侵入门静脉的瘤细胞，如胃肠癌首先发生肝转移。③侵入肺静脉的肺原发生性肿瘤及肺内转移瘤通过肺毛细血管进入肺静脉，瘤细胞均可经左心随主动脉血流到达全身器官，如脑、骨、肾等。④侵入胸、腰、骨盆静脉的瘤细胞经吻合支进入脊椎静脉丛，如前列腺癌转移到脊髓，进而转移到脑，就是通过此途径。

（3）种植性转移：体腔内器官的肿瘤蔓延至表面，瘤细胞脱落，像播种一样种植在体腔及各器官表面，形成多数的转移瘤，如胃癌穿破胃壁后种植到大网膜、腹膜及腔内其他器官表面。

3. 肿瘤细胞的异型性表现有以下几点。

（1）肿瘤细胞的多形性：恶性肿瘤细胞一般比正常细胞大，瘤细胞间大小、形态不一，有时出现瘤巨细胞。分化很差的肿瘤，瘤细胞也可较正常的细胞小，且大小较一致。

（2）细胞核的多形性：①瘤细胞核体积增大，核质比例增大（接近1∶1，正常为1∶4~6），核大小、形态和染色不一，可出现巨核、双核，多核或奇异形核。②核多深染，染色质粗颗粒状，分布不均，常堆积在核膜下，使核膜明显增厚。③核仁肥大，数目常增多（可达3~5个）。④核分裂象常增多，可出现不对称性、多极性及顿挫性等病理性核分裂象。

（3）瘤细胞胞质因其内核蛋白体增多而多呈碱性。

肿瘤组织结构的异型性表现为：肿瘤组织在空间排列方式上（包括极向、器官样结构及其与间质的关系等方面）与其起源正常组织之间的差异。恶性肿瘤组织结构异型性明显，瘤细胞排列紊乱，失去正常排列结构、层次和极向。

4. 肿瘤的生长方式及临床意义列表如下：

	膨胀性生长	浸润性生长	外生性生长
生长方式	肿瘤不侵袭周围正常组织,肿瘤体积逐渐增大,有如膨胀的气球将四周组织推开或挤压	瘤细胞侵入周围组织间隙、淋巴管或血管内,像树根长入泥土一样,浸润、破坏周围组织	体表、体腔或管道器官表面的肿瘤常向表面生长,形成乳头状、息肉状、菜花肿物
特点	肿瘤常呈结节状,周围往往有包膜,与周围组织分界清楚	没有包膜,与邻近的正常组织紧密连接,无明显界限	恶性肿瘤外生性生长的同时,基底部也呈浸润性生长
肿瘤性质	大多数是良性肿瘤	大多数是恶性肿瘤	良、恶性肿瘤均可
临床意义	位于皮下者触诊时往往可推动,容易手术切除,不易复发	触诊时固定不活动,肿瘤切除时范围要大,应包括部分周围正常组织,不易完全手术切除,易复发	同左

（国宏莉　徐臣利）

第二十七章　心血管系统疾病

【目的要求】

（1）掌握动脉粥样硬化症的病理变化及临床病理联系。

（2）掌握高血压病的基本病变，联系内脏病变期各内脏的形态学改变及结果。

（3）掌握风湿性肉芽肿的病变特点及风湿性心脏病的形态变化与临床病理联系。

（4）熟悉心外风湿病的病理改变与临床表现。

【大体标本】

1. 风湿性心内膜炎（rheumatic endocarditis）

病变：在二尖瓣瓣膜的闭锁缘上有单行排列的、灰白色、粟粒大小的赘生物附着（图 G-27）。

2. 二尖瓣狭窄（mitral stenosis）

病变：二尖瓣膜明显增厚，瓣叶广泛粘连，以致瓣膜口显著狭窄，瓣口面积小于 $2cm^2$，甚至仅能通过医用探针，左心房明显扩张（图 G-28）。

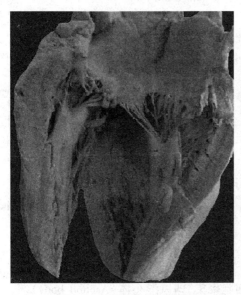
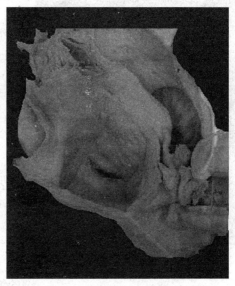

图 G-27　风湿性心内膜炎　　　　图 G-28　二尖瓣狭窄

3. 主动脉粥样硬化症（aorta atherosclerosis）

病变：在主动脉内膜上可见许多大小不一，灰黄或灰白色，略隆起于表面的粥样斑块。部分斑块伴有溃疡、出血（图 G-29）。

4. 高血压病的左心室向心性肥大（concentric hypertrophy of left ventricle）

病变：心脏明显增大，左心室壁增厚，超过 1.5cm 以上（正常为 0.9～1.0cm），左心室乳头肌和肉柱明显增粗，但左心室腔无明显扩张（图 G-30）。

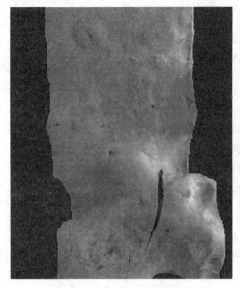

图 G-29　主动脉粥样硬化

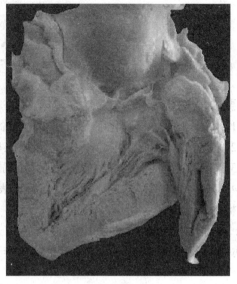

图 G-30　高血压心脏病

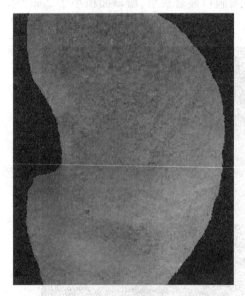

图 G-31　颗粒性固缩肾

5. 原发性颗粒固缩肾（primary granular atrophy of the kidney）

病变：肾脏体积缩小，表面呈均匀、弥漫分布的细颗粒状凸起。切面肾皮质变薄，小于 0.3cm（正常为 0.3~0.6cm），皮髓质界限不清（图 G-31）。

6. 脑出血（hemorrhage of the brain）

病变：在大脑水平切面上，一侧内囊附近可见一暗红色血凝块，该处脑组织被破坏（图 G-7）。

【切片】

45. 风湿性心肌炎（rheumatic myocarditis）

病变特点：

（1）本片取自心肌组织。

（2）低倍镜下，心肌间质、小血管旁有成群的细胞聚集，即风湿小体（Aschoff body）。

（3）高倍镜下，风湿小体中心部为纤维素样坏死灶，周围主要有 Aschoff 细胞聚集：胞质丰富，嗜碱性，核大，呈卵圆形，空泡状。染色质集中于核的中央，核的横切面似枭眼，纵切面如毛虫。巨噬细胞含有 1~4 个泡状核，风湿小体周围还有少量的淋巴细胞、浆细胞浸润。

（4）有的切片可见到早期的风湿小体，其中央可见纤维素样坏死，风湿细胞大而典型。有的小体内出现较多成纤维细胞，并有胶原纤维增生，甚至成为纤维化的小瘢痕（图 S-45）。

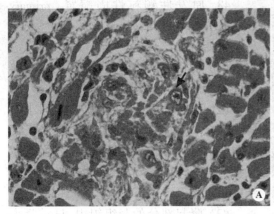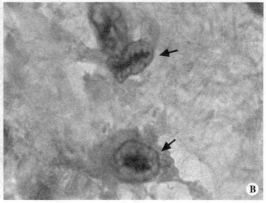

图 S-45 风湿性心肌炎

→风湿细胞

46. 纤维素性心包炎(fibrinous pericarditis)

病变特点:

(1) 标本取自心肌及心外膜组织。

(2) 镜下,心包膜脏层表面覆盖一层纤维素性炎性渗出物,系由红染网状的纤维素及其网眼内的中性粒细胞,以及脱落的间皮细胞等组成。

(3) 心外膜结缔组织充血水肿,有淋巴细胞、单核细胞等浸润(图 S-46)。

47. 主动脉粥样硬化症(aorta atherosclerosis)

病变特点:

(1) 本片是主动脉病变组织。

(2) 低倍镜下,依次观察主动脉各层的结构(病变主要发生在哪一层?)。

(3) 高倍镜下,主动脉内膜呈局限性增厚,形成粥样斑块(粥瘤)。表面结缔组织增生并发生玻璃样变性,深层由多量均匀无结构的红染物质(粥样物质)构成,其内混杂一些无定形的胆固醇结晶空隙,周边可见吞噬脂质的泡沫细胞和淋巴细胞。斑块内可见蓝染的颗粒状钙盐沉着(图 S-47)。

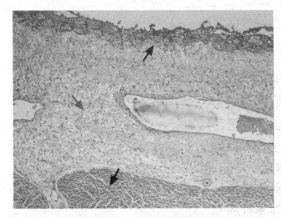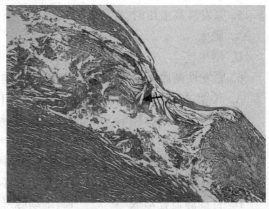

图 S-46 纤维素性心包炎

→心肌 →心外膜 →渗出的纤维素

图 S-47 主动脉粥样硬化

→胆固醇结晶

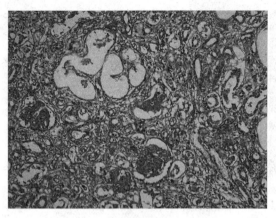

图 S-48　原发性颗粒性固缩肾

48. 原发性颗粒性固缩肾（primary granular atrophy of kidney）

病变特点：

（1）低倍镜下，观察肾皮质表面有向下凹陷和向上隆起的部分。

（2）凹陷部分的肾组织内，入球小动脉内膜有玻璃样物质沉着，管壁增厚。管腔狭窄，在这个区域内，肾小球毛细血管丛大多已玻璃样变，肾小管萎缩变细，间质有结缔组织增生。

（3）隆起部分的肾组织内，显示肾小球肥大和肾小管扩张的代偿性变化。

（4）叶间动脉内膜增厚（图 S-48）。

【思考题】

一、选择题

【A 型题】

1. 动脉粥样硬化病变发生的基础是（　　）

A. 内膜通透性增高　　　　B. 血中胆固醇增高　　　　C. 脂质沉积于内膜

D. 动脉壁弹性降低　　　　E. 内分泌功能失调

2. 关于脑动脉粥样硬化的描述，下列哪项是错误的（　　）

A. 大脑前动脉病变最重　　B. 可形成动脉瘤　　　　　C. 引起脑萎缩

D. 引起脑软化　　　　　　E. 可有附壁血栓形成

3. 动脉粥样硬化斑块中的泡沫细胞来源于下列哪种细胞（　　）

A. 内皮细胞　　　　　　　B. 纤维细胞　　　　　　　C. 中性粒细胞

D. 上皮样细胞　　　　　　E. 单核细胞

4. 二尖瓣狭窄时首先导致（　　）

A. 左心房肥大　　　　　　B. 左心室肥大　　　　　　C. 右心房肥大

D. 右心室肥大　　　　　　E. 左、右心室肥大

5. 原发性高血压时，左心室壁增厚属于下列哪种改变（　　）

A. 肥大　　　　　　　　　B. 化生　　　　　　　　　C. 变质

D. 增生　　　　　　　　　E. 再生

6. 原发性高血压早期，其发病机制的关键是（　　）

A. 长期过度的精神刺激　　B. 垂体 ACTH 分泌增多

C. 全身细小动脉痉挛　　　D. 肾缺血导致肾素分泌增加

E. 肾上腺分泌儿茶酚胺增多

7. 恶性高血压患者死于尿毒症的主要原因是（　　）

A. 肾小球纤维化　　　　　B. 肾小管坏死　　　　　　C. 肾间质出血

D. 肾动脉血栓形成　　　　E. 细动脉纤维素样坏死

8. 原发性高血压脑出血最主要的原因是（　　）

A. 脑小动脉粥样硬化　　　B. 小血管的变性、坏死　　C. 脑内微小动脉瘤破裂

D. 脑血管壁的通透性升高　　E. 脑小动脉痉挛

9. 原发性高血压时,全身细动脉的病变主要为(　　　)

A. 管壁纤维素样变性　　　　B. 内膜弹力纤维增生　　　　C. 内膜胆固醇沉着

D. 管壁玻璃样变性　　　　　E. 内膜胶原纤维增生

10. 关于风湿病的描述,下列哪项是错误的(　　　)

A. 风湿病是一种结缔组织病

B. 风湿病与 A 组乙型溶血性链球菌感染有关

C. 皮下结节和环形红斑对临床诊断风湿病有帮助

D. 风湿性关节炎常可导致关节畸形

E. 可出现小舞蹈症

11. 关于风湿性心内膜炎的描述,下列正确的是(　　　)

A. 受累瓣膜以三尖瓣多见　　B. 赘生物位于房室瓣心室面

C. 瓣膜赘生物内有细菌　　　D. 受累瓣膜容易发生穿孔、断裂

E. 瓣膜赘生物牢固粘连,不易脱落

12. 风湿性肉芽肿多见于(　　　)

A. 心外膜　　　　　　　　　B. 心肌间质　　　　　　　　C. 心瓣膜

D. 关节　　　　　　　　　　E. 血管

13. 风湿性心内膜炎瓣膜上的赘生物是(　　　)

A. 混合血栓　　　　　　　　B. 红色血栓　　　　　　　　C. 层状血栓

D. 白色血栓　　　　　　　　E. 透明血栓

14. 急性感染性心内膜炎的致病菌多为(　　　)

A. 金黄色葡萄球菌　　　　　B. 溶血性链球菌　　　　　　C. 脑膜炎双球菌

D. 大肠埃希菌　　　　　　　E. 绿脓杆菌

15. 关于亚急性感染性心内膜炎的描述,下列哪一项是错误的(　　　)

A. 病程较长　　　　　　　　B. 常为草绿色链球菌感染

C. 常发生在有病变的瓣膜上　D. 赘生物不易脱落

E. 病变瓣膜常发生溃疡

16. 关于急性感染性心内膜炎的描述,下列哪一项是错误的(　　　)

A. 病程短　　　　　　　　　B. 病变为疣状心内膜炎　　　C. 赘生物粗大,易脱落

D. 常为金黄色葡萄球菌感染　E. 受累瓣膜常有溃疡形成

17. 心肌梗死常发生于(　　　)

A. 左心室侧壁　　　　　　　B. 左心室前壁　　　　　　　C. 左心室后壁

D. 室间隔后 1/3　　　　　　E. 右心室前壁

18. 关于心肌梗死的描述,下列哪项是错误的(　　　)

A. 多为贫血性梗死　　　　　B. 梗死区是楔形　　　　　　C. 梗死区灰黄色

D. 周围有充血出血带　　　　E. 心外膜有纤维素渗出

【B 型题】

(19~22 题)

A. 左心室肥大　　　　　　　B. 疣状心内膜炎

C. 瓣膜上形成较大、易脱落的赘生物

D. 左室前壁心肌梗死　　　　　E. 心内膜心肌纤维化

19. 冠心病(　　　)

20. 高血压性心脏病(　　　)

21. 急性感染性心内膜炎(　　　)

22. 风湿性心内膜炎(　　　)

(23~27 题)

A. 细动脉玻璃样变性　　　　B. 细动脉纤维素样坏死　　　　C. 主动脉瘤形成

D. Aschoff 小体形成　　　　　E. 小动脉化脓性栓塞

23. 风湿病(　　　)

24. 良性高血压(　　　)

25. 急性感染性心内膜炎(　　　)

26. 恶性高血压(　　　)

27. 动脉粥样硬化(　　　)

二、填空题

1. 主动脉粥样硬化主要发生于_____动脉,病变以_____动脉最严重,而原发性高血压的病变主要发生在_____动脉。

2. 冠状动脉粥样硬化最常见的好发部位是_____,其次为_____。

3. 主动脉粥样硬化按病变发展过程可分为_____、_____、_____三期。

4. 心瓣膜病后期的主要形态表现为_____和(或)_____。

5. 风湿病按病变发展过程可分_____、_____、_____。

6. 风湿性心内膜炎主要累及_____,最常发生在_____。

7. 缓进型高血压依病变发展分为_____、_____、_____三期。

8. 高血压器官病变主要表现在_____、_____、_____。

9. 动脉粥样硬化斑块的继发性改变有_____、_____、_____、_____。

10. 高血压脑病病变有_____、_____、_____。

三、名词解释

1. 粥样斑块　　　　　　　　　　2. 向心性肥大(concentric hyperlrophy)

3. 原发性颗粒性固缩肾(primary granular atrophy of kidney)

4. 风湿小体(Aschoff body)　　　5. 动脉瘤

6. 冠心病　　　　　　　　　　　7. 泡沫细胞

四、判断题

(　　　)1. 心肌梗死最常见的原因是冠状动脉粥样硬化伴血栓形成。

(　　　)2. 动脉粥样硬化的病变发生在大、中型动脉。

(　　　)3. 动脉粥样硬化脂纹期,病灶中主要的细胞成分是泡沫细胞。

(　　　)4. 良性高血压代偿期心脏的主要变化是右心室向心性肥大。

(　　　)5. 良性高血压最具特征性的动脉病变是细动脉的玻璃样变性。

(　　　)6. 高血压脑出血常发生于内囊部。

(　　　)7. 风湿病最具特征性的改变是阿少夫小体(Aschoff body)形成。

(　　　)8. 最能反映急性风湿性心内膜炎的病变特点是瓣膜闭锁缘出现灰白色、单行排列、粟粒大小的疣赘物。

（　　）9. 风湿性关节炎反复发作也可以导致关节畸形。

（　　）10. 二尖瓣狭窄也可引起左、右房室扩张，肥大。

（　　）11. 风湿病是一种由 A 组溶血性链球菌直接引起的疾病，常累及全身结缔组织。

（　　）12. 高血压主要引起全身大、中动脉硬化。

（　　）13. 低密度脂蛋白（LDL）与动脉粥样硬化症的发生密切相关。

五、简答题

1. 简述动脉粥样硬化的继发改变。

2. 简述重要器官的动脉粥样硬化对机体的影响。

3. 简述良性高血压的心脏病变特点及相应的临床表现。

4. 简述风湿性心内膜炎的病变特点及其结局。

5. 简述风湿性心肌炎的病变特征及其结局。

六、论述题

1. 试述动脉粥样硬化的病变分期及各期主要病理变化。

2. 试述高血压病心、肾、脑的病理变化。

3. 试述风湿病的基本病变及其发展过程。

【参考答案】

一、选择题

1. C　2. A　3. E　4. A　5. A　6. C　7. E　8. C　9. D　10. D　11. E　12. B　13. D

14. A　15. D　16. B　17. B　18. B　19. D　20. A　21. C　22. B　23. D　24. A　25. E

26. B　27. C

二、填空题

1. 大、中动脉　腹主　细小动脉

2. 左前降支　右主干

3. 脂纹期　纤维斑块期　粥样斑块期

4. 瓣膜口狭窄　瓣膜关闭不全

5. 变质渗出期　增生期　愈合期

6. 心瓣膜　二尖瓣

7. 功能紊乱期　血管病变期　内脏病变期

8. 心　脑　肾　视网膜

9. 斑块内出血　血栓形成　斑块破裂溃疡形成　钙化　动脉瘤形成

10. 脑出血　脑软化　高血压脑病

三、名词解释

1. 粥样斑块又称粥瘤。为明显隆起于动脉内膜表面的灰黄色斑块。切面，表层的纤维帽为瓷白色，深部为由多量脂质和坏死崩解物质混合而成的黄色粥样物质。

2. 高血压时，心脏处于代偿阶段，心脏肥大，左心室壁增厚而心脏不扩张，甚至略缩小，称为向心性肥大。

3. 原发性颗粒性固缩肾是指高血压晚期病变累及肾脏，双侧肾对称性萎缩变小、变硬，表面呈弥漫性细颗粒状。切面，肾皮质变薄，皮髓质境界模糊。

4. 风湿小体是风湿病病变中的一种肉芽肿性病变,病灶呈圆形或梭形结节,在显微镜下才能看见。小体内常有纤维素样坏死,小体主要由 Aschoff 细胞、Aschoff 巨细胞和少量淋巴细胞等组成。此小体对风湿病具有诊断意义。

5. 动脉瘤是指动脉壁局部薄弱或结构破坏后所形成的永久性异常扩张或膨出。

6. 冠状动脉性心脏病(CHD)简称冠心病,是因冠状动脉狭窄所致心肌缺血而引起,也称缺血性心脏病(IHD)。临床上绝大多数由冠状动脉粥样硬化引起,因此习惯上将 CHD 视为冠状动脉粥样硬化性心脏病的同义词。

7. 动脉粥样硬化时,病灶中吞噬有大量脂质的单核(巨噬)细胞及平滑肌细胞,称泡沫细胞。

四、判断题

1. √ 2. √ 3. √ 4. × 5. √ 6. √ 7. √ 8. √ 9. √ 10. × 11. × 12. ×
13. √

五、简答题

1. 动脉粥样硬化的继发改变为:斑块破裂或溃疡形成,斑块内出血,血栓形成,钙化和动脉瘤形成,其中血栓形成是动脉粥样硬化最危险的并发症。

2. 冠状动脉粥样硬化可导致冠心病;脑动脉粥样硬化能引起脑萎缩、脑梗死和脑出血;肾动脉粥样硬化能形成动脉粥样硬化性固缩肾,并可引起肾血管性高血压;主动脉粥样硬化一般不会引起血流障碍,而动脉瘤形成是其主要并发症;下肢动脉粥样硬化可导致下肢坏疽。

3. 在代偿期,形成特征性高血压性左心室向心性肥大,晚期则变成离心性肥大。严重时,临床上可出现心力衰竭。

4. 风湿性心内膜炎的病变主要表现为疣状心内膜炎。其特点是在受累瓣膜(二尖瓣最常见)闭锁缘上形成单行排列、粟粒大小、不易脱落的疣赘物。疣赘物发生机化,使瓣膜纤维化和瘢痕形成,并增厚、变硬、卷曲、缩短。由于病变反复发作,最后可形成慢性心瓣膜病。

5. 风湿性心肌炎常见表现为慢性间质性心肌炎,心肌间质内小管附近出现较少大小体为特征,此外可见间质小肿淋巴细胞浸润,反复发作,病变纤维化形成瘢痕儿童多为间质心肌差,成人则较为佳。

六、论述题

1. 动脉粥样硬化主要发生于大、中动脉,可分三期:脂斑脂纹期、纤维斑块期、粥样斑块期。脂斑脂纹期为早期动脉内膜下脂质沉积,形成黄色条纹状病变,病灶内有大量含脂质的泡沫细胞,病变区平坦或微突出于内膜表面;纤维斑块期,由于脂质刺激斑块内纤维增生并玻变,形成突出于黏膜表面的灰黄色斑块(后变为瓷白色),镜下见斑块表层为纤维帽,其下为增生的平滑肌细胞、巨噬细胞及泡沫细胞;粥样斑块期,随着病变发展,纤维斑块因营养不良而坏死崩解与脂质混合成粥样物,斑块表面为纤维帽,深部粥样物内有胆固醇结晶、坏死物、钙盐等,底部和边缘为肉芽组织、淋巴细胞、泡沫细胞。

2. ①心脏病变:由于长期外周阻力升高,后负荷加重,久之,左心室发生代偿性肥大,可达 500g 以上,早期是向心性肥大,晚期心腔扩张呈离心性肥大,严重者可发生心力衰竭。②肾病变:由于肾细小动脉硬化,长期缺血,造成肾小球纤维化、玻变,相应肾小管萎缩消失,肾间质纤维增生,残存肾单位发生代偿性肥大,使肾体积缩小、重量减轻、质地变硬、表面凹凸不平、颗粒状,称原发性颗粒性固缩肾,晚期可发生肾衰竭。③脑病变:由于脑细小动脉硬化,管腔狭小,脑缺血引起脑软化;脑内毛细血管通透性增高,引起急性脑水肿、颅内压升高,进而引起高血压脑病;脑血管破裂引起脑出血、瘫痪、意识障碍、死亡。

3. 风湿病的典型病变是肉芽肿性炎。病变发展过程大致可分为三期:

(1) 变质渗出期,病变部位的结缔组织发生黏液样变和纤维素样坏死,并有炎性渗出。

(2) 增生期,增生期以形成对风湿病具有诊断意义的 Aschoff 小体为其特征。Aschoff 小体呈椭圆形或梭形,其中心部为纤维素样坏死灶,周围有风湿细胞及淋巴细胞等。风湿细胞体积大,胞质丰富,嗜碱性;核大,呈卵圆形,空泡状,染色质集中于中央,横切面呈枭眼状,纵切面呈毛虫状。除单核外,亦可见双核或多核的 Aschoff 巨细胞。

(3) 纤维化期,Aschoff 小体纤维化,形成瘢痕。

(国宏莉 胡承江)

第二十八章 呼吸系统疾病

【目的要求】

(1) 掌握三种肺炎的病变分布、病变性质及渗出成分的差别。

(2) 观察鼻咽泡状核细胞癌、肺小细胞癌的形态特点。

【大体标本】

1. 大叶性肺炎(lobar pneumonia,灰色肝样变期)

病变:灰色肝样变期病变的肺叶肿大、呈灰白色。切面干燥,颗粒状,质实如肝(图 G-32)。

2. 小叶性肺炎(lobular pneumonia)

病变:病变散在分布于两肺各叶,通常以下叶或背叶较为严重,病灶大小不一,形状不规则,色暗红或淡黄色,质实,直径多为 0.5~1.0cm(图 G-33)。

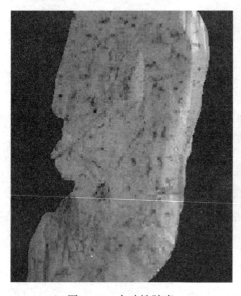 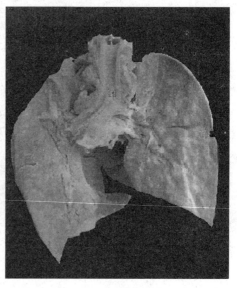

图 G-32 大叶性肺炎　　　　　　　　　图 G-33 小叶性肺炎

3. 肺癌(carcinoma of lung)

病变:

(1) 中央型:癌肿位于肺门部,大小不一,晚期癌肿浸润周围组织常形成巨块。在癌组织中可见被破坏的支气管。肿块与周围的界限有时清楚,有时模糊不清(图 G-34)。

(2) 周围型:癌组织位于肺叶的周边,呈结节状或球型,无包膜,其直径多为 2~8cm(图 G-35)。

(3) 弥漫型:少见,肿瘤弥漫分布,呈肺炎样外观或呈无数小结节密布于两肺。

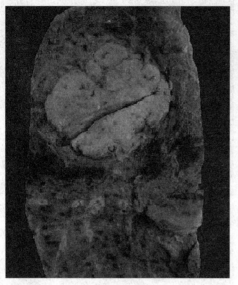
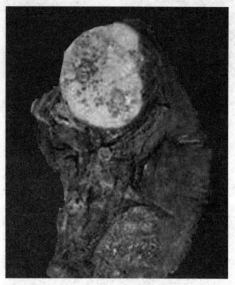

图 G-34　中央型肺癌　　　　图 G-35　周围型肺癌

【切片】

49. 大叶性肺炎（lobar pneumonia）

病变特点：

（1）本片为肺炎病变组织。

（2）镜下病变弥漫分布,肺泡腔内充满大量纤维素性渗出物、中性粒细胞和红细胞。纤维素连结成网,通过肺泡间孔（Cohn 孔）相连,部分肺泡已显示渗出物早期的溶解吸收变化。

（3）仔细观察肺泡腔内渗出物成分及肺泡间隔毛细血管的变化,判断为大叶性肺炎哪期病变（图 S-49）。

50. 支气管肺炎（bronchopneumonia）

病变特点：

（1）切片取自肺组织。

（2）病变主要是以细支气为中心的肺化脓性炎症,呈灶状分布,也可互相融合为较大的病灶。

（3）病灶内细支气管壁充血,并有以中性粒细胞为主的炎性细胞浸润,支气管腔和肺泡腔内渗出大量中性粒细胞及脱落、崩解的上皮细胞（图 S-50）。

（4）病灶附近的肺组织充血,肺泡呈代偿性肺气肿。

51. 病毒性肺炎（viral pneumonia）

病变特点：

（1）切片取自肺组织。

（2）肺间质可见淋巴细胞和单核细胞浸润,肺泡间隔明显增宽。

（3）肺泡腔内一般不含渗出物或仅见少许浆液,严重者肺泡腔内出现巨噬细胞、不等量的浆液、纤维素及红细胞等,偶见透明膜形成（图 S-51）。

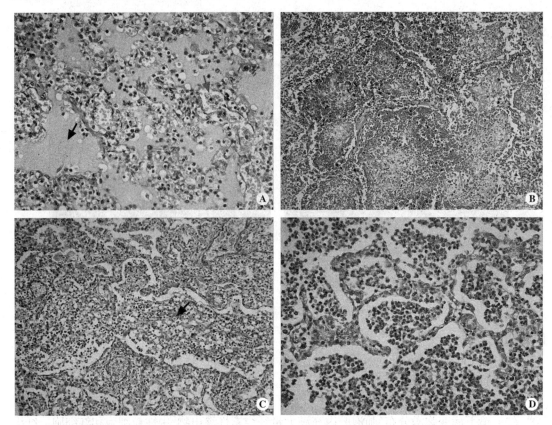

图 S-49　A. 大叶性肺炎充血肿期;B. 大叶性肺炎红色肝样变期;C. 大叶性肺炎灰色肝样变期;
D. 大叶性肺炎溶解消散期

➡肺泡壁毛细血管充血扩张　➡肺泡腔内大量水肿液　➡肺泡腔内大量的纤维素渗及中性粒细胞渗出

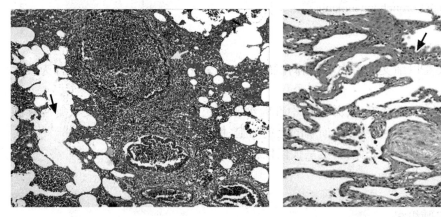

图 S-50　小叶性肺炎　　　　　　　　图 S-51　间质性肺炎

➡细支气管管壁炎症细胞浸润　➡代偿性肺气肿　　　　　➡肺泡壁增厚

（4）在增生的支气管上皮、肺泡上皮及巨噬细胞核内往往可见病毒包涵体。包涵体为
一球形嗜酸性小体,小体周围常有一清晰的透明晕。

52. 鼻咽泡状核细胞癌(vesicular nucleus cell carcinoma of the nasopharynx)

病变特点:

（1）取自鼻咽肿瘤组织。

（2）镜下，癌组织由许多不规则、境界不清的癌细胞巢组成。

（3）癌细胞胞质丰富，境界不明显，往往呈合体状。核大、圆形或卵圆形，染色质少，呈空泡状，有1~2个肥大的核仁，核分裂象少见。

（4）癌组织内常见淋巴细胞浸润（图S-52）。

53. 肺大细胞癌（large cell carcinoma of lung）

病变特点：

（1）本片取自肺的肿瘤组织。

（2）低倍镜下，癌组织大部分呈巢状分布，癌巢大，形态不规则，间质少。部分呈弥漫分布。

（3）高倍镜下，癌细胞形态多样，包括大细胞癌、多形细胞癌和巨细胞癌。大细胞癌的细胞体积大，胞质丰富，呈高度异型性；多形细胞癌的癌细胞大小不一，形态极不一致，呈多边形、梭形，核大浓染，癌细胞排列多较弥漫，间质少；巨细胞癌以巨细胞为主，巨细胞分布于癌细胞之间，核大而怪异，常多核，染色质呈团块状，核仁明显，嗜酸性（图S-53）。

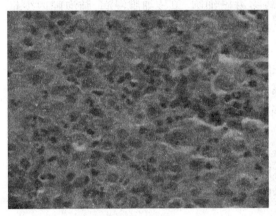

图 S-52　鼻咽泡状核细胞癌

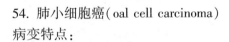
癌细胞体积大，核呈空泡状

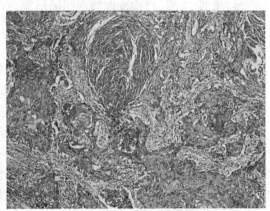

图 S-53　肺鳞状细胞癌

54. 肺小细胞癌（oal cell carcinoma）

病变特点：

（1）本片取自肺肿瘤组织。

（2）镜下见癌细胞排列呈大小、形态不一的团块状或条索状癌巢，有的癌巢连接成网状。

（3）癌细胞较小，核呈圆形、卵圆形或短梭形，颇似淋巴细胞，胞质稀少，核分裂象多见。

（4）部分癌细胞常聚集成群，平行或纺织状排列，偶见腺样结构和菊形团（图S-54）。

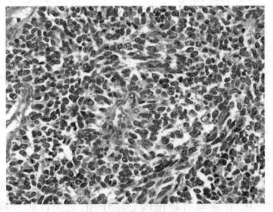

图 S-54　肺小细胞癌

癌细胞小，成短梭形或瓜子性，核深染，癌细胞分布弥漫

【思考题】

一、选择题

【A型题】

1. 大叶性肺炎不同于小叶性肺炎的一个重要病理特点是(   )

A. 肺泡腔内浆液渗出　　　B. 肺泡腔内红细胞较多　　　C. 肺泡壁常遭破坏

D. 肺泡壁常不遭破坏　　　E. 肺泡腔内有细菌

2. 大叶性肺炎患者咳铁锈色痰,说明其病变已处于(   )

A. 充血水肿期　　　B. 红色肝样变期　　　C. 灰色肝样变期

D. 溶解消散期　　　E. 中毒性休克

3. 6岁患儿,咳嗽、发热2天,胸部X线片示双肺下叶散在边缘模糊的小点状阴影。你认为最合适的临床诊断是(   )

A. 小叶性肺炎　　　B. 间质性肺炎　　　C. 大叶性肺炎

D. 肺脓肿　　　E 肺结核

4. 女性,2岁,尸检发现肺泡间隔增宽,有较多淋巴细胞、单核细胞浸润,肺泡腔内少量炎性渗出物和透明膜形成,在增生的支气管上皮、肺泡上皮细胞的胞质和胞核内可见病毒包涵体,应考虑诊断为(   )

A. 小叶性肺炎　　　B. 病毒性肺炎　　　C. 大叶性肺炎

D. 支原体肺炎　　　E. 肺结核

5. 男性老年患者,死后尸检见肺组织有多处小实变灶,小、细支气管黏膜上皮坏死、脱落,管腔内有许多脓性渗出物。右肺叶间有一处纤维性粘连。你认为最合适的诊断是(   )

A. 病毒性肺炎　　　B. 支原体肺炎　　　C. 小叶性肺炎

D. 间质性肺炎　　　E. 大叶性肺炎

6. 小叶性肺炎常见并发症是(   )

A. 肺气肿　　　B. 肺脓肿　　　C. 肺心病

D. 肺纤维化　　　E. 以上均是

7. 关于间质性肺炎,下列哪项说法不正确(   )

A. 主要由病毒和支原体引起

B. 主要为肺间质的化脓性炎症

C. 由某些病毒引起的,镜下可见肺透明膜形成

D. 主要见于儿童和青少年

E. 镜下支气管和肺泡上皮细胞内可见病毒包涵体

8. 下列哪种类型的肺癌最常见(   )

A. 大细胞癌　　　B. 瘢痕癌　　　C. 细支气管肺泡癌

D. 鳞状细胞癌　　　E. 小细胞癌

9. 肺癌具有异位内分泌作用,可引起肺外症状,尤其是(   )

A. 小细胞癌　　　B. 细支气管肺泡癌　　　C. 瘢痕癌

D. 鳞状细胞癌　　　E. 大细胞癌

10. 下列哪项对中央型肺癌不具有诊断价值(   )

A. 纤维支气管镜检查　　　B. 病史及症状、体征

C. 痰涂片检查　　　　　　　　D. X 线检查

E. 经皮肺穿刺活检

11. 男性患者,52 岁,因鼻涕带血、鼻塞、耳鸣、头痛、颈部肿块就诊。体检发现颈部淋巴结肿大,病理活检镜下所见:淋巴结内瘤细胞呈多角形、圆形、胞质丰富,少数可见细胞间桥,但无角化,应诊断为(　　　)

A. 肺癌　　　　　　　　　B. 鼻咽癌　　　　　　　　C. 恶性淋巴瘤

D. 平滑肌肉瘤　　　　　　E. 神经鞘瘤

12. 肺癌的血道转移最常见于(　　　)

A. 骨　　　　　　　　　B. 肝　　　　　　　　　C. 肾

D. 肾上腺　　　　　　　E. 脑

13. 在吸烟与肺癌发生的关系中,下列哪项说法不正确(　　　)

A. 肺腺癌多见于被动吸烟的女性

B. 大多数男性肺癌患者与吸烟有关

C. 肺癌的发生与烟雾中多种化学致癌物质有关

D. 开始吸烟的年龄越小,患肺癌的危险性越大

E. 吸烟者肺癌的发生率与细胞内芳烃化酶的含量呈负相关

14. 鼻咽癌最常见的组织学类型是(　　　)

A. 低分化腺癌　　　　　　B. 低分化鳞癌　　　　　　C. 高分化鳞癌

D. 未分化癌　　　　　　　E. 高分化腺癌

15. 女性患者,52 岁,街头设摊修自行车 20 多年,发现右侧胸痛三个月,X 线检查:右肺靠近胸膜处有一直径 4cm 的球形阴影,边缘呈毛刺状,右肺门淋巴结肿大,应首先考虑(　　　)

A. 肺结核球　　　　　　　B. 肺硅沉着症(硅肺)　　　C. 周围型肺癌

D. 肺肉质变　　　　　　　E. 肺脓肿

16. 硅肺最常见的并发症是(　　　)

A. 胸膜间皮瘤　　　　　　B. 肺癌　　　　　　　　　C. 肺心病

D. 肺结核　　　　　　　　E. 肺脓肿

17. 二氧化硅尘致病力最强的是(　　　)

A. <5μm　　　　　　　　B. >5μm　　　　　　　　C. <3μm

D. 1~2μm　　　　　　　　E. 3~4μm

18. 关于大叶性肺炎,下列哪项是错误的(　　　)

A. 主要由肺炎链球菌引起　B. 造成整个大叶破坏　　　C. 纤维素性炎

D. 咳铁锈色痰　　　　　　E. 多见于青壮年

19. 下列哪项不符合小叶性肺炎的病变特点(　　　)

A. 化脓性炎　　　　　　　B. 病灶多发、散在性　　　C. 灰黄色实变病灶

D. 胸膜常累及　　　　　　E. 以细支气管为中心

20. 在光镜下诊断病毒性肺炎最有参考价值的是(　　　)

A. 肺透明膜形成　　　　　B. 可见包涵体　　　　　　C. 可见巨细胞

D. 支气管壁坏死　　　　　E. 呼吸性支气管壁透明膜形成

【B 型题】

(21~24 题)

A. 透明膜形成　　　　　　B. 肺结核　　　　　　　　C. 支气管扩张症

D. 胞膜间皮瘤　　　　　　E. 肿肉质变

21. 肺硅沉着症常并发(　　　)

22. 某些病毒性肺炎可伴有(　　　)

23. 大叶性肺炎可并发(　　　)

24. 肺石棉沉着症可并发(　　　)

(25~28 题)

A. 肉芽肿性炎　　　　　　B. 化脓性炎　　　　　　　C. 纤维素性炎

D. 出血性炎　　　　　　　E 浆液性炎

25. 大叶性肺炎(　　　)

26. 肺硅沉着症(　　　)

27. 小叶性肺炎(　　　)

28. 支气管扩张症(　　　)

二、填空题

1. 大叶性肺炎按病变发展过程可分为_____、_____、_____、_____四期。

2. 肺癌的肉眼类型有_____、_____、_____。

3. 硅肺的基本病变是_____和_____。

4. 硅肺常见的并发症有_____、_____、_____、_____。

5. 根据病理学变化,大叶性肺炎为_____炎症,小叶性肺炎为_____炎症。

6. 肺癌的主要组织学类型有_____、_____、_____。

7. 鼻咽癌最常见的组织学类型是_____。

8. 大叶性肺炎的并发症有_____、_____、_____、_____。

9. 大叶性肺炎的实变期是指_____和_____。

10. 小叶性肺炎好发于_____者,常是某些疾病如麻疹、手术后等并发症。

11. 鼻咽癌最常发生于_____,其次是_____。

12. SARS 以_____和_____系统的病变最为突出。

三、名词解释

1. 肺肉质变(pulmonary carnfication)

2. 肺神经内分泌癌

3. 早期肺癌(early pulmonary carcinoma)

4. 隐性肺癌(occult pulmonary carcinoma)

5. 类癌综合征

6. Horner 综合征

7. 硅结节

8. 病毒包涵体

四、判断题

(　　　)1. 大叶性肺炎充血水肿期和红色肝样变期,在肺泡内渗出液中能检出多量肺炎球菌。

（　　　）2. 在大叶性肺炎灰色肝样变期肺实变程度最重,故患者缺氧的症状也最明显。

（　　　）3. 小叶性肺炎是以细支气管为中心、肺小叶为单位的急性化脓性炎症,常只累及一叶肺组织。

（　　　）4. 严重的小叶性肺炎,病灶可相互融合,形成融合性小叶性肺炎,若不抓紧治疗,有可能发展为大叶性肺炎。

（　　　）5. 病毒性肺炎和支原体肺炎的病变常表现为间质性肺炎,镜下见肺泡间隔增宽,以淋巴细胞和单核细胞浸润为主。

（　　　）6. 小叶性肺炎是细支气管及其周围肺组织的急性纤维素性炎。

（　　　）7. 鼻咽癌的组织学类型中低分化鳞癌最常见。

（　　　）8. 中央型肺癌组织学类型镜下通常是鳞状细胞癌。

（　　　）9. 肺癌以中央型常见,且组织学类型多为鳞癌。

（　　　）10. 大叶性肺炎是以中性白细胞渗出为主的急性化脓肿炎症。

（　　　）11. 鼻咽癌的最常见好发部位为咽隐窝。

五、简答题

1. 男性患者,25 岁。冒雨参加足球赛后,因寒战、高热、胸痛、咳铁锈色痰伴气急、发热 3 天入院。X 线检查:左肺下叶见大片致密阴影。请根据上述病史做出初步诊断,并提出诊断依据。

2. 大叶性肺炎为什么会并发肺肉质变?

3. 9 个月女婴,持续发热 13 天,咳嗽、气急、鼻翼扇动,口鼻周围呈青灰色。体检:体温 39.5℃,呼吸浅快,两肺背部可闻及湿性啰音。经给氧、抗炎及对症治疗,但病情不断恶化,于次日死亡。尸检:支气管腔内有较多黄色脓性渗出物,肺切面见散在大小不等、灰白色实变病灶,有的融合成小片状。请做出诊断,并提出诊断依据。

4. 男性患者,58 岁。曾从事采石工作 13 年。近 10 年来出现咳嗽、心悸、气急,并逐渐加重,经反复治疗效果不明显,合并小叶性肺炎而死亡。尸检:双肺黑褐色,胸膜增厚粘连,两肺除小叶性肺炎病变外,还有明显纤维化;切面见多数灰白色、粟粒大小结节,质硬,有砂粒感;肺门淋巴结肿大,切面亦见灰黑色结节;另见融合性小叶性肺炎病变。请问患者生前所患主要疾病是什么?并提出诊断依据。

5. 简述鼻咽癌的组织学类型。

6. 简述肺癌的组织发生。

六、论述题

1. 试述大叶性肺炎的病理变化。

2. 试述大叶性肺炎与小叶性肺炎的区别。

3. 试述病毒性肺炎的病因及病理变化。

4. 试述肺癌的肉眼类型及组织学类型。

【参考答案】

一、选择题

1. D　2. B　3. A　4. B　5. C　6. B　7. B　8. D　9. A　10. E　11. B　12. E　13. E

14. B　15. C　16. D　17. D　18. B　19. D　20. B　21. B　22. A　23. E　24. D　25. C

26. A　27. B　28. B

二、填空题

1. 充血水肿期　红色肝样变期　灰色肝样变期　溶解消散期

2. 中央型　周围型　弥漫型

3. 硅结节形成　弥漫性肺间质纤维化

4. 肺结核病　慢性肺源性心脏病　肺部感染　阻塞性肺气肿

5. 纤维素性　化脓性

6. 鳞状细胞癌　小细胞癌　腺癌

7. 分化性鳞状细胞癌

8. 肺肉质变　肺脓肿或脓胸　败血症或脓毒败血症　感染性休克

9. 红色肝样变期　灰色肝样变期

10. 儿童、老年人及体弱　并发症

11. 鼻咽顶部　外侧壁和咽隐窝

12. 肺　免疫系统

三、名词解释

1. 大叶性肺炎时,有些患者由于肺泡内中性粒细胞渗出过少,其释出的蛋白酶不足以将肺泡内纤维素性渗出物及时溶解,则由肉芽组织予以机化。肉眼观病变肺组织变成褐色肉样纤维组织,称为肺肉质变。

2. 肺神经内分泌癌指起源于支气管黏膜或腺上皮的嗜银细胞(Kulchitsky 细胞)(APUD 细胞),其胞质内含有神经内分泌颗粒,能产生肽类激素的肺癌。

3. 早期肺癌指癌块直径 < 2cm,并局限于肺内的管内型和管壁浸润型,且无淋巴结转移的癌。

4. 隐性肺癌是指痰细胞学检查癌细胞阳性,临床及 X 线检查阴性,手术切除标本经病理检查证实为支气管黏膜原位癌或早期浸润癌,而淋巴结尚无转移。

5. 小细胞肺癌时,由于癌细胞分泌过多的 5-HT,使患者出现哮喘样支气管痉挛,阵发性心动过速、水样腹泻、皮肤潮红等症状,称为类癌综合征。

6. Horner 综合征是指肺尖部肺癌常侵犯交感神经链,引起患侧眼睑下垂、瞳孔缩小和胸壁皮肤无汗等交感神经麻痹综合征。

7. 硅结节是硅沉着症的基本病变之一,为境内清楚的圆形,椭圆形结节,直径 2~5mm,在白色质硬,触之有砂粒感,根据发生的发感过程,可以分为细胞结节,纤维性结节和玻璃样结节。

8. 病毒包涵体是指病毒性肺炎时,在增生的上皮细胞和多核巨细胞胞质内可见约红细胞大小、呈嗜酸性染色、均质或细颗粒状物,其周围有常有一清晰透明晕的球形结构。

四、判断题

1. √　2. ×　3. √　4. ×　5. √　6. ×　7. √　8. √　9. √　10. ×　11. ×

五、简答题

1. 初步诊断:大叶性肺炎(红色肝样变期)。

诊断依据:患者 25 岁,为本病的好发年龄。淋雨后受凉为本病的诱因。起病急,寒战高热,病程 3 天,与大叶性肺炎红色肝样变的发展过程相符。患者胸痛系炎症波及胸膜,并有纤维素渗出所致。咳铁锈色痰系肺泡内红细胞被巨噬细胞吞噬,生成含铁血黄素,混入痰中所致。气急、发绀系肺泡内有大量含纤维素的炎性渗出物,造成大片肺组织实变,通气、换气功能障碍导致缺氧所致。

2. 某些患者因肺泡内渗出的中性粒细胞渗出过少,或纤维素渗出过多,渗出的纤维蛋白酶不足以及时溶解和清除肺泡内的纤维素,则由增生的肉芽组织予以机化,使病变肺组织逐渐变成褐色肉样纤维组织,称肺肉质变。

3. 病理诊断:融合性小叶性肺炎。

诊断依据:患者系婴儿,为小叶性肺炎的好发对象。临床上有小叶性肺炎的症状、体征(发热、口唇发绀、双肺有湿啰音)。小叶性肺炎为化脓性炎,由于婴儿抵抗力差,感染较重,故治疗效果差,病情进展较快,以至于肺内病灶不断增多、融合,形成片状灰黄色实变灶,支气管内也有较多脓性渗出物。其发生、发展过程与融合性小叶性肺炎相符。

4. 病理诊断:肺硅沉着症(Ⅱ~Ⅲ期)并发融合性小叶性肺炎。

诊断依据:患者有从事采石工作13年的职业病史。近10年来发病,有咳嗽、心悸、气急等症状,符合肺硅沉着症发病规律。尸检见有典型的硅肺病变,肺内有多数典型的硅结节及明显的纤维化,肺门淋巴结也有硅节形成。呼吸功能明显受损,导致全身和呼吸道防御功能进一步下降,故最终并发融合性小叶性肺炎而死。

5. 鼻咽癌多数起源于鼻咽黏膜柱状上皮的储备细胞,少数起源于鳞状上皮的基底细胞。按分化程度和组织学结构,鼻咽癌可分为鳞状细胞癌和腺癌。其中鳞状细胞癌可分为分化性鳞癌(高分化、低分化)和未分化性鳞癌(泡状核细胞癌、未分化性鳞癌);腺癌以可分为高分化腺癌和低分化腺癌。

6. 肺癌绝大多数起源于支气管黏膜上皮,少数起源于支气管腺体和肺泡上皮细胞。但近年来有不少报道认为,各种不同类型的肺癌绝大多数起源于支气管黏膜的干细胞。

六、论述题

1. 大叶性肺炎是由肺炎球菌引起的累及肺大叶的大部或全部,以肺泡内弥漫性纤维素渗出为主的急性炎症。典型病变分为以下4期:

(1)充血水肿期(1~2天):①镜下,肺泡壁毛细血管扩张、充血,肺泡腔内大量浆液性渗出物。②肉眼,肺叶肿胀,重量增加,色暗红,切面可挤出带泡沫的血性浆液。③临床,全身中毒症状重;咳嗽、咳淡红泡沫痰;X线,有淡薄云絮状阴影;可检出肺炎球菌。

(2)红色肝样变期(3~4天):①镜下,肺泡壁毛细血管显著扩张充血;肺泡腔内大量纤维素及大量红细胞。②肉眼,病变肺叶肿胀,重量增加,色暗红,质实如肝,切面呈粗糙颗粒状。③临床,铁锈色痰,胸痛,呼吸困难及发绀,肺实变体征,X线见大片致密阴影,可检出多量肺炎球菌。

(3)灰色肝样变期(5~6天):①镜下,肺泡壁毛细血管受压呈贫血状态;肺泡腔内大量纤维素及大量中性粒细胞。②肉眼,质实如肝,灰白色,切面干燥,颗粒状。③临床,缺氧症状减轻,肺炎球菌不易检出(吞噬及患者对病原菌产生抗体),其余同上。

(4)溶解消散期(7-):①镜下,中性粒细胞变性崩解坏死,肺泡巨噬细胞增多,纤维素被溶解,肺泡内重新含气。②肉眼,质地变软,切面颗粒状外观渐消失,可涌出脓样混浊液体。③临床,体温下降,又可闻湿啰音,肺实变体征消失,病变区阴影密度渐减低,透亮度渐增加。

2. 大叶性肺炎肺炎与小叶性肺炎的区别见下表:

	大叶性肺炎	小叶性肺炎
年龄	青壮年	小儿、年老
病前	体健	体弱
炎症性质	纤维素性炎	化脓性炎
病变范围	肺大叶	肺小叶
肉眼	单侧肺,左下叶多	两肺各叶,背侧及下叶多
	肺大叶实变,病灶大	病灶常小(直径约1cm)散在实变
镜下	纤维素性炎	化脓性炎,肺组织有破坏
	无组织坏死	肺泡壁完整
预后	较好	较差

3. 病毒性肺炎常因上呼吸道病毒感染向下蔓延所致,引起肺炎的病毒常见的是流感病毒、腺病毒、呼吸道合胞病毒、麻疹病毒等,多见于儿童。

病理变化:基本病变是间质性炎:①肉眼:病变不明显(尸检时常肉眼观察未见明显变化,镜下表现间质性肺炎)。②镜下:炎症沿支气管、细支气管壁及其周围、小叶间隔及肺泡间隔分布。肺泡间隔明显增宽,充血、水肿,淋巴细胞、单核细胞浸润,肺泡腔内一般无渗出或少量浆液,重者可有炎性渗出物。透明膜形成(肺泡腔内的浆液性渗出物浓缩成一层红染的膜样物贴附于肺泡内表面)。

4. 肺癌有三种肉眼类型:①中央型(肺门型),最常见,占肺癌的60%~70%。a. 由主支气管或叶支气管管壁发生;b. 肺门部,右肺多于左肺,上叶多见;c. 肺门部融合成环绕癌变支气管的巨大癌块;d. 鳞癌多见,小细胞癌;e. 易发现(咳嗽、咯血、支窥镜、痰脱落细胞)。②周围型(周围结节型),30%~40%。a. 段以下的支气管或肺泡发生;b. 近脏层胸膜的肺组织形成孤立的癌结节,不易肺门淋巴结转移(较中央型),易侵犯胸膜而导致血性胸腔积液;c. 腺癌多见;d. 不易发现。③弥漫型,占肺癌2%~5%。a. 癌沿肺泡管、肺泡弥漫性浸润性生长,累及大叶或全肺叶;b. 细支气管肺泡癌多见。

肺癌有8种组织学类型:①鳞癌,最多见,约占肺癌手术切除病例的60%。多少中老年男性多见,有吸烟史,中央型多见(鳞癌占80%~85%),易发现,痰脱落细胞阳性率高达88%以上。分高、低、未分化3型。②腺癌,近20年来其发生率不断升高,某些统计数据显示其与肺鳞癌的发生率不相上下,甚至超过鳞癌跃居第一位。发病人群中女多于男,多为被动或主动吸烟者。术后5年存活率不到10%。多见于周围型(60%为腺癌),肺周孤立结节,常累及胸膜(胸痛、血性胸腔积液)。分高分化、低分化型。③小细胞(未分化)癌,多见,占肺癌的10%~15%,第三位,属肺神经内分泌癌,肺癌中分化最低,恶性度最高,5年生存率仅1%~2%,多数存活期不超过1年。中年男性多见,多发生于肺中央部,生长迅速,转移较早(一般不适合手术切除,对放、化疗敏感)。镜下:癌细胞小,呈短梭形或淋巴细胞样,核浓、质少似裸核,密集成群,有结缔组织分隔,可呈假菊形团排列。④大细胞(未分化)癌,占肺癌的15%~20%,确诊后极少存活1年以上,恶性程度高;实体性癌巢,以胞质丰富的大细胞为主,高度异型,有的显示神经内分泌特性。⑤腺鳞癌(混合性癌,90%)。⑥肉瘤样癌,类癌和唾液腺癌均为少见类型。

(徐臣利)

第二十九章 消化系统疾病

第一节 胃肠道疾病

【目的要求】

（1）掌握胃炎的病变类型。

（2）掌握胃溃疡的大体形态特征和镜下结构。

（3）了解消化道肿瘤的类型和病变特点。

【大体标本】

1. 胃溃疡病（ulcer of the stomach）

病变：手术切除的胃标本。胃小弯近幽门处黏膜面有一个圆形或椭圆性溃疡，直径多在2cm以内，边缘整齐，不隆起，底部平坦，深达肌层甚至浆膜层（图G-36）。

2. 胃癌（ulcerative carcinoma of the stomach）

病变：

（1）溃疡型胃癌胃窦小弯侧见巨大溃疡（直径在2cm以上），表浅，形态不规则，溃疡边缘隆起，底部凸凹不平，可有出血坏死。切面见灰白色肿瘤组织向深处浸润破坏胃壁（图G-17）。

（2）浸润型胃癌，癌组织向胃壁弥漫性浸润，胃黏膜皱襞大部消失，胃壁增厚，变硬，胃腔缩小，状如皮革，故称"革囊胃"（图G-18）。

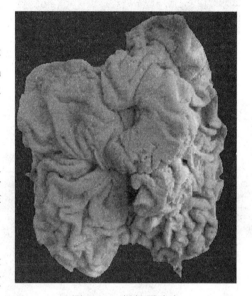

图 G-36　慢性胃溃疡

3. 结肠胶样癌（colloid carcinoma of the rectum）

病变：结肠一段肠壁明显增厚，并形成肿块突入肠腔，切面见肠壁被癌组织代替，癌组织呈灰白色，表面附着乳白色胶冻状黏液，肠腔明显狭窄（图G-19）。

4. 食管癌（carcinoma of esophagus）

病变：

（1）蕈伞型食管癌，食管黏膜面有一扁圆形肿块，突向食管腔，表面有浅表溃疡，边缘不整齐，底部有污灰色坏死物附着。切面可见灰白色癌组织浸润达食管壁肌层（图G-14）。

（2）溃疡型食管癌，肿瘤表面有溃疡形成，深浅不一，底部凹凸不平（图G-15）。

（3）髓质型食管癌，癌组织在食管壁内浸润性生长，食管壁增厚，切面质软，似脑髓（图G-16）。

5. 结肠乳头状癌（papillary carcinoma of the rectum）

病变：结肠黏膜一处形成息肉状肿块突入肠腔，周围界限不清，肠壁增厚（图G-37）。

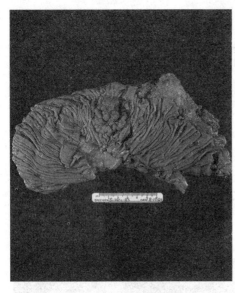

图 G-37 结肠乳头状癌

【切片】

55. 慢性浅表性胃炎（chronic superficial gastritis）

病变特点：

（1）胃黏膜组织，镜下见胃黏膜上 1/3 充血、水肿，并伴有点状出血和糜粒。其间主要为淋巴细胞和浆细胞浸润。

（2）黏膜腺体无明显变化（图 S-55）。

56. 慢性萎缩性胃炎（chronic atrophic gastritis）

病变特点：

（1）胃黏膜组织，镜下见胃黏膜萎缩变薄，黏膜层内部分腺体萎缩、消失，部分囊性扩张，局部腺上皮呈肠上皮样改变，其中夹杂数量不等的杯状细胞，即肠上皮化生（intestinal metaplasia）（图 S-56）。

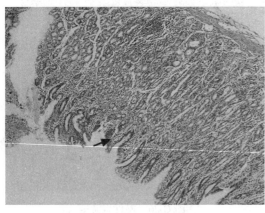

图 S-55 慢性浅表性胃炎
→表层胃黏膜炎细胞浸润

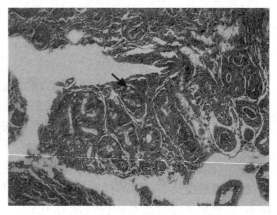

图 S-56 慢性萎缩性胃炎
→肠上皮化生

（2）固有层内纤维组织增生，有较多的浆细胞、淋巴细胞浸润，甚至淋巴滤泡形成。

57. 胃溃疡（ulcer of the stomach）

病变特点：

（1）肉眼上，切片有一宽阔下陷处，即溃疡所在。

（2）镜下，溃疡表面覆盖有少量炎性渗出物，内有纤维素和白细胞，其下为薄层坏死组织；再下为新生肉芽组织和瘢痕组织，前者由毛细血管、纤维母细胞和炎性细胞构成，后者为致密的胶原纤维组织，伴有玻璃样变，其间可见增生性动脉内膜炎及创伤性神经纤维瘤之改变（图 S-57）。

58. 胃腺癌（adenocarcinoma of stomach）

病变特点：

（1）标本取自胃，一侧有少许正常胃黏膜，腺体结构规则。

（2）大部分胃壁组织为腺癌所替代,癌巢呈腺管状,大小形态不一,排列紊乱。癌细胞层次增多。细胞核大浓染,核分裂象多见(图 S-58)。

（3）癌组织已浸入黏膜下层和肌层,部分癌细胞发生黏液变性。

35. 直肠黏液癌(mucoid carcinoma of the rectum)

病变特点:

（1）本片取自直肠呈胶冻样外观的肿块组织。

（2）镜下,见癌组织腺腔内有大量的黏液堆积,有的腺体崩解而成黏液池,黏液中往往可见成堆或散在的印戒细胞,印戒细胞含黏液数量不等,核位于细胞的一侧边缘,似印戒状(图 S-35)。

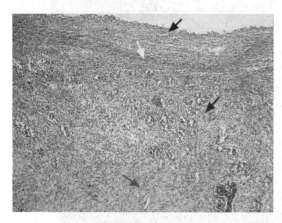 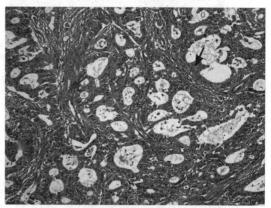

图 S-57 胃溃疡
➡渗出层 ➡坏死层 ➡肉芽组织层 ➡瘢痕层

图 S-58 胃腺癌
➡癌巢 ➡间质

第二节 肝脏疾病

【目的要求】

1. 掌握各型病毒性肝炎的病变特点。

2. 掌握门脉性肝硬化的病变特征。

3. 了解肝癌的大体类型和组织学结构。

【大体标本】

1. 亚急性重型肝炎(subacute severe hepatitis)

病变:肝体积变小,表面被膜皱缩呈黄绿色(亚急性黄色肝萎缩)。切面可见散在分布的灰黄色坏死结节,结节直径为 0.1~0.5cm(图 G-38)。

2. 门脉性肝硬化(portal cirrhosis of the liver)

病变:肝脏体积缩小,质地变硬,边缘变锐,表面呈细颗粒或小结节状,灰白色(图 G-39)。切面上可见弥漫分布的无数圆形或类圆形的岛屿状结节,大小与表面的颗粒状结节相似,结节周围有较薄的纤维组织间隔所包绕(图 G-40)。

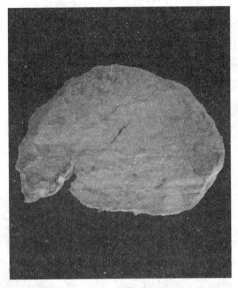
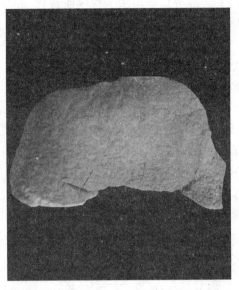

图 G-38　亚急性重型肝炎　　　　　　图 G-39　门脉性肝硬化(表面)

3. 坏死后性肝硬化(postnecrotic cirrhosis)

病变:肝脏体积缩小,表面有许多大小不一的结节,切面上有相对应的大小不一的结节,结节间有较宽阔的且不均匀的纤维结缔组织间隔包绕(图 G-41)。

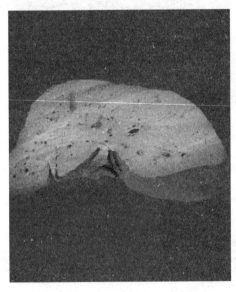
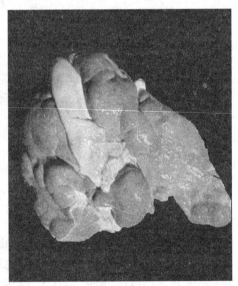

图 G-40　门脉性肝硬化(剖面)　　　　图 G-41　坏死后性肝硬化

4. 肝细胞癌(nodular liver cell carcinoma)

病变:

(1)结节型病变,肝脏表面及切面见多数散在癌结节,呈圆形、椭圆形,大不不等,有的结节坏死出血呈黑色。邻近肝组织呈门脉性肝硬化(图 G-42)。

(2)巨块型病变,肝切面见一个巨大的灰白色肿块,边界不清(图 G-43)。

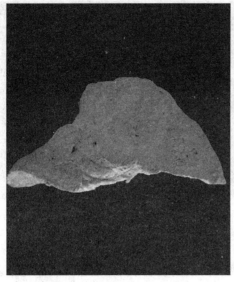
图 G-42 结节性肝癌

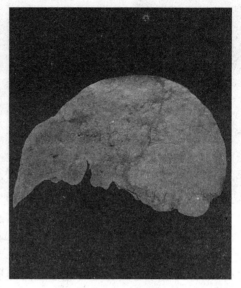
图 G-43 巨块型肝癌

【切片】

7. 急性普通型肝炎(acute viral hepatitis)

病变特点:

(1)变质性变化,肝细胞水肿明显,胞质疏松呈网状;部分肝细胞体积更加增大,肿胀变圆,胞质疏松透亮,称为气球样变;肝窦受压变窄。少数肝细胞体积小,胞质伊红深染,称为嗜酸性变。此外,尚有散的点状坏死,坏死的肝细胞溶解消失,坏死灶内或周围有中性粒细胞积聚(图 S-7)。

(2)渗出性变化,除坏死灶的炎性细胞浸润外,汇管区有一些单核细胞和淋巴细胞浸润。

(3)增生性变化,肝细胞再生,新生的肝细胞核大浓染,有的双核,肝巨噬细胞也同时增生肥大。

由上述切片可见,急性病毒性肝炎以变质性变化为主,而渗出性变化及增生性变化较轻。

59. 慢性肝炎(chronic active hepatitis)

病变特点:

(1)与 19 号切片的病变对比观察。

(2)切片上除肝细胞气球样变和嗜酸性变外,可见碎片状坏死(piecemeal necrosis),即在小叶周边界板的一群肝细胞发生灶状坏死同时伴有炎性细胞浸润的病灶,其界限参差不齐。若坏死灶继续扩大,与邻近坏死灶互相连接成条带状,并向小叶内发展,称为桥接坏死(bridging necrosis)(图 S-59)。

(3)在慢性肝炎患者的肝组织中,常见部分肝细胞质内充满嗜酸性细颗粒状物质,半透明,称毛玻璃样肝细胞("ground glass"hepatocytes)。

(4)汇管区淤胆明显,可见胆栓。

(5)部分区域肝细胞呈结节状再生。

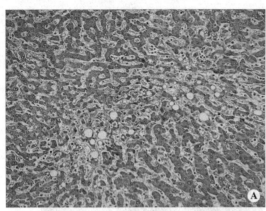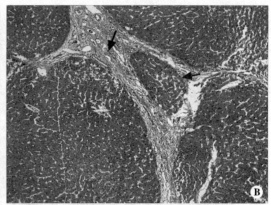

图 S-59　A. 轻度慢性肝炎；B. 重度慢性肝炎

→汇管区纤维结缔组织增生,炎性细胞浸润　→假小叶形成

（6）汇管区结缔组织增生向坏死区内伸展,坏死区内的网状纤维也可胶原化,两者互相蔓延连接,以致肝小叶被分割后失去原有结构,从而形成所谓的假小叶(重度慢性肝炎)。

18. 亚急性重型肝炎(subacute severe hepatitis)

病变特点：

（1）本片取自肝组织。

（2）镜下,见肝组织结构已被破坏,肝细胞广泛坏死,坏死细胞溶解,网状支架塌陷并胶原化,肝窦扩张充血。

（3）残留肝细胞再生,形成大小不一的再生结节,再生的肝细胞体积增大,核大而染色较深,有时可见双核。汇管区小胆管增生明显。

（4）汇管区及肝组织内,有淋巴细胞和少量中性粒细胞浸润。

（5）胆汁淤积形成胆栓,黄褐色的胆栓主要出现在毛细胆管中(图 S-18)。

60. 门脉性肝硬化(portal cirrhosis of the liver)

病变特点：

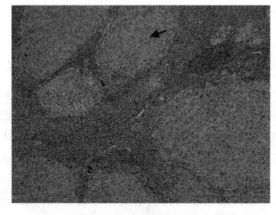

图 S-60　门脉性肝硬化

→假小叶　→间质纤维结缔组织增生,炎性细胞浸润

（1）肉眼上,切片内有大小不等的红色结节。

（2）镜下,见肝细胞呈大小不一、圆形或类圆形的结节状肝细胞团(假小叶),其周围绕有纤维组织包绕。

（3）假小叶内肝细胞排列紊乱,内有 1 个或 2 个甚至以上偏位的中央静脉,或中央静脉缺如,有时见被包于其中的汇管区。

（4）汇管区及假小叶之间均有结缔组织增生,其中可见淋巴细胞、单核细胞等浸润及小胆管增生(图 S-60)。

27. 肝细胞癌(hepatocellular carcinoma)

病变特点：

（1）本片取自肝癌组织。

（2）镜下，癌组织呈巢状或梁状，癌巢之间为扩张的血窦。癌细胞呈圆形或多角形，大小不一，可见多核瘤巨细胞，细胞核大，核分裂象多见（图 S-27）。

（3）邻近的肝细胞受压变形呈萎缩状。此外，间质内尚有明显的纤维组织增生（肝硬化）。

（4）在癌组织及正常肝组织内均可见到胆圆柱。

28. 肝胆管细胞癌

病变特点：癌细胞排列腺管样结构（图 S-28）。

【思考题】

一、选择题

【A 型题】

1. 慢性浅表性胃炎的主要病变为（　　　）

A. 纤维组织增生、慢性炎细胞浸润　　　　B. 胃黏膜腺体萎缩、变浅，数目减少

C. 胃腺肠上皮化生明显　　　　D. 黏膜浅层充血水肿、慢性炎细胞浸润

E. 黏膜腺体增生

2. 慢性萎缩性胃炎的主要诊断依据为（　　　）

A. 胃黏膜出血、糜烂，淋巴细胞、浆细胞浸润

B. 黏膜固有层腺体减少或消失，淋巴细胞、浆细胞浸润

C. 胃黏膜上皮坏死、脱落

D. 胃腺可见肠上皮化生

E. 以上都不是

3. 下列哪项对诊断慢性肥厚性胃炎最有意义（　　　）

A. 腺体萎缩

B. 胃黏膜上皮细胞异型性增生

C. 固有膜结缔组织增生

D. 黏膜增厚，腺体肥大增生，腺管延长，腺体间有慢性炎细胞浸润

E. 腺体肠上皮化生

4. 以下哪项是溃疡病的主要临床表现（　　　）

A. 上腹饱胀感　　　　B. 进食后恶心、呕吐　　　　C. 进食后反酸、嗳气

D. 规律上腹部疼痛、周期性发作　　　　E. 消瘦、乏力、食欲减退

5. 胃溃疡病最常见于（　　　）

A. 胃前壁　　　　B. 胃后壁　　　　C. 胃大弯及胃底

D. 胃小弯近贲门处　　　　E. 胃小弯近幽门处

6. 消化性溃疡最常见的并发症是（　　　）

A. 穿孔　　　　B. 梗阻　　　　C. 癌变

D. 出血　　　　E. 粘连

7. 下列哪种疾病与胃癌的发生关系密切（　　　）

A. 慢性浅表性胃炎　　　　B. 慢性萎缩性胃炎　　　　C. 胃溃疡

D. 十二指肠溃疡　　　　E. 急性腐蚀性胃炎

8. 胃溃疡病的大体形态通常是( )

    A. 2cm 以上的表浅溃疡,边缘不整齐

    B. 2cm 以上的较深溃疡,边缘不规则,底不平,有坏死

    C. 2cm 以内圆形溃疡,边缘不整齐,如火山口状

    D. 2cm 以上火山口状或不规则溃疡

    E. 2cm 以内圆形溃疡,边缘整齐,如刀切状

9. 关于十二指肠溃疡的描述,下列哪项是正确的( )

    A. 溃疡多在十二指肠降部　　　B. 溃疡大小多在 1cm 以上　　C. 前壁溃疡易穿孔

    D. 后壁溃疡不易出血　　　　　E. 容易发生癌变

10. 消化性溃疡发生在何处易引起大出血( )

    A. 胃小弯　　　　　　　　　　B. 幽门　　　　　　　　　　C. 十二指肠球部前壁

    D. 十二指肠球部后壁　　　　　E. 胃底

11. 消化性溃疡最好发于( )

    A. 胃小弯近幽门部　　　　　　B. 十二指肠球部　　　　　　C. 可底部与十二指肠球部

    D. 胃底部　　　　　　　　　　E. 十二指肠下段

12. 关于十二指肠溃疡的描述,下列哪项是错误的( )

    A. 比胃溃疡浅　　　　　　　　B. 比胃溃疡小　　　　　　　C. 比胃溃疡易穿孔

    D. 比胃溃疡易癌变　　　　　　E. 胃腺的壁细胞总数比胃溃疡时明显增多

13. 关于食管癌的描述,下列哪项是错误的( )

    A. 食管上段最常见　　　　　　B. 鳞状细胞癌多见　　　　　C. 可见原位癌

    D. 亚硝胺与食管癌发生有关　　E. 可以多灶发生

14. 早期食管癌是指( )

    A. 侵及肌层的癌　　　　　　　B. 原位癌　　　　　　　　　C. 黏膜内癌

    D. 黏膜下癌　　　　　　　　　E. 原位癌、黏膜内癌及黏膜下癌

15. 食管癌最常见的组织学类型是( )

    A. 鳞状细胞癌　　　　　　　　B. 腺癌　　　　　　　　　　C. 小细胞癌

    D. 腺棘皮癌　　　　　　　　　E. 燕麦型小细胞癌

16. 早期胃癌最多见的肉眼形态类型是( )

    A. 隆起型　　　　　　　　　　B. 表浅型　　　　　　　　　C. 表浅凹陷型

    D. 凹陷型　　　　　　　　　　E. 表浅平坦型

17. 早期胃癌的概念是,癌组织浸润仅限于( )

    A. 黏膜内　　　　　　　　　　B. 未侵及固有肌层　　　　　C. 直径在 2cm 内

    D. 黏膜层及黏膜下层　　　　　E. 尚未浸润至浆膜层

18. 胃癌最主要的转移途径是( )

    A. 直接蔓延　　　　　　　　　B. 淋巴道转移　　　　　　　C. 种植性转移

    D. 血行转移　　　　　　　　　E. 消化道转移

19. 进展期胃癌最多见的肉眼类型是( )

    A. 胶样癌　　　　　　　　　　B. 革囊胃　　　　　　　　　C. 息肉型

    D. 局限浸润型　　　　　　　　E. 溃疡型

20. 从腹腔取出的液体具有如下特征:高比重,静置时凝固,混浊且呈黄色,含纤维蛋白

原,是下列哪一种原因引起的( )

    A. 门静脉高压   B. 右心衰竭   C. 腹膜炎

    D. 饥饿或蛋白丧失   E. 以上都不是

21. 胃癌发生淋巴道转移首先转移到( )

    A. 腹主动脉旁淋巴结   B. 肠系膜根部淋巴结   C. 左锁骨上淋巴结

    D. 肝门淋巴结   E. 幽门下及胃小弯淋巴结

22. 胃癌最好发于( )

    A. 胃体部   B. 胃窦部   C. 胃体部小弯侧

    D. 胃体部大弯侧   E. 胃底部

23. 下列哪种不是大肠癌的癌前病变( )

    A. 家族性多发性结肠息肉病   B. 绒毛状腺瘤   C. 慢性溃疡性结肠炎

    D. 直径大于 2cm 的息肉样腺瘤   E. 慢性细菌性痢疾

24. 大肠癌的好发部位是( )

    A. 直肠和乙状结肠   B. 横结肠   C. 盲肠

    D. 升结肠   E. 降结肠

25. 下列检查对大肠癌诊断有意义的是( )

    A. 甲胎蛋白(AFP)阳性   B. 血清酸性磷酸酶活性增加

    C. 癌胚抗原(CEA)高度阳性   D. 谷丙转氨酶活性增高

    E. 转肽酶活性增高

26. 病毒性肝炎时,下列哪一项不是肝细胞的基本病变( )

    A. 气球样变性   B. 水样变性   C. 嗜酸性变性

    D. 肝细胞糖原沉积   E. 肝细胞坏死

27. 肝细胞呈中度碎片状坏死及特征性桥接坏死见于( )

    A. 急性重型肝炎   B. 亚急性重型肝炎   C. 轻度慢性肝炎

    D. 中度慢性肝炎   E. 重度慢性肝炎

28. 各型肝炎肝细胞坏死的程度,下列哪项是错误的( )

    A. 轻度慢性肝炎:碎片状坏死及特征桥接坏死

    B. 中度慢性肝炎:中度碎片状坏死及特征性桥接坏死

    C. 重度慢性肝炎:重度碎片状坏死及大范围桥接坏死

    D. 急性重型肝炎:弥漫性大片状坏死

    E. 急性普通型肝炎:散在点状坏死

29. 肝细胞出现透明小体及有透明坏死改变见于( )

    A. 胆汁性肝硬化   B. 门脉性肝硬化   C. 坏死后性肝硬化

    D. 淤血性肝硬化   E. 酒精性肝硬化

30. 在我国引起门脉性肝硬化的主要原因是( )

    A. 慢性酒精中毒   B. 营养缺乏   C. 毒物中毒

    D. 病毒性肝炎   E. 药物中毒

31. 下列哪项不是肝硬化假小叶的特征性病变( )

    A. 肝内纤维组织广泛增生,分隔包绕原有肝小叶

    B. 小叶内缺少中央静脉

C. 小叶内肝细胞排列紊乱,有不同程度的脂肪变性或坏死

D. 小叶内中央静脉偏位或有两个以上

E. 小叶内出现汇管区

32. 关于肝硬化晚期腹水形成的原因,下列哪项是错误的(　　　)

A. 肝细胞合成血浆脂蛋白功能下降

B. 肝淋巴液外溢

C. 门静脉高压

D. 肝细胞合成白蛋白减少

E. 抗利尿激素、醛固酮在血内的水平增高

33. 关于肝功能不全的临床表现,下列哪项是错误的(　　　)

A. 睾丸肥大　　　　　　　B. 蜘蛛状血管痣　　　　　　C. 出血倾向

D. 黄疸　　　　　　　　　E. 血浆白蛋白减少

34. 毛玻璃样肝细胞内嗜酸性颗粒的性质是(　　　)

A. 包涵体　　　　　　　　B. 嗜酸性坏死　　　　　　　C. 细胞内玻璃样变

D. 乙型肝炎表面抗原　　　E. 肿胀的内质网和线粒体

35. 下列哪项是发生肝细胞癌的原因(　　　)

A. 乙肝病毒感染　　　　　B. 丙肝病毒感染　　　　　　C. 肝硬化

D. 黄曲霉菌毒素与亚硝胺类　E. 以上都是

【B 型题】

(36~40 题)

A. 急性普通型肝炎　　　　B. 轻度慢性肝炎　　　　　　C. 中度慢性肝炎

D. 重度慢性肝炎　　　　　E. 急性重型肝炎

36. 肝细胞水样变性广泛,肝小叶内散在点状坏死(　　　)

37. 中度碎片状坏死及特征性桥接坏死(　　　)

38. 点灶状坏死,偶见轻度碎片状坏死,肝小叶结构完整(　　　)

39. 重度碎片状坏死及大范围桥接坏死(　　　)

40. 弥漫性大片坏死,残留肝细胞几乎无再生现象(　　　)

二、填空题

1. 溃疡病的结局及并发症是_____、_____、_____、_____、_____。

2. 食管癌、胃癌、大肠癌的好发部位分别是_____、_____、_____。

3. 原发性肝癌的肉眼类型有_____、_____、_____。镜下类型有_____、_____、_____。

4. 溃疡病底部镜下由浅入深依次为_____、_____、_____、_____四层。

5. 肝癌的组织学类型有_____、_____和_____。

6. 目前,多数研究者发现_____化生与肠型胃癌的发生关系密切。

7. 胃溃疡最好发的部位是_____,十二指肠溃疡最好发的部位是_____。

8. 食管癌最常见的组织学类型是_____,胃癌最常见的组织学类型是_____。

9. 急性普通型肝炎的病变特点是肝细胞_____广泛,而_____轻微。

10. 中度慢性肝炎时,常出现_____及特征性的_____坏死。

11. 亚急性重症肝炎的病变特点是既有大片状_____,又有_____。

12. 门脉性肝硬化的肉眼观为结节大小_____,纤维间隔_____,镜下病变特点是_____。

13. 坏死后性肝硬化的肉眼观为结节大小_____,纤维间隔_____。

14. 由_____或_____细胞发生的恶性肿瘤称为原发性肝癌。

15. 与肝癌的发生有密切关系的肝炎是_____,血清_____检测有助于肝癌的诊断。

三、名词解释

1. 嗜酸性小体(acidophilic body)　　　　2. 桥接坏死(bhdging necrosis)

3. 假小叶(pseudolobule)　　　　4. 小肝癌(small hepatocellular carcinoma)

5. 毛玻璃样肝细胞("Ground-glass" hepatocytes)

6. 肝硬化(liver cirrhosis)　　　　7. 早期胃癌(early gastric carcinoma)

8. 碎片状坏死(piecemeal necrosis)

四、判断题

(　　)1. 门脉性肝硬化后期可导致门静脉高压和肝功能不全的后果。

(　　)2. 判断胃癌的早、晚期主要根据其是否有转移。

(　　)3. 原发性肝癌是指肝细胞发生的恶性肿瘤。

(　　)4. 毛玻璃样肝细胞多见于 HBsAg 携带者及慢性肝炎患者的肝组织中。

(　　)5. 慢性萎缩性胃炎分为 A、B 两型,B 型胃炎的病变主要在胃窦部。

(　　)6. 十二指肠溃疡较浅且易愈合,故穿孔者较胃溃疡少见。

(　　)7. 癌组织浸润仅限于黏膜层及黏膜下层者,均属早期胃癌。

(　　)8. 血清中检出 CEA 可作为确诊结肠癌的根据。

(　　)9. 急性重症型肝炎所致的广泛出血主要是由门脉高压所引起的。

(　　)10. 假小叶的形态结构不同于正常肝小叶,但功能与正常肝小叶一样。

(　　)11. 早期肝癌是指单个癌结节直径在 3cm 以下,或结节数目不超过两个,其直径总和在 3cm 以下的小肝癌。

(　　)12. 卵巢的 Krukenberg 瘤,原发灶应首先考虑在胃肠道等器官。

(　　)13. 慢性胃溃疡肉眼形态通常是直径 2cm 以内,圆形或椭圆形,边缘似刀割状。

(　　)14. 胃癌只要有转移的均不能称为早期胃癌。

(　　)15. 慢性萎缩性胃炎分级的根据是胃固有腺萎缩的程度。

(　　)16. 十二指肠溃疡病很少癌变或不癌变。

五、简答题

1. 简述慢性萎缩性胃炎的镜下病理变化。

2. 何谓早期胃癌？其肉眼形态可分为哪几种类型？

3. 简述病毒性肝炎的临床病理类型。

4. 简述门脉性肝硬化的肉眼观特点。

5. 简述肝硬化晚期腹水形成的原因。

6. 简述中晚期肝癌的肉眼观类型及各型的主要病变特点。

7. 分析病毒性肝炎、肝硬化、肝癌三者之间关系。

六、论述题

1. 试述胃溃疡的病理变化及并发症。

2. 试述病毒性肝炎的基本病变。

3. 试述门脉性肝硬化的病理变化。

4. 试述门脉高压症时形成的主要侧支循环及其并发症。

【参考答案】

一、选择题

1. D   2. B   3. D   4. D   5. E   6. D   7. B   8. E   9. C   10. D   11. B   12. D   13. A

14. E   15. A   16. D   17. D   18. B   19. E   20. C   21. E   22. B   23. E   24. A   25. C

26. D   27. D   28. A   29. E   30. D   31. B   32. A   33. A   34. D   35. E   36. A   37. C

38. B   39. D   40. E

二、填空题

1. 愈合　出血　穿孔　幽门狭窄　癌变

2. 食管中段　胃窦部小弯侧　直肠

3. 巨块型　多结节型　弥漫型　肝细胞癌　胆管细胞癌　混合细胞癌

4. 渗出层　坏死层　肉芽组织层　瘢痕层

5. 肝细胞癌　胆管细胞癌　混合细胞癌

6. 不完全性大肠型

7. 胃窦部　十二指肠球部

8. 鳞状细胞癌　腺癌

9. 变性　坏死

10. 碎片状坏死　桥接

11. 肝细胞变性　肝细胞结节状再生

12. 一致　薄而均匀　假小叶形成

13. 不等　厚而不均

14. 肝细胞　肝内胆管上皮

15. 乙型肝炎　甲胎蛋白(AFP)

三、名词解释

1. 病毒性肝炎时肝细胞胞质浓缩、颗粒性消失,呈强嗜酸性。进而除胞质更加浓缩之外,胞核也浓缩以至消失。剩下深红色均一浓染的圆形小体,称嗜酸性小体。

2. 小叶中央静脉与汇管区之间、两个汇管区之间或两个中央静脉之间出现相互连接的肝细胞坏死带,称为桥接坏死,主要见于中、重度慢性肝炎。

3. 正常小叶结构被破坏,由广泛增生的纤维组织将原有的肝小叶分割包围或由再生的肝细胞形成的结节,称为假小叶。

4. 小肝癌是指单个癌结节直径在3cm以下或结节数目不超过两个,其直径的总和在3cm以下的小肝癌。

5. 在乙肝患者的肝组织内可见部分肝细胞质内充满嗜酸性颗粒状物质,胞质不透明似毛玻璃样,称此细胞为毛玻璃样肝细胞。免疫组化检查胞质内嗜酸性颗粒状物质为乙肝表面抗原(HBsAg)。

6. 肝硬化是一种常见肝病。肝细胞弥漫性变性坏死,继而出现纤维组织增生和肝细胞结节状再生,这三种改变反复交错进行,结果肝小叶结构和血液循环途径逐渐被改建,使肝变形、变硬而形成肝硬化。

7. 早期胃癌是指不论范围大小,是否有周围淋巴结转移,癌组织只限于黏膜层或黏膜下层。

8. 碎片状坏死是指肝小叶周边部界板肝细胞的灶性坏死和崩解,常见于慢性肝炎。

四、判断题

1. √　2. ×　3. ×　4. √　5. √　6. ×　7. √　8. ×　9. ×　10. ×　11. √　12. √

13. √　14. ×　15、√　16、√

五、简答题

1. 慢性萎缩性胃炎的镜下病理变化是:在黏膜固有层内有不同程度的淋巴细胞和浆细胞浸润;腺上皮萎缩、腺体变小并有囊性扩张、腺体数量减少或消失,常出现假幽门腺化生和肠上皮化生。

2. 癌组织浸润仅限于黏膜层及黏膜下层者均属于早期胃癌。术后五年存活率在85%以上。其肉眼形态可分三种类型:隆起型、表浅型、凹陷型。表浅型又分为表浅隆起、表浅平坦和表浅凹陷三种亚型。

3. 病毒性肝炎从临床病理角度可分为:

1）急性普通型肝炎:临床上急性普通型肝炎又分为黄疸型和无黄疸型两种。

2）慢性普通型肝炎:根据病变程度,慢性普通型肝炎又分为轻度慢性肝炎、中度慢性肝炎和重度慢性肝炎。

3）重型病毒性肝炎:重型病毒性肝炎可分为急性重症型和亚急性重症型两种。

4. 门脉性肝硬化的肉眼观:早、中期肝体积正常或略增大,质地稍硬;后期体积缩小,重量减轻,有正常的1500g减至1000g以下。表面呈小结节状,大小相仿,最大结节直径不超过1.0cm。切面见小结节间为纤维组织条索包绕。结节呈黄褐色(脂肪变)或黄绿色(淤胆)。

5. 肝硬化晚期腹水形成的原因:主要因门静脉高压使门静脉系统的毛细血管流体静压升高,管壁通透性增高;肝脏合成蛋白功能减退,导致低蛋白血症,使血浆渗透压降低;肝对激素的灭活作用降低,血中醛固酮、抗利尿激素水平升高,引起水、钠潴留。

6. 中晚期肝癌肉眼观可分三种类型:

（1）巨块型。肿瘤为一实体巨块,圆形,多位于肝右叶内。质软,切面呈杂色,常有出血坏死。瘤体周围常有散在的卫星状瘤结节。

（2）多结节型。最多见。瘤结节多个散在,圆形或椭圆形,大小不等。被膜下的瘤结节表面隆起,切面呈褐绿色,有时见出血。

（3）弥漫型。癌组织在肝内弥漫分布,无明显的结节形成。此型少见。

7. 病毒性肝炎、肝硬化、肝癌三者关系:乙型病毒性肝炎时,肝细胞变性坏死。反复的病变,可刺激纤维结缔组织增生和肝细胞的再生,形成肝硬化,如持续时间较长,可发生异常增生,易发生癌变。

六、论述题

1. 胃溃疡多位于胃小弯侧,越近幽门越多见,胃窦部尤为多见。溃疡通常只有一个,圆形或椭圆形,直径多在2.5cm以内,少数可达4.0cm。溃疡边缘整齐,状如刀切,周围黏膜有轻度水肿,黏膜皱壁从溃疡向周围呈放射状。溃疡底部通常穿越黏膜下层,深达肌层甚至浆膜层,溃疡处的黏膜至肌层可完全被破坏,由肉芽组织或瘢痕取代。镜下,溃疡底由四层组织构成:最表面层是以中性粒细胞为主的炎症细胞浸润(炎症层),再下是瘢痕组织(瘢痕层)。其并发症有:①出血是常见的主要并发症。轻者因溃疡底部的毛细血管破裂、出血,如溃疡底部大血管被腐蚀破裂则发生大出血。②穿孔。穿孔后胃内容物漏入腹腔,引起腹膜炎。③幽门梗阻。主要由瘢痕收缩引起。④恶变。明确的胃溃疡恶变极少,仅为1%。

2. 病毒性肝炎的基本病变如下。

(1) 肝细胞变性、坏死:①肝细胞受损后,细胞水分增多,开始时细胞肿大,胞质疏松呈网状,半透明,称胞质疏松化。进一步发展,肝细胞肿大呈球形,胞质几乎完全透明,称为气球样变性。②肝细胞胞质水分脱失、浓缩,嗜酸性染色加强,称嗜酸性变。进一步发展,胞质更加浓缩,胞核也浓缩以至消失,形成均一红染、圆形的嗜酸性小体。③点状坏死为仅累及一个至几个肝细胞的灶状坏死,并伴有炎性细胞浸润。④溶解性坏死常由肝细胞高度气球样变发展而来,此时核固缩、溶解、消失、最后细胞解体。⑤碎片状坏死为肝小叶周边界板处肝细胞坏死、崩解,伴炎性细胞浸润。⑥小叶中央静脉与汇管区之间、两个汇管区之间或两个中央静脉之间出现相互连接的肝细胞带状坏死,称桥接坏死。

(2) 炎性细胞浸润:肝炎时在汇管区或小叶内常有不同程度的炎性细胞浸润。浸润的炎性细胞主要是淋巴细胞和单核细胞。有时也有少量浆细胞和中性粒细胞浸润等。

(3) 肝巨噬细胞增生肥大:间叶细胞和成纤维细胞增生;坏死灶周边肝细胞可通过直接或间接分裂而再生。

3. 门脉性肝硬化时,肝脏的肉眼观,早、中期肝体积正常或略增大,质地稍硬。后期肝体积缩小,重量减轻,由正常的1500g减至1000g以下。表面呈小结节状,大小相仿,最大结节直径不超过1.0cm。切面见小结节间为纤维组织条索包绕。结节呈黄褐色(脂肪变性)或黄绿色(淤胆)。镜下,正常肝小叶结构被破坏,由广泛增生的纤维组织将原肝小叶分割包绕成大小不等的结节;再生的肝细胞增生形成圆形或椭圆形的再生结节,这两种结节均成为假小叶,后种假小叶内肝细胞索排列紊乱,肝细胞较大,核大,染色较深,常发现双核肝细胞。前种假小叶内中央静脉缺如、偏位或有两个以上,或含有汇管区。假小叶外周增生的纤维组织中也有多少不一的慢性炎细胞浸润,并常压迫、破坏细小胆管,引起小胆管内淤胆。此外,在增生的纤维组织中还可以见到新生的细小胆管和无管腔的假胆管。

4. 门脉高压症时主要的侧支循环有以下几种。

(1) 食管下静脉丛曲张:门静脉血经胃冠状静脉、食管静脉丛注入奇静脉,再回流到上腔静脉。如果食管静脉丛发生破裂,可引起大呕血,是肝硬化患者常见的死亡原因之一。

(2) 直肠静脉(痔静脉)丛曲张:门静脉血经肠系膜下静脉、痔静脉、髂内静脉回流到下腔静脉。直肠静脉丛曲张破裂,发生便血,长期便血可引起患者贫血。

(3) 脐周及腹壁静脉曲张:门静脉血经脐静脉,脐旁静脉,腹壁上、下静脉回流至上、下腔静脉。脐周围静脉迂曲,并向上、下腹壁延伸,表现为"海蛇头"。

(国宏莉　徐臣利)

第三十章　淋巴造血系统疾病

【目的要求】

掌握淋巴瘤的分类现状,霍奇金淋巴瘤根据什么分类? 分为哪几类?

【切片】

61. 弥漫性大 B 细胞淋巴瘤(diffuse large B-cell lymphoma)

病变特点:

(1) 标本取自肿大的淋巴结。低倍镜下见其原有结构(淋巴滤泡、髓索、淋巴窦)全部被破坏消失,由增生的瘤组织所代替。

(2) 高倍镜下,增生的瘤细胞弥漫分布,形态与小淋巴细胞相似,细胞大小较一致,胞质极少,核圆形,染色质凝集成块状,核仁不明显,核分裂少。

(3) 有时可见假滤泡(较大的转化淋巴细胞灶),有何意义(这是 B 淋巴细胞源性肿瘤的佐证)(图 S-61)。

62. 混合细胞型霍奇金淋巴瘤(Hodgkin's lymphoma,mixed-cellularity)

病变特点:

(1)切片取自肿大的淋巴结,低倍镜下见原有的结构全部被破坏。

(2)高倍镜下见病变的组织由多种细胞成分构成:①R-S 细胞,有双核或单核,特点是:细胞体积大,胞质丰富嗜双色性或弱嗜碱性,染色质呈粗块状,核膜较厚;核仁大呈椭圆形,嗜酸性,周围有亮晕,核仁与核膜之间有染色质细丝相连。双核 R-S 细胞亦称镜影细胞(mirror image),具有诊断意义。②霍奇金(Hodgkin)细胞,其形态与 R-S 细胞相似,但只有一个核。③组织细胞,核呈肾形、卵圆形,可见小核仁,胞质丰富,淡红染。④还可见不等量的淋巴细胞、嗜酸粒细胞、浆细胞和中性粒细胞等(图 S-62)。

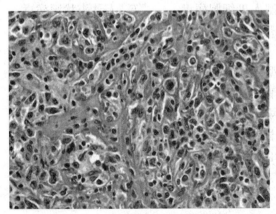

图 S-61　弥漫性大 B 细胞淋巴瘤

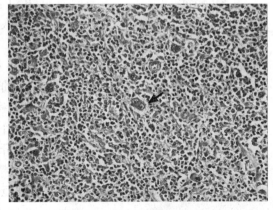

图 S-62　混合细胞型霍奇金淋巴瘤

→镜影细胞

【思考题】

一、选择题

【A 型题】

1. 不转化为其他亚型的霍奇金淋巴瘤的类型是(　　)

A. 结节型淋巴细胞为主型　　　　B. 淋巴细胞为主型　　　　C. 淋巴细胞减少型

D. 混合细胞型　　　　　　　　　E. 结节硬化型

2. 确诊霍奇金淋巴瘤的特征性细胞是(　　)

A. 幼稚淋巴细胞　　　　　　　　B. 多核巨细胞　　　　　　C. 免疫母细胞

D. 多形性组织细胞　　　　　　　E. R-S 细胞

3. 下列哪项不属于霍奇金淋巴瘤的亚型(　　)

A. 淋巴细胞为主型　　　　　　　B. 淋巴细胞减少型　　　　C. 结节硬化型

D. 组织细胞型　　　　　　　　　E. 混合细胞型

4. 与 EB 病毒感染密切相关的淋巴瘤类型是(　　)

A. 滤泡型淋巴瘤　　　　　　　　B. 霍奇金淋巴瘤

C. 弥漫型 B 细胞淋巴瘤　　　　　D. 周围 T 细胞淋巴瘤

E. Burkitt 淋巴瘤

5. "绿色瘤"出现于哪类白血病(　　)

A. 急性粒细胞白血病　　　　　　B. 急性淋巴母细胞白血病

C. 慢性粒细胞白血病　　　　　　D. 慢性淋巴细胞白血病

E. 类白血病

6. 脾脏在哪种白血病时肿大最明显,可达 4000~5000g(　　)

A. 急性粒细胞白血病　　　　　　B. 急性淋巴母细胞白血病

C. 慢性粒细胞白血病　　　　　　D. 慢性淋巴细胞白血病

E. 类白血病

7. 引起 Burkitt 淋巴瘤的病毒是(　　)

A. EB 病毒　　　　　　　　　　　B. Ⅰ型人 T 细胞病毒　　　C. 人乳头状瘤病毒

D. Ⅱ型人 T 细胞病毒　　　　　　E. 人疱疹病毒

8. 引起蕈样霉菌病的病原体是(　　)

A. 疱疹病毒　　　　　　　　　　B. Ⅱ型人 T 细胞病毒　　　B. 毛霉菌

D. 结核杆菌　　　　　　　　　　E. 曲菌

9. 急性白血病最重要和具有诊断意义的病理改变是(　　)

A. 外周血白细胞增多　　　　　　B. 骨髓幼稚白细胞增多

C. 骨髓巨核细胞减少　　　　　　D. 肝内幼稚白细胞浸润

E. 淋巴结肿大

10. 在骨髓活检组织中,以异形、幼稚巨核细胞为主(大于 30%)的白血病称之为
(　　)

A. 急性淋巴细胞性白血病　　　　B. 急性单核细胞性白血病

C. 急性巨核细胞型白血病　　　　D. 慢性粒细胞白血病

E. 未分化型急性粒细胞型白血病

11. 慢性白血病最大的危害性在于( )
   A. 巨脾症   B. 慢性感染   C. 慢性贫血
   D. 急性变   E. 血小板增多

12. Ph1 染色体通常发生于( )
   A. 急性淋巴细胞性白血病   B. 慢性粒细胞性白血病
   C. 急性单核细胞性白血病   D. 慢性淋巴细胞性白血病
   E. 急性粒细胞性白血病

13. 预后最好的霍奇金淋巴瘤的亚型是( )
   A. 淋巴细胞为主型   B. 混合细胞型   C. 淋巴细胞消减型
   D. 网状型的结节硬化型   E. 弥漫纤维化型的结节硬化型

【B 型题】

(14~17 题)
   A. 典型的 R-S 细胞   B 陷窝细胞   C "爆米花"细胞
   D. 多形性 R-S 细胞   E 免疫母细胞

14. 结节硬化型霍奇金淋巴瘤有较多( )

15. 混合细胞型霍奇金淋巴瘤有较多( )

16. 淋巴细胞减少型霍奇金淋巴瘤有多数( )

17. 淋巴细胞为主型霍奇金淋巴瘤较多见( )

(18~22 题)
   A. 滤泡样结构   B. "满天星"图像   C. 绿色瘤
   D. PH1 染色体   E. 镜影细胞

18. 霍奇金淋巴瘤可出现( )

19. 慢性粒细胞白血病可出现( )

20. Burkitt 淋巴瘤可出现( )

21. 急性粒细胞白血病可出现( )

22. 滤泡型淋巴瘤可出现( )

二、填空题

1. 恶性淋巴瘤是指发生于_____和_____组织的恶性肿瘤,以_____淋巴结最为常见_____。

2. 霍奇金淋巴瘤的常见组织类型是_____、_____、_____和。

3. 结节硬化型在病理形态上有_____和_____两个特征。

4. 慢性淋巴细胞性白血病主要是来源于_____细胞的肿瘤,恶性程度较_____。

5. 霍奇金淋巴瘤中最多见的亚型是_____,预后最差的亚型是_____。

6. 对诊断霍奇金淋巴瘤具有重要意义的细胞是_____。

7. 在我国,_____占全部淋巴瘤的 70%~80%。

8. 霍奇金淋巴瘤的淋巴细胞为主型好发于_____,其组织学特点是以成熟的_____增生为主,其中多数来源于_____细胞,并伴有不同程度的_____细胞增生。

三、名词解释

1. R-S 细胞   2. 镜影细胞   3. 陷窝细胞
4. 白血病   5. 绿色瘤   6. 淋巴瘤

7. 霍奇金淋巴瘤

四、判断题

( )1. 在我国,儿童和青少年的恶性肿瘤中,白血病死亡率居第一位。

( )2. 淋巴细胞是免疫系统的主要成分,故可认为恶性淋巴瘤是来自免疫系统的肿瘤。

( )3. 恶性淋巴瘤是淋巴造血系统的恶性肿瘤,而淋巴瘤则为良性肿瘤。

( )4. 现已证实 R-S 细胞来源于 T 淋巴细胞。

五、简答题

1. 简述霍奇金淋巴瘤镜下的主要病理变化。

2. 霍奇金淋巴瘤可分为哪几种亚型?各型预后如何?

3. Burkitt 淋巴瘤来源于何种细胞?简述其镜下病变特点。

六、论述题

1. 试述霍奇金淋巴瘤的组织学亚型及各型病变特点。

2. 根据目前国内外通用的白血病分类法(FAB 分类),白血病分为哪几种主要类型?试述各型周围血象的主要变化。

【参考答案】

一、选择题

1. E　2. E　3. D　4. E　5. A　6. C　7. A　8. B　9. B　10. C　11. D　12. B　13. A

14. B　15. A　16. D　17. C　18. E　19. D　20. B　21. C　22. A

二、填空题

1. 淋巴结　结外淋巴组织　颈部

2. 结节硬化型　混合细胞型　淋巴细胞为主型　淋巴细胞减少型

3. 存在较多的陷窝细胞　存在多少不等的胶原纤维

4. 成熟 B 淋巴　低

5. 混合细胞型　淋巴细胞减少型

6. 镜影细胞(或典型 R-S 细胞)

7. 非霍奇金淋巴瘤

8. 年轻男性　淋巴细胞　B 细胞　组织

三、名词解释

1. R-S 细胞是霍奇金淋巴瘤特征性的肿瘤细胞。细胞直径 $20\sim50\mu m$,胞质丰富,稍嗜酸或嗜碱性。瘤细胞可有单核、双核或多核,核染色质粗,核膜厚,核内有一非常大的、直径相当于小淋巴细胞大小的嗜酸性中位核仁,周围有空晕。

2. 镜影细胞为双核的 R-S 细胞,两核对称排列,形似镜中之影,故名。其对诊断霍奇金淋巴瘤具有重要意义,故称为诊断性 R-S 细胞。

3. 陷窝细胞又称为腔隙型细胞,为一种变异的 R-S 细胞。细胞大,胞质丰富而空亮,核多叶而皱折,染色质少,多个较小核仁,主要见于霍奇金淋巴瘤结节硬化型。

4. 白血病是骨髓造血干细胞克隆性增生形成的恶性肿瘤。其特征为骨髓内异常的白细胞增生取代正常的骨髓组织,并进入周围血中,浸润肝、脾、淋巴结等全身组织和器官,造成贫血、出血和感染。

5. 绿色瘤又称为粒细胞肉瘤,是在骨髓的粒细胞白血病出现前,在骨、眼眶、皮肤等处出现的局限性原始粒细胞肿瘤。瘤组织新鲜时肉眼观呈绿色,故名之。

6. 淋巴瘤也称为恶性淋巴瘤,是原发于淋巴结和核结外淋巴组织等处的恶性肿瘤。

7. 霍奇金淋巴瘤是一种独特类型的恶性淋巴瘤,肿瘤细胞具有特征性的瘤巨细胞,即 R-S 细胞。

四、判断题

1. √ 2. √ 3. × 4. ×

五、简答题

1. 镜下霍奇金淋巴瘤有肿瘤性和反应性两种成分组成。肿瘤性成分是 R-S 细胞,包括单核、双核和多核以及变异的 R-S 细胞,而反应性成分为非肿瘤性,包括淋巴细胞、浆细胞、嗜中粒细胞、嗜酸粒细胞、组织细胞和间质等。上述两类成分构成霍奇金淋巴瘤特有的镜下病变。

2. 霍奇金淋巴瘤可分为下面四种主要亚型。

(1) 结节硬化型,该型预后较好。

(2) 混合细胞型,预后较好。

(3) 淋巴细胞减少型,预后最差。

(4) 淋巴细胞为主型,预后最好。

3. Burkitt 淋巴瘤可能来源于滤泡生发中心高度恶性的 B 淋巴细胞。其镜下病变特点为弥漫性的中等大小的淋巴样瘤细胞(核分裂象明显增多)构成肿瘤主体,瘤细胞间散在分布胞质内吞噬有核碎片的反应性巨噬细胞,形成所谓的"满天星"图像。

六、论述题

1. 霍奇金淋巴瘤组织学亚型及各型的主要病变如下。

(1) 结节硬化型:典型的晚期病变为肿大的淋巴结被宽大的胶原束分割成境界清楚的结节,结节内有较多的陷窝细胞和少量典型的 R-S 细胞,其背景由较多的淋巴细胞、组织细胞、嗜酸粒细胞、浆细胞和中性粒细胞组成。早期纤维化不明显,在富于淋巴细胞的背景中可见散在的陷窝细胞。

(2) 混合细胞型:淋巴结部分或全部受累。在淋巴细胞、嗜酸粒细胞、浆细胞、组织细胞、成纤维细胞组成的复杂背景中可见散在的霍奇金细胞与较多的典型 R-S 细胞,可有酸性无定型物质,还可有灶性坏死。

(3) 淋巴细胞减少型:此型特点为淋巴细胞数量明显减少而 R-S 细胞和异形的多形性 R-S 细胞相对较多。又分为两种不同形态:①弥漫纤维化型,即淋巴细胞明显减少,代之以网状纤维增生和无定型蛋白沉积,其间仅少量 R-S 细胞、组织细胞和淋巴细胞,常有坏死。②网状细胞型,背景细胞减少;由多数多形性 R-S 细胞和少量典型 R-S 细胞组成,坏死较多见。

(4) 淋巴细胞为主型:特征是肿瘤背景由大量反应性小淋巴细胞和数量不等的组织细胞,缺乏嗜酸粒细胞、中性粒细胞和浆细胞,常见的肿瘤细胞为"爆米花"细胞,典型 R-S 细胞很少或无。

2. 根据目前国际通用 FBA 分类:依细胞来源和分化程度,将白血病分为下列类型。

(1) 急性髓母细胞白血病(AML):周围血象出现"三联征",白细胞总数升高,可达 $100 \times 10^9/L$ 以上,但 50%的病例在 $100 \times 10^9/L$ 以下;原始粒细胞数多于 30%,同时伴贫血和血小板减少;骨髓内细胞弥漫性增生,浸润脂肪组织;全身淋巴结肿大;肝脏中度肿大,脾脏轻度肿大,增生的瘤细胞可侵犯皮肤、牙龈等,形成绿色瘤。

(2)骨髓异常增生综合征:是指一组克隆性干细胞疾病,其特征是细胞成熟障碍,造血功能丧失,并易转化为急性髓母细胞白血病。

(3)慢性骨髓增生性疾病。①慢性髓性白血病(CML):周围血象白细胞显著增多,可达$(3\sim100)\times10^9/L$,增多的白细胞大多数为接近成熟的小淋巴细胞;骨髓增生极度活跃,粒系占优势;全身淋巴结轻度肿大,增生的瘤细胞主要浸润肝窦,脾显著肿大,是 CML 最明显的特点。②真性红细胞增多症:是指来源于一系干细胞的肿瘤,瘤细胞有红细胞、粒细胞和巨核细胞。主要病变特征是红细胞增多引起的血容量、血黏性增加,组织器官淤血。③骨髓化生伴骨髓纤维化:是一种慢性髓增生性疾病。早期出现骨髓纤维化,导致髓外造血,引起脾脏极度肿大,患者出现严重贫血和血小板减少。

(赵伦华)

第三十一章　泌尿系统疾病

【目的要求】

（1）掌握各种类型肾小球肾炎的病变特点和主要类型的临床病理联系。

（2）掌握慢性肾盂肾炎的病变及其临床病理联系。

（3）了解泌尿系常见肿瘤的类型和病变。

【大体标本】

1. 颗粒性固缩肾（granulated contracted kidney）

病变：肾脏体积缩小，表面呈细颗粒状，质地变硬，切面皮质变薄，皮髓质界限不清（图 G-31）。

2. 慢性肾盂肾炎（chronic pyelonephritis）

病变：肾脏体积缩小，表面可见大小不一、形态不规则的凹陷瘢痕，切面皮髓质界限不清，肾盂肾盏变形，肾盂黏膜增厚粗糙（图 G-44）。

3. 肾细胞癌（carcinoma of the kidney）

病变：肾脏的一极有一球形的肿物，直径约 10cm 左右，切面呈多彩性，中间夹杂暗红色出血坏死灶，癌组织与周围肾组织界限分明，有假包膜形成（图 G-45）。

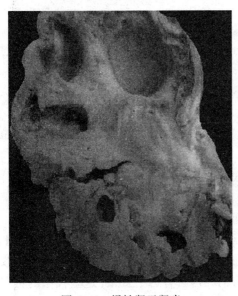 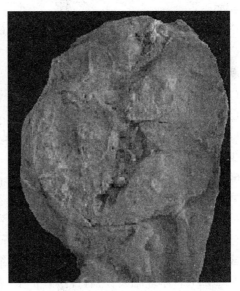

图 G-44　慢性肾盂肾炎　　　　　　图 G-45　肾细胞癌

4. 膀胱癌（carcinoma of the ruinary bladder）

病变：膀胱三角区有一乳头状肿块，约乒乓球大小，向膀胱腔内突起并向壁内浸润（图 G-46）。

5. 肾母细胞瘤（Wilms' tumor）

病变：肾脏的一极有一约拳头大肿物，切面肿瘤与残存肾组织间有假包膜相隔，境界清

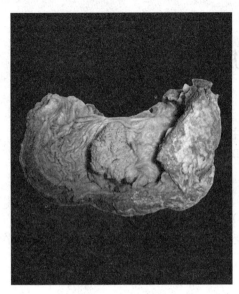

图 G-46　膀胱癌

楚,灰白色,均质性,柔软鱼肉状,有暗红色出血坏死灶及小囊肿形成。

【切片】

25. 急性弥漫性增生性肾小球肾炎(acute diffuse glomerulonephritis)

病变特点:

(1) 切片取自肾病变组织。

(2) 低倍镜下,见大部分肾小球显著增大,充满肾小囊腔。

(3) 高倍镜下,见肾小球内细胞数目增多,主要由内皮细胞和系膜细胞增生所致(两种细胞在 HE 切片上不易区别),其间可见中性粒细胞和单核细胞浸润。

(4) 肾小球毛细血管腔内红细胞少,甚至呈缺血状态。

(5) 肾近曲小管细胞呈水变性,管腔内可见红染均匀一致的圆柱状物质,为透明管型。

(6) 间质充血水肿,少量淋巴细胞和中性粒细胞浸润(图 S-25)。

63. 快速进行性肾小球肾炎(rapidly progressive glomerulonephritis)

病变特点:

(1) 低倍镜,肾组织病变弥漫,部分肾小球囊壁层上皮增生,呈梭形或立方形。

(2) 高倍镜,有的肾小球囊壁层上皮增生堆积成层,与渗出的纤维素、单核细胞等一起形成新月体或环状体。

(3) 新月体常与肾小球毛细血管丛粘连,使肾小囊腔变窄以致闭塞;有的新月体和肾小球已纤维化。

(4) 肾小管上皮细胞变性,部分腔内可见管型。间质明显充血,并有淋巴细胞、单核细胞及少量中性粒细胞浸润(图 S-63)。

64. 慢性肾小球肾炎(chronic glomerulonephritis)

病变特点:

(1) 低倍镜,肾皮质结构紊乱,肾小球排列密集,肾皮质表面凸凹不平。

(2) 高倍镜,一部分肾小球玻璃样变或纤维化,所属肾小管萎缩变小甚至消失,上皮呈立方或扁平状;间质结缔组织增生,内有淋巴细胞及单核细胞浸润(此病变使肾皮质收缩凹陷);另一部分肾小球肥大,所属肾小管扩张,有的腔内含有透明管型(这些代偿的肾单位使肾皮质突起)。

(3) 有的细动脉发生玻璃样变,小叶间动脉及弓形动脉内膜增厚使管腔变窄(图 S-64)。

65. 慢性肾盂肾炎(chronic pyelonephritis)

病变特点:

(1) 低倍镜,肾组织病变呈不规则的灶状分布,以肾间质和肾小管受累较显著。

(2) 高倍镜,肾皮质及髓质各处间质炎症十分明显,主要为淋巴细胞、浆细胞、单核细胞和少量中性粒细胞浸润。

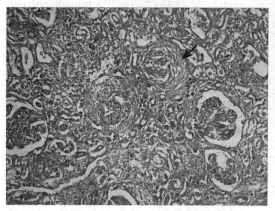 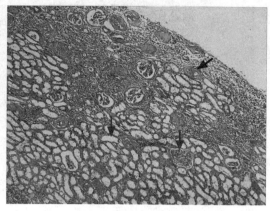

图 S-63 快速进行肾小球肾炎
→新月体

图 S-64 慢性肾小球肾炎
→纤维化的肾小球 →代偿肥大的肾小球及肾小管

（3）肾小管可发生萎缩、坏死、消失，代之以纤维组织增生及炎性细胞浸润，尤以髓质集合管处为显著。有的肾单位肾小球代偿性肥大和肾小管扩张，肾小管上皮细胞在肥大时呈立方形或柱状，而在扩张时变为扁平，管腔内有嗜伊红的胶样管型，颇似甲状腺滤泡，大部分位于远曲小管及集合管（图 S-65）。

（4）大部分肾小球无明显病变，少数肾小球囊周围纤维化而使球囊壁增厚，偶见玻璃样变或纤维化的肾小球。部分肾小球周围有灶状炎性细胞浸润及结缔组织增生。

66. 肾透明细胞癌（adenocarcinoma of the kidney）

病变特点：

（1）切片取自肾肿瘤。

（2）镜下，癌细胞排列呈实性的片块状或条索状癌巢，有的则呈腺管样结构，癌细胞多边形，体积大，胞质透亮，胞核小而圆，染色深，位于细胞的中央部。

（3）癌组织的间质主要由薄壁血管组成（图 S-66）。

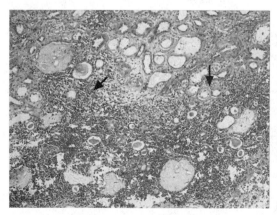 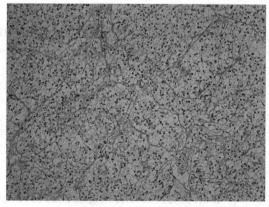

图 S-65 慢性肾盂肾炎
→肾间质炎细胞浸润 →肾小管萎缩

图 S-66 肾透明细胞癌
癌细胞体积大，轮廓清晰，胞浆透亮，细胞核深染

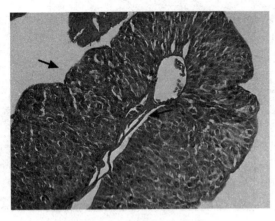

图 S-67　膀胱移行细胞癌
➔乳头状上皮增生　➔肿瘤间质

67. 膀胱移行细胞癌(transitional cell carcinoma of the bladder)

病变特点：

(1) 切片取自膀胱内肿瘤组织。

(2) 镜下，瘤细胞排列呈乳头状，且较长似绒毛，表面被覆移形上皮，其分化程度近似正常，3~5层细胞，排列整齐，由基底层的垂直于间质的柱状细胞逐渐移行到表面的扁平细胞，胞质透明，偶见或无核分裂象。

(3) 乳头中间结缔组织细而少，内有较多的薄壁血管。乳头容易断落，这是造成血尿的原因(图 S-67)。

【思考题】

一、选择题

【A 型题】

1. 急性链球菌感染后肾小球肾炎属于(　　)
A. 新月体性肾小球肾炎　　　　　　　　B. 膜性肾小球肾炎
C. 急性弥漫性增生性肾小球肾炎　　　　D. 轻微病变性肾小球肾炎
E. 膜性增生性肾小球肾炎

2. 急性弥漫性增生性肾小球肾炎的主要病变是(　　)
A. 毛细血管内皮细胞和系膜细胞增生　　B. 毛细血管的纤维素样坏死
C. 毛细血管内血栓形成　　　　　　　　D. 毛细血管基膜增生
E. 抗原抗体复合物沉积

3. 下列哪项不是急性弥漫性增生性肾小球肾炎的尿改变(　　)
A. 少尿　　　　　　　B. 无尿　　　　　　　C. 血尿
D. 蛋白尿　　　　　　E. 脓尿

4. 快速进行性肾小球肾炎的病变特点是(　　)
A. 肾小球内血管系膜细胞增生　　　　　　B. 肾小管上皮细胞变性
C. 肾小球囊壁层上皮细胞增生　　　　　　D. 肾间质充血水肿
E. 肾小球基膜不规则增厚

5. 慢性肾小球肾炎最主要的病变是(　　)
A. 肾小球纤维化,玻璃样变　　　　　　　B. 肾小球萎缩
C. 肾小球入球动脉玻璃样变　　　　　　　D. 肾小球肥大
E. 肾小球变性,坏死

6. 临床表现为急性肾炎综合征的肾炎是(　　)
A. 急性弥漫增生性肾炎B. 膜性肾病
C. 膜性增生性肾炎　　　D. 系膜增生性肾炎
E. IgA 肾病

7. 慢性肾盂肾炎的基本病变属于(　　)
A. 肉芽肿性炎　　　　B. 变质性炎　　　　C. 慢性化脓性炎

D. 增生性炎　　　　　　　E. 纤维素性炎

8. 关于肾母细胞瘤,下列哪一项是错误的(　　)

A. 起源于肾内残留的原肾胚芽组织

B. 又称 Wilms 瘤

C. 多发生于 7 岁以下儿童

D. 镜下可见幼稚的肾小球或肾小管

E. 边界不清,无包膜

9. 移行细胞癌的叙述,下列哪一项是错误的(　　)

A. 常见的症状是无痛性血尿　　　　　　　B. 再复发的肿瘤分化好

C. 好发于膀胱三角区　　　　　　　　　　D. 分化好者呈乳头状

E. 组织学依分化程度分三级

10. 病变严重,进展快,短期内易死于尿毒症的肾小球肾炎是(　　)

A. 急性弥漫性增生性肾小球肾炎　　　　　B. 慢性肾小球肾炎

C. 快速进行性肾小球肾炎　　　　　　　　D. 膜性肾小球肾炎

E. 系膜增生性肾小球肾炎

11. 膜性肾小球肾炎的镜下主要病变是(　　)

A. 系膜细胞大量增生　　　　　　　　　　B. 系膜基质增生伴淋巴细胞浸润

C. 肾小囊壁层上皮细胞增生　　　　　　　D. 毛细血管内皮细胞增生

E. 肾小球毛细血管基膜弥漫性增厚

12. 肾脏活检切片显示肾小球毛细血管基膜呈弥漫性均匀一致性增厚,而系膜细胞无增生,最可能的诊断是(　　)

A. 急性弥漫性增生性肾小球肾炎　　　　　B. 快速进行性肾小球肾炎

C. 膜性肾小球肾炎　　　　　　　　　　　D. 慢性肾小球肾炎

E. IgA 肾炎

13. 肾盂肾炎是指(　　)

A. 肾实质的变质性炎症　　　　　　　　　B. 肾间质的纤维素性炎症

C. 肾实质化脓性炎　　　　　　　　　　　D. 肾盂黏膜的化脓性炎症

E. 肾盂黏膜和肾间质的化脓性炎症

14. B 超显示右肾体积缩小,表面高低不平,有不规则的凹陷性瘢痕,经常有膀胱刺激征,最可能的诊断是(　　)

A. 慢性肾盂肾炎　　　　B. 急性肾盂肾炎　　　　C. 急性肾小球肾炎

D. 慢性肾小球肾炎　　　E. 肾盂积水

15. 下述哪项不是肾癌的病变特点(　　)

A. 多位于肾的上极　　　B. 单个圆形肿物　　　　C. 来源于肾小管上皮细胞

D. 多为鳞状细胞癌　　　E. 多见于 60 岁左右的老年人

16. 膀胱癌最常见的症状是(　　)

A. 无痛性血尿　　　　　B. 尿频、尿急、尿痛　　　C. 肾盂积水

D. 腰痛　　　　　　　　E. 腰痛、尿急、尿疼

17. 膀胱癌最好发的部位是(　　)

A. 膀胱底　　　　　　　B. 膀胱三角区　　　　　C. 膀胱颈

D. 膀胱体　　　　　　　　　E. 尿道口

【B 型题】

(18~21 题)

A. 大红肾　　　　　　　B. 大白肾　　　　　　　C. 多囊肾

D. 固缩肾　　　　　　　E. 瘢痕肾

18. 急性弥漫性增生性肾炎(　　　)

19. 快速进行性肾炎(　　　)

20. 慢性肾炎(　　　)

21. 慢性肾盂肾炎(　　　)

(22~25 题)

A. 急性肾炎综合征　　　　B. 快速进行性肾炎综合征　　C. 肾病综合征

D. 慢性肾炎综合征　　　　E. 以上都不是

22. 新月体性肾小球肾炎(　　　)

23. 膜性肾炎(　　　)

24. 慢性肾炎(　　　)

25. 急性弥漫增生性肾炎(　　　)

(26~30 题)

A. 间歇性血尿　　　　　　B. 无痛性血尿　　　　　　C. 血尿蛋白尿

D. 脓尿　　　　　　　　　E. 多尿、夜尿

26. 肾细胞癌(　　　)

27. 膀胱移行细胞癌(　　　)

28. 急性弥漫增生性肾炎(　　　)

29. 急性肾盂肾炎(　　　)

30. 慢性肾炎(　　　)

二、填空题

1. 急性弥漫增生性肾炎肉眼观为_____肾,而快速进行性肾炎肉眼观呈_____。

2. 膜性肾小球肾炎又称_____,肉眼观呈_____。

3. 肾小球肾炎的病变在_____,而肾盂肾炎的病变主要在_____。

4. 肾病综合征表现为_____、_____、_____和_____。

5. 急性肾炎以_____、_____细胞大量增生为特征。

6. 急性肾盂肾炎的组织学特征是_____和_____。

7. 快速进行性肾小球肾炎的病变特征是_____形成。

8. 大红肾见于_____,大白肾见于_____,原发性颗粒性固缩肾见于_____,继发性颗粒性固缩肾见于_____,瘢痕肾见于_____。

9. 肾盂肾炎的病原体主要为_____,感染途径分为_____和_____两种,其中_____最常见。

三、名词解释

1. 肾病综合征(nephrotic syndrome)　　2. 透明管型

3. 大红肾(large red kidney)　　4. 新月体或环状体(crescents)

5. 蚤咬肾(siphonaptera bites kidneys)　　6. 颗粒性固缩肾(granular and contracted kidney)

7. 肾病综合征　　　　　　　　　　8. 慢性肾盂肾炎

四、判断题

（　　）1. 肾小球肾炎是感染链球菌后直接损伤肾小球基膜而引起的。

（　　）2. 肾小球肾炎在尿常规中可检出链球菌。

（　　）3. 肾小球肾炎的所有类型中,仅急性弥漫性增生性肾小球肾炎上皮下有驼峰状沉积物。

（　　）4. 不是所有类型肾小球肾炎都有肾病综合征。

（　　）5. 肾盂肾炎是由细菌感染引起的肾间质的化脓性炎症。

（　　）6. 急性肾盂肾炎患者出现脓尿和菌尿。

（　　）7. 肾细胞癌与肾母细胞瘤均起源于肾小管上皮。

（　　）8. 急性肾盂肾炎是渗出性炎症,而急性肾小球肾炎是增生性炎症。

（　　）9. 膜性肾病表现为大红肾,急性弥漫性增生性肾小球肾炎表现为大白肾,慢性肾盂肾炎表现为瘢痕肾。

（　　）10. 新月体性肾炎,新月体的形成是其特征,新月体主要由增生的脏层上皮细胞和单核巨噬细胞组成。

（　　）11. 移行细胞癌的好发部位为膀胱侧壁和膀胱三角区输尿管开口处。

五、简答题

1. 免疫荧光检查肾小球系膜区有 IgG 和 C3 沉积,你考虑可能是哪些肾小球肾炎?

2. 简述肾细胞癌的病理变化与扩散途径。

六、论述题

1. 慢性肾小球关与慢性肾盂肾炎病变的区别。

2. 论述肾小球肾炎的基本病变。

3. 论述急性弥漫性增生性肾小球肾炎的病理变化与临床表现。

4. 论述慢性肾小球肾炎晚期的病理变化与临床表现。

【参考答案】

一、选择题

1. C　2. A　3. E　4. C　5. A　6. A　7. C　8. E　9. B　10. C　11. E　12. C　13. E

14. A　15. D　16. A　17. B　18. A　19. B　20. D　21. E　22. B　23. C　24. D　25. A

26. A　27. B　28. C　29. D　30. E

二、填空题

1. 大红肾　大白肾

2. 膜性肾病　大白肾

3. 肾小球　肾间质

4. 大量蛋白尿　明显水肿　低蛋白血症　高脂血症

5. 毛细血管内皮细胞　系膜细胞

6. 灶状的间质性化脓性炎或脓肿形成　肾小管坏死

7. 新月体

8. 急性弥漫性增生性肾小球肾炎　膜性肾小球肾炎　原发性高血压　慢性肾小球肾炎　慢性肾盂肾炎

9. 大肠埃希菌　上行性(逆行性)感染　下行性(血源性)感染　上行性感染

三、名词解释

1. 某些肾脏疾病临床上表现为大量蛋白尿、严重水肿、低蛋白血症及高脂血症,总称为肾病综合征。

2. 由蛋白质和一些糖蛋白在远曲小管或集合管内聚集形成,HE 染色时为淡红色透明、内部结构均匀的圆柱状体称为透明管型。

3. 为急性弥漫毛细血管内增生性肾小球肾炎时肾脏的肉眼表现,肾轻度或中度肿大、充血、包膜紧张、表面光滑,包膜红时称大红肾。

4. 新月体肾小球肾炎时,由于肾小球毛细血管壁通透性明显增加使血液中纤维蛋白渗出到肾球囊,刺激肾球囊壁层上皮细胞明显增生、堆积成层,在毛细血管丛周围呈新月形或环状,故称新月体或环状体。

5. 急性弥漫性毛细血管内增生性肾小球肾炎时,若肾小球毛细血管破裂出血,肾表面及切面可散在小出血点,如蚤咬状,称蚤咬肾。

6. 颗粒性固缩肾由高血压病和弥漫性硬化性肾小球肾炎引起,前者称为原发性颗粒性固缩肾,后者称为继发性颗粒性固缩肾,肉眼形态上为两侧肾脏对称性萎缩变小、变硬、色苍白,表面呈弥漫性颗粒状。

7. 肾病综合征是指有些肾炎如膜性肾炎、脂性肾病、膜性增生性肾炎、系膜增生性肾炎,表现为大量蛋白尿、全身性水肿、低蛋白血症、高脂血症和脂尿。

8. 慢性肾盂肾炎为肾小管-间质的慢性炎症。病变特点为慢性间质性炎症、纤维化和瘢痕形成,常伴有肾盂和肾盏的纤维化和变形。

四、判断题

1. ×　2. ×　3. ×　4. √　5. √　6. √　7. ×　8. √　9. ×　10. ×　11. √

五、简答题

1. 免疫荧光检查系膜区有 IgG 和 C3 沉积的是下列五种肾小球肾炎:①急性弥漫增生性肾炎;②快速进行性肾炎;③膜性肾炎;④膜性增生性肾炎;⑤系膜增生性肾炎。

2. (1) 病理变化。镜下观察,组织学类型有:①透明细胞癌;②乳头状癌;③嫌色细胞癌。肉眼观察,肾细胞癌以肾的上极为多见,单个圆形,大小差别很大;切面癌组织呈灰黄色或灰白色,其间常有出血、坏死、软化和钙化等改变,构成红、黄、灰白相间的多彩性外观,癌组织与邻近的肾组织分界不明显,常有假包膜形成。

(2) 扩散途径。肾细胞癌具有广泛转移的特点:①血道转移,肾癌细胞常在早期即侵入肾静脉引起血道的远处转移,如肺、骨、肝、肾上腺和脑等器官;②淋巴道转移,肾癌细胞常首先转移到肾门及主动脉旁淋巴结;③肾癌细胞亦可直接蔓延浸润到肾周围组织。

六、论述题

1. 慢性肾小球肾炎与慢性肾盂肾炎在肉眼形态和镜下结构的区别见下表:

	慢性肾小球肾炎	慢性肾盂肾炎
大体		
	继发性颗粒性固缩肾	瘢痕性固缩肾
	双侧肾脏对称性缩小	双侧不对称性
	表面出现弥漫性细颗粒状	表面为不规则瘢痕
镜下		
	部分肾小球纤维化和玻变、肾小管萎缩,肾间质炎细胞浸润纤维组织增生,肾小球代偿性肥大,肾小管扩张	肾盂和肾小管病变为主,间质不规则的纤维化和玻变,肾小管间质增生并纤维化形成不规则瘢痕

2. 肾小球肾炎的基本病变如下。

(1) 肾小球细胞数增多:包括肾小球系膜细胞,内皮细胞和上皮细胞增生。加之炎细胞浸润,使肾小球内细胞数目增多,体积增大。

(2) 基膜增厚:基膜本身增厚和内皮下、上皮下或基膜本身的蛋白性物质沉积。增厚的基膜通透性增加,代谢转换率变慢,不易被分解和清除,久之可导致血管袢或肾小球硬化。

(3) 炎性渗出物和坏死:急性炎症时,肾小球内出现中性粒细胞等炎细胞和纤维素渗出,血管壁发生纤维素样坏死及血栓形成。

(4) 玻璃样变和硬化:肾小球内出现均质红染的嗜酸性物质堆积,严重时可导致毛细血管袢塌陷,管腔闭塞、硬化。

3. (1) 病理变化:镜下观,病变呈弥漫性累及双侧肾脏的肾小球,同时伴有渗出或变质性改变。①肾小球的变化:肾小球体积增大、细胞数量增多。是肾小球毛细血管内皮细胞和系膜细胞明显肿胀增生及中性粒细胞和单核细胞渗出所致。②肾小管的变化:肾近曲小管上皮细胞水肿,肾小管腔内可出现各种管型。③间质的变化:肾间质充血、水肿,并伴有少量炎细胞浸润。肉眼观察:双肾体积呈对称性增大,被膜紧张,表面光滑,充血呈红色,故有"大红肾"之称。有的病例在肾脏的表面及切面可见散在的出血点,状似蚤咬,故又称为"蚤咬肾"。

(2) 病理临床联系:①尿的变化。由于肾小球毛细血管内皮细胞和系膜细胞的肿胀增生,使毛细血管狭窄、闭塞,肾血流量减少,肾小球滤过率降低,引起少尿,严重者出现氮质血症。又由于肾小球毛细血管受损,通透性增高,使红细胞和血浆蛋白滤出或漏出增多,出现血尿、蛋白尿、管型尿等。②水肿。由于肾小球滤过率下降,肾小管重吸收功能相对正常,引起水钠潴留,此外也可能与变态反应引起全身毛细血管的通透性增加有关,患者常有轻度或中度水肿,严重时波及全身。③高血压。主要是钠、水潴留引起血容量增加所致。

4. (1) 镜下观察:①肾小球的变化。在慢性肾炎的早期,可看到不同类型肾炎(如肾小球体积增大、新月体等)的病变特点。晚期,可见大多数肾小球纤维化、玻璃样变;病变较轻的肾小球发生代偿性肥大,肾小球囊腔呈扩张状态。②肾小管的变化。由于肾小球玻璃样变,使所属的肾小管萎缩、纤维化、消失。部分病变轻的肾小球所属的肾小管扩张呈囊状。③间质的变化。肾间质内纤维组织增生、纤维化,使病变的肾小球相互靠拢、集中,此为慢性肾炎晚期在组织学上的一个特征。同时伴有炎细胞浸润。肉眼观察:双侧肾脏体积呈对称性缩小,重量减轻,颜色苍白,质地变硬,表面呈弥漫性细颗粒状,故称继发性颗粒固缩肾。

(2) 病理临床联系:①尿的变化。由于大量肾单位破坏,功能丧失,血液经过部分残存的肾单位速度加快,肾小球滤过率增加,而肾小管的重吸收功能有限,尿的浓缩功能降低,从而出现多尿、夜尿和低比重尿。但因残存肾单位的结构和功能相对正常,故血尿、蛋白尿和管型尿不如早期明显,水肿也轻微。②肾性高血压。由于大量肾单位破坏,肾脏缺血,激活肾素-血管紧张素系统,引起血压升高。③贫血。因肾组织破坏,促红细胞生成素减少及体内大量代谢产物潴留,抑制骨髓的造血功能,引起贫血。④氮质血症。随着病变的发展,病情的不断加重,残存的肾单位越来越少,代谢废物排出障碍,血液中 NPN 含量增高,导致氮质血症。

(徐臣利)

第三十二章　生殖系统和乳腺疾病

【目的要求】

（1）掌握慢性子宫颈炎、子宫颈糜烂及糜烂腺的概念和病变。

（2）掌握子宫颈原位癌的定义和诊断标准。

（3）掌握三种绒毛膜肿瘤的诊断与鉴别诊断。

（4）了解乳腺纤维腺瘤和乳腺癌的组织学类型。

【大体标本】

1. 子宫颈癌（cervical carcinoma）

病变：子宫颈黏膜处有一乳头状肿块，约2.5cm×2.5cm大小，切面见灰白色癌组织向子宫颈管内浸润性生长（图G-47）。

2. 子宫平滑肌瘤（leiomyoma of the uterus）

病变：子宫肌壁内有多个肿瘤包块，境界清楚，灰白色，切面呈编织状（图G-24）。

3. 葡萄胎（hydratidifrom mole）

病变：来源于子宫腔内刮出物，病变为米粒大小至蚕豆大小的水泡状物，其间有细蒂相连，状似成串的葡萄（图G-48）。

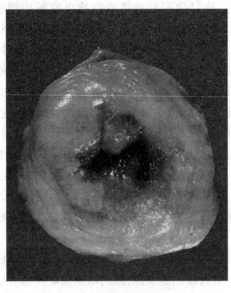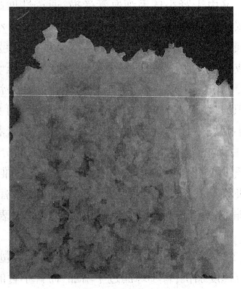

图 G-47　宫颈癌　　　　　　　　　　图 G-48　良性葡萄胎

4. 侵蚀性葡萄胎（invasive hydratidiform mole）

病变：子宫体积明显增大，子宫腔内充满大小不等的水泡状物，且已侵入子宫肌层，形成出血性病灶（图G-49）。

5. 绒毛膜癌（choriocarcinoma）

病变：子宫增大，子宫体或子宫底壁内有一暗红色出血性肿块（经福尔马林固定后呈黑褐色),部分突出于子宫腔内(图 G-50)。

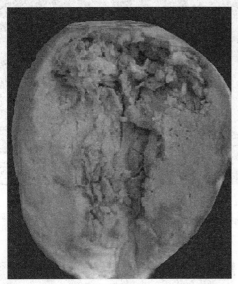
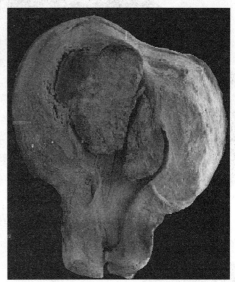

图 G-49 恶性葡萄胎　　　　　图 G-50 子宫绒毛膜癌

6. 乳腺癌(carcinoma of the breast)

病变:乳腺内有约鸡蛋大小灰白色肿块,边界不清,向四周浸润性生长。局部皮肤呈橘皮样外观,乳头内陷(图 G-22)。

切面可见一灰白色肿物,境界不清,呈浸润性生长(图 G-23)。

【切片】

68. 子宫颈原位癌(carcinoma in situ of the cervix)

病变特点:

(1)标本取自子宫颈。

(2)镜下见子宫颈表面被覆上皮完全由异型细胞所替代,细胞排列紊乱,极性消失,大小形态不一,核大浓染,核仁明显,核分裂象易见,但基膜完整(图 S-68)。

(3)部分病变可见癌细胞累及腺体,称为子宫颈原位癌累及腺体(图 S-68)。

69. 葡萄胎(hydratidiform mole)

病变特点:

(1)肉眼可见一些大小不等的水泡变性的胎盘绒毛。

(2)镜下见绒毛高度水肿;间质血管消失及中央区液化而呈水泡状;肿大绒毛表面有不同程度的滋养叶细胞增生(图 S-69)。

70. 绒毛膜癌(choriocarcinoma)

病变特点:

(1)标本取自子宫。

(2)低倍镜下,癌组织呈浸润生长,部分子宫内膜和肌层已被癌组织所取代,肌层内有许多大小不等的癌巢,既无绒毛结构也无血管和间质,癌组织内常见出血坏死(图 S-70)。

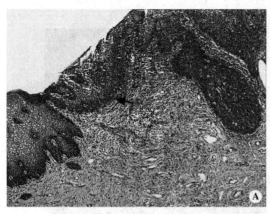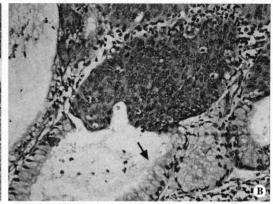

图 S-68 （A）宫颈原位癌；（B）宫颈原位癌累及腺体

→基底膜 →鳞癌组织 →腺体柱状上皮

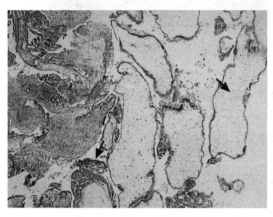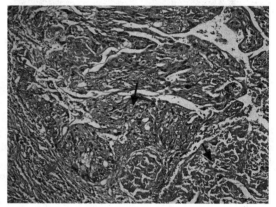

图 S-69 葡萄胎

→胎盘绒毛高度水肿,间质血管消失 →滋养层细增生

图 S-70 绒毛膜癌

→肿瘤细胞 →肌层 →出血

（3）高倍镜下,癌巢由两种杂乱排列的癌细胞构成,一是细胞滋养层细胞,多角性细胞边界清楚,核圆染色较淡;另一为合体滋养层细胞,胞质较红染,呈合浆状,核深染,两者的异型性均较明显。

71. 乳腺纤维腺瘤(fibroadenoma of the breast)

病变特点：

（1）标本取自乳腺的肿瘤组织,不含正常乳腺组织。

（2）低倍镜下,瘤组织由纤维组织及腺上皮两种肿瘤实质构成。

（3）依其构成成分的多少和生长速度不同,肿瘤通常有两型：一是纤维组织环绕腺管生长,管腔多呈圆形或椭圆形,称管外型纤维腺瘤;二是纤维结缔组织由管外朝向腺管生长,将腺管挤压呈裂隙状,称为管内型纤维腺瘤(图 S-71)。

36. 乳腺浸润性导管癌(invasive ductal carcinoma of the breast)

病变特点：

（1）标本取自乳腺的肿块。

（2）镜下,癌组织形态多种多样,细胞排列成巢状、团索状,可保留部分原有的导管内原位癌结构或完全缺如。癌细胞大小形态各异,多形性常较明显,核分裂象多见(图S-36)。

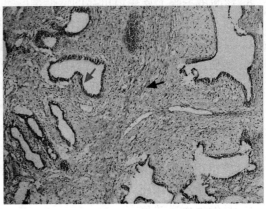

（3）癌细胞突破基膜向间质内浸润性生长,间质有致密的纤维组织增生。

（4）根据癌细胞与纤维组织的比例又分为软癌和硬癌(此切片属哪一型?)。

（5）间质结缔组织内有少许淋巴细胞和浆细胞浸润。

图 S-71　乳腺纤维腺瘤
→纤维结缔组织增生　➡腺管

【思考题】

一、选择题

【A 型题】

1. 慢性子宫颈炎时子宫颈鳞状上皮被柱状上皮所取代称(　　)

A. 子宫颈糜烂　　　　　　　　B. 子宫颈肥大　　　　　　　　C. 子宫颈腺体囊肿

D. 子宫颈息肉　　　　　　　　E. 子宫颈炎症

2. 子宫颈癌的好发部位是(　　)

A. 子宫颈管柱状上皮和子宫颈鳞状上皮交界处

B. 子宫颈阴道部　　　　　　　C. 子宫颈管的柱状上皮

D. 子宫颈的鳞状上皮　　　　　E. 子宫颈腺体

3. 子宫颈鳞状上皮化生是(　　)

A. 慢性子宫颈炎急性发作的表现　　B. 子宫颈上皮萎缩的表现

C. 癌前病变　　　　　　　　　　　D. 子宫颈上皮肥大的表现

E. 慢性子宫颈炎的继发性改变

4. 子宫颈癌的癌前病变是(　　)

A. 子宫颈上皮内瘤变　　　　　B. 子宫颈息肉　　　　　　　　C. 纳博特囊肿

D. 腺上皮鳞状化生　　　　　　E. 子宫颈真性糜烂

5. 子宫颈癌中早期浸润癌的概念是(　　)

A. 癌细胞突破基膜,浸润深度不超过 3~5mm

B. 癌细胞突破基膜,浸润深度不超过 5~7mm

C. 癌细胞尚未突破基膜

D. 癌细胞累及腺体

E. 以上的综合

6. 子宫颈轻度非典型增生是指(　　)

A. 异型细胞占上皮层下 1/2　B. 异型细胞占上皮层上 1/3　C. 异型细胞占上皮层上 1/2

D. 异型细胞占上皮层下 2/3　E. 异型细胞占上皮层下 1/3

7. 下列哪一项最能体现子宫颈原位癌的特征(　　)

A. 发生于子宫颈黏膜的上皮　B. 是一种早期癌　　　　　　C. 未发生转移

D. 是一种基底细胞癌　　　　E. 上皮全层癌变,但未突破基膜

8. 诊断绒毛膜上皮癌最可靠的依据是(　　　)

A. 可见绒毛,其上皮细胞异型性大　B. 浸润子宫肌层

C. 常出血、坏死,形成暗红色结节　　D. 常形成广泛转移

E. 实质由异型增生的细胞滋养层细胞及合体细胞构成

9. 子宫内膜异位症最多见的部位是(　　　)

A. 子宫颈　　　　　　　　B. 阴道　　　　　　　　C. 卵巢

D. 膀胱　　　　　　　　　E. 直肠

10. 对绒癌的叙述,下列哪项不正确(　　　)

A. 癌组织由细胞滋养层和合体细胞滋养层两种瘤细胞构成

B. 易发生出血坏死

C. 易发生血道转移

D. 肿瘤组织有丰富的血管和间质

E. 肿瘤组织无丰富的血管和间质

11. 最常引起卵巢 Krukenberg 瘤的是(　　　)

A. 乳腺癌　　　　　　　　B. 结肠癌　　　　　　　C. 肺癌

D. 肝癌　　　　　　　　　E. 胃癌

12. 绒毛膜癌最常转移到(　　　)

A. 肺　　　　　　　　　　B. 肝　　　　　　　　　C. 阴道

D. 脑　　　　　　　　　　E. 肠

13. 属于癌前病变的乳腺疾病为(　　　)

A. 腺瘤　　　　　　　　　B. 硬化性腺病　　　　　C. 纤维腺瘤

D. 增生性纤维囊性变　　　E. 以上都不是

14. 乳腺癌中最常见的类型是(　　　)

A. 浸润性小叶癌　　　　　B. 浸润性导管癌　　　　C. 粉刺癌

D. 髓样癌　　　　　　　　E. 黏液癌

15. 下列哪种乳腺疾病可发生橘皮样外观(　　　)

A. 小叶原位癌　　　　　　B. 导管内原位癌　　　　C. 乳腺囊肿病

D. 纤维腺瘤　　　　　　　E. 浸润性导管癌

16. 女性生殖系统最常见的良性肿瘤是(　　　)

A. 葡萄胎　　　　　　　　B. 卵巢浆液性囊腺瘤　　C. 卵巢畸胎瘤

D. 子宫平滑肌瘤　　　　　E. 卵巢黏液性囊腺瘤

17. 关于浸润性导管癌的描述,下列哪项是错误的(　　　)

A. 癌组织排列成不规则巢状或条索状

B. 腺管结构可有可无

C. 髓样癌成片状或巢状,间质有多数淋巴细胞浸润

D. 常有灶性坏死或钙化

E. 癌组织及癌细胞形态多样

18. 侵袭性葡萄胎与良性葡萄胎的不同点是(　　　)

A. 胎盘绒毛间质水肿　　　B. 滋养层细胞增生　　　C. 绒毛侵犯子宫肌层

D. 绒毛血管消失　　　　　E. 在子宫腔内可见绒毛组织

19. 恶性葡萄胎与绒毛癌的区别点是(　　)

A. 有无绒毛结构　　　　B. 有无远处转移　　　　C. 有无出血坏死

D. 浸润肌层　　　　　　E. 阴道转移结节

20. 乳腺癌多数来源于(　　)

A. 乳腺导管内　　　　　B. 乳腺腺泡　　　　　　C. 乳腺小叶

D. 间质细胞　　　　　　E. 以上都不是

21. 乳腺癌最常转移到(　　)

A. 对侧腋窝淋巴结　　　B. 同侧腋窝淋巴结　　　C. 肠系膜淋巴结

D. 肝脏　　　　　　　　E. 脑

22. 良恶性葡萄胎的相同点在于(　　)

A. 可见胎盘绒毛组织　　B. 明显的出血坏死　　　C. 侵犯子宫肌层

D. 发生阴道结节　　　　E. 可有远隔器官转移

23. 下列哪一项不是葡萄胎镜下特点(　　)

A. 绒毛间质血管充血　　B. 绒毛间质高度水肿　　C. 绒毛膜的滋养叶上皮细胞增生

D. 绒毛间质血管消失　　E. 绒毛膜滋养叶上皮细胞可出现不同程度的不典型增生

二、填空题

1. _____是生育期妇女最常见的疾病。

2. 子宫颈上皮重度非典型增生时,异型细胞超过上皮层的_____。

3. 子宫颈非典型增生的好发部位是_____。

4. 子宫内膜增生症可分为_____、_____和非典型增生。

5. 葡萄胎镜下诊断依据为_____、_____和_____。

6. 绒毛膜癌有两种具有诊断意义的瘤细胞,为_____和_____,绒癌大多经_____转移。

7. 唯一无间质成分的肿瘤是_____。

8. 乳腺癌约半数发生于_____,其次为_____。

9. 子宫颈癌常见的组织学类型有_____、_____。

三、名词解释

1. 子宫颈糜烂(erosion of cervix)

2. 畸胎瘤(teratoma)

3. 葡萄胎(hydatidiform mole)

4. 绒毛膜上皮癌

四、判断题

(　　)1. 子宫颈癌的主要扩散途径是淋巴道转移和血道转移。

(　　)2. 并不是所有导管原位癌病例都会发展成浸润癌。

(　　)3. 乳腺癌都来源于导管上皮。

(　　)4. 女性生殖系统结核以输卵管结核最多见。

(　　)5. 浸润性子宫颈癌必然经过非典型增生、子宫颈原位癌、早期浸润癌等阶段。

(　　)6. 原位癌累及腺体属早期浸润癌。

（　　）7. 女性生殖系统结核以卵巢结核最多见，为女性不孕的原因之一。

（　　）8. 纤维囊性乳腺增生病是乳腺癌癌前病变。

（　　）9. 子宫腺肌瘤是指局限性子宫内膜异位。

（　　）10. 绒毛膜上皮癌内无绒毛。

（　　）11. 子宫颈非典型增生和原位癌均有细胞异型性和病理性核分裂。

（　　）12. 炎性乳腺癌在各种乳腺癌中预后最差。

五、简答题

1. 乳腺浸润性导管癌肉眼观有何病理特征？

2. 简述女性生殖系统中的癌前病变及其相应的恶性肿瘤。

3. 子宫腺肌病肉眼观病变有何特征？

六、论述题

试比较葡萄胎、侵蚀性葡萄胎与绒毛膜癌的病理特征。

【参考答案】

一、选择题

1. A　2. A　3. E　4. A　5. A　6. E　7. E　8. E　9. C　10. D　11. E　12. A　13. D
14. B　15. E　16. D　17. D　18. C　19. A　20. A　21. B　22. A　23. A

二、填空题

1. 慢性子宫颈炎

2. 下 2/3

3. 子宫颈鳞、柱交界带（移行带）

4. 单纯性　复杂性

5. 绒毛因间质高度水肿黏液变性而增大　间质内血管消失，或见少量无功能的毛细血管　滋养层细胞不同程度增生

6. 细胞及合体滋养层细胞　血道转移

7. 绒癌

8. 外上象限　中央区和其他象限

9. 鳞状细胞癌　腺癌

三、名词解释

1. 子宫颈糜烂是慢性子宫颈炎炎性病变过程中最多见的局部特征。子宫颈表面呈红色病损，是鳞状上皮脱落、为柱状上皮所代替、上皮下血管显露的结果。糜烂面与周围的正常鳞状上皮有清楚的界限，糜烂面为完整的子宫颈管柱状上皮所覆盖，又称"假性糜烂"。

2. 畸胎瘤是来源于生殖细胞的肿瘤，具有向体细胞分化的潜能，大多数肿瘤含有至少两个或三个胚层组织成分。

3. 葡萄胎亦称水泡状胎块，是滋养层细胞病变中的良性病变。由于滋养层细胞增生，胎盘绒毛间质部水肿变性，使胎盘绒毛形成大小不等的水泡，水泡之间还有细蒂相连成串，形似葡萄。

4. 绒毛膜上皮癌是来自于滋养层上皮细胞的恶性肿瘤。

四、判断题

1. ×　2. √　3. ×　4. √　5. ×　6. ×　7. ×　8. √　9. √　10. √　11. √　12. √

五、简答题

1. 肉眼特点:肿块灰白或灰黄色、质较硬、砂粒感,蟹足状生长,边界不清,无明显包膜。

2. 子宫颈糜烂——子宫颈癌;乳腺囊性增生病——乳腺癌。

3. 子宫腺肌病肉眼观,分弥漫型及局灶型两种。弥漫型表现为子宫均匀增大;局灶型者子宫呈不规则增大,多见于子宫后壁,呈球形增大。切面可见在增厚的子宫壁中散在大小不等的小腔,有些小腔含血性浆液或巧克力样液,有时可见棕色含铁血黄素沉着,偶尔有较大的囊腔形成。小腔隙周围可见平滑肌纤维呈旋涡状排列,与平滑肌瘤相似,故有腺肌瘤(adenomyoma)之称,但与周围肌层的分界不如平滑肌瘤明显。

六、论述题

葡萄胎大体,见全部或部分绒毛水肿呈半透明水泡状,大小不等,其间有细蒂相连成串,状似葡萄,故称葡萄胎。镜下,绒毛间质高度水肿,血管减少以至完全消失,滋养层细胞呈不同程度增生,并有轻度异型增生。增生的细胞可为合体细胞滋养层细胞,或为细胞滋养层细胞,或两种细胞混合存在;不侵犯子宫肌层。

侵袭性葡萄胎大多数继发于葡萄胎之后,也可开始即为侵袭性葡萄胎。常向子宫肌深层甚至向子宫外侵袭。穿破肌壁处可引起出血灶,其中,含有一定异型性滋养层细胞的水泡状绒毛。

肿瘤多位于子宫底前、后壁,呈血凝块样病变,突入宫腔或向肌层浸润,甚至穿透浆膜,有时瘤体位于子宫肌内。外观呈出血、坏死性病灶。瘤组织由两种异型性明显的细胞组成:一种为类似细胞滋养层细胞,另一种似合体细胞滋养层细胞。这两种细胞常混合排列成团块或条索状,坏死、出血非常明显。瘤组织中无血管和其他间质存在,也无绒毛样结构形成。这一点可与恶性葡萄胎区别。

(国宏莉)

第三十三章 内分泌系统疾病

【目的要求】

（1）掌握毒性和非毒性甲状腺肿的病理组织学差异。

（2）了解甲状腺腺瘤与甲状腺癌的组织学类型。

【大体标本】

1. 结节性胶样甲状腺肿（nodular colloid goiter）

病变：甲状腺呈结节状肿大，质地较硬，切面可见结节大小不等，境界清楚，内含丰富的淡褐色半透明胶质，且常发生出血、囊性变（图G-51）。

2. 甲状腺腺瘤（thyroid adenoma）

病变：甲状腺腺瘤呈单发、包膜完整、约5cm×5cm的圆形或类圆形包块，切面为实性暗红或棕黄色，可发生出血或囊性变。

3. 甲状腺腺癌（thyroid carcinoma）

病变：灰褐色甲状腺组织中腺癌组织呈灰白色，边界不清，质稍硬。

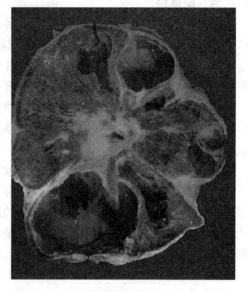

图 G-51　结节性甲状腺肿-囊性变

【切片】

72. 弥漫性胶样甲状腺肿（diffuse colloid goiter）

病变特点：

（1）标本取自肿大的甲状腺。

（2）镜下见其滤泡呈不同程度扩张，腔内充满浓稠的均匀红染的类胶质；滤泡上皮受压变成立方状和扁平状；间质窄，血管少，无淋巴细胞浸润（见图S-72）。

73. 弥漫性毒性甲状腺肿（diffuse toxic goiter）

病变特点：

（1）标本取自甲状腺。

（2）镜下见其滤泡呈弥漫性增生，大小不等，有的滤泡腔小，不含或含少量稀薄的类胶质；有的滤泡腔大，含有较多均匀、稀薄的类胶质。近滤泡上皮处可见吸收空泡（经碘治疗后所致），上皮细胞呈立方状或低柱状；少数滤泡上皮呈乳头状增生，突向腔内。

（3）间质内血管丰富，伴有淋巴细胞浸润或淋巴滤泡形成（图S-73）。

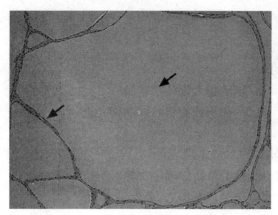

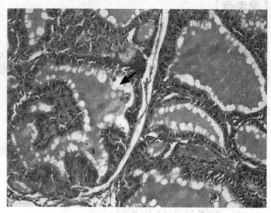

图 S-72 弥漫性胶样甲状腺肿 →滤泡上皮受压变扁 →滤泡显著扩张,腔内大量的类胶质

图 S-73 弥漫性毒性甲状腺肿 →滤泡腔内胶质稀薄,吸收空泡增多

74. 甲状腺滤泡性腺瘤(follicular adenoma of thyroid)

病变特点:

(1)标本取自甲状腺。

(2)镜下见肿瘤周围有完整的包膜,包膜内组织结构相对一致,可由大小一致的滤泡构成。

(3)周围甲状腺组织正常。

(4)甲状腺滤泡性腺瘤根据组织形态学特点可分为胚胎型、胎儿型、单纯型、胶样腺瘤等类型,请判断你所观察的切片的病理学类型(图 S-74).

75. 甲状腺乳头状腺癌(papillary adenocarcinoma of thyroid)

病变特点:

(1)标本取自甲状腺。

(2)低倍镜下见肿瘤组织呈乳头状排列,乳头分支较多。

(3)高倍镜下见肿瘤细胞呈立方状或柱状,细胞淡染,核透明无核仁,称毛玻璃样核,间质中常有砂粒体出现;肿瘤也可有分化程度不同的滤泡形成(图 S-75)。

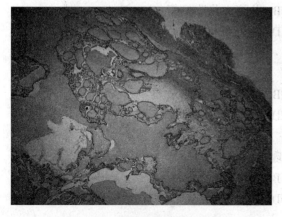

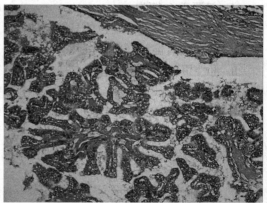

图 S-74 甲状腺滤泡性腺瘤

图 S-75 甲状腺乳头状腺癌

【思考题】

一、选择题

【A 型题】

1. 关于非毒性甲状腺肿,下列叙述正确的是( )

A. 男性显著多于女性   B. 年龄越大发病率越高

C. 甲状腺多呈结节性肿大   D. 一般不伴有甲状腺功能亢进

E. 可以看作是一种良性肿瘤

2. 关于结节性甲状腺肿,下列叙述错误的是( )

A. 结节无完整包膜   B. 结节常压迫周围组织

C. 滤泡上皮呈乳头状增生者可恶变   D. 结节内有出血、坏死

E. 弥漫性可转化为结节性

3. 甲状腺恶性肿瘤中,哪种恶性程度低、预后较好( )

A. 滤泡性癌   B. 乳头状癌   C. 髓样癌

D. 小细胞癌   E. 巨细胞癌

4. 关于青春期甲状腺肿,下列哪项正确( )

A. 发病原因是碘摄入不足   B. 甲状腺多为一时性肿大

C. 肿大的甲状腺有多数小结节组成   D. 增生的滤泡中多含胶质

E. 压迫症状明显

5. 下列哪项不是地方性甲状腺肿的临床表现( )

A. 甲状腺肿大   B. 声音嘶哑

C. 吞咽困难   D. 易激动、多汗

E. 食用碘化食盐可防治

6. 下列哪项不是甲状腺乳头状腺癌的特点( )

A. 癌细胞排列成不规则的乳头   B. 癌细胞核呈透明或毛玻璃状

C. 恶性程度高   D. 间质中有沙粒体

E. 局部淋巴结转移早

7. 下列哪项不是甲状腺髓样癌的特点( )

A. 起源于 C 细胞   B. 分泌大量降钙素

C. 部分为家族性常染色体显性遗传   D. 免疫组化常显示甲状腺球蛋白阳性

E. 间质内有淀粉样物质沉积

8. 毒性甲状腺肿的病理特点是( )

A. 滤泡中胶质多   B. 甲状腺肿大结节状

C. 滤泡上皮高柱状,有乳头状增生   D. 间质无淋巴细胞浸润

E. 乳头状增生上皮易癌变

9. 下列哪项不是毒性甲状腺肿的临床表现( )

A. 基础代谢率增高   B. 食欲亢进,易饥多食

C. 眼球突出   D. 心跳加快

E. 甲状腺肿大使声音嘶哑

10. 关于地方性甲状腺肿,错误的是( )

A. 病区多为内陆偏远山区   B. 女性发病多于男性

C. 缺碘是主要原因　　　　　　　　D. 心跳加快,眼球突出

E. 甲状腺呈对称性肿大

11. 哪种甲状腺肿癌变率较高(　　　)

A. 结节性甲状腺肿　　　　　　　　B. 胶样甲状腺肿

C. 增生性甲状腺肿　　　　　　　　D. 毒性甲状腺肿

E. 甲状腺炎

12. 下列有关毒性甲状腺肿病变的描述错误的是(　　　)

A. 间质血管丰富,显著充血

B. 滤泡腔内胶质浓厚

C. 甲状腺滤泡增生,以小滤泡为主

D. 滤泡上皮呈立方或高柱状,并常增生,向滤泡腔内形成乳头状突起

E. 间质淋巴细胞浸润及淋巴滤泡形成

13. 关于结节性甲状腺肿,下列叙述错误的是(　　　)

A. 结节具有完整包膜　　　　　　　B. 滤泡上皮有乳头状增生者癌变率高

C. 结节大小、数目不等　　　　　　D. 结节内常有出血、坏死、纤维化

E. 部分滤泡增生

【B 型题】

(14~18 题)

A. 结节性甲状腺肿　　　　　B. 慢性甲状腺炎　　　　　C. 乳头状癌

D. 髓样癌　　　　　　　　　E. 亚急性甲状腺炎

14. 缺碘(　　　)

15. 自身免疫性疾病(　　　)

16. 甲状腺最常见的恶性肿瘤(　　　)

17. 肉芽肿性甲状腺炎(　　　)

18. APUD 瘤(　　　)

二、填空题

1. 弥漫性非毒性甲状腺肿最常见的原因是_____。

2. 鞍内最常见的肿瘤是_____。

3. APUD 细胞形成的肿瘤称 APUD 瘤。甲状腺的_____属 APUD 瘤。

4. 非毒性甲状腺肿的病变可分为_____、_____、_____三个期。

5. 毒性甲状腺肿指_____并伴有_____。

6. 地方性甲状腺肿的主要原因是_____,一般不伴有_____。

7. 甲状腺癌根据形态特点及分化程度主要有_____、_____、_____和_____
四种组织学类型。

三、名词解释

1. 单纯性甲状腺肿

2. 弥漫性毒性甲状腺肿(diffuse toxic goiter)

四、判断题

(　　　)1. 碘化食盐可以预防和治疗弥漫性非毒性甲状腺肿。

(　　　)2. 弥漫性毒性甲状腺肿又称为突眼性甲状腺肿,目前认为是一种自身免疫性疾病。

（　　）3. 甲状腺滤泡上皮发生的良性肿瘤称为甲状腺瘤。

（　　）4. 在甲状腺癌中最常见的类型是乳头状癌。

（　　）5. 甲状腺髓样癌是由滤泡上皮细胞发生的恶性肿瘤。

（　　）6. 突眼性甲状腺肿是甲状腺滤泡上皮增生并伴有甲状腺功能亢进的疾病。

（　　）7. 毒性甲状腺肿常常由于缺碘所引起。

（　　）8. 地方性甲状腺肿均有不同程度的内分泌功能障碍。

五、简答题

1. 试比较结节性甲状腺肿与甲状腺瘤的诊断及鉴别病变特点。

2. 简述甲状腺腺瘤的常见组织学类型。

六、论述题

1. 何谓毒性甲状腺肿？试述其主要临床表现和光镜下的病理变化。

2. 试述甲状腺癌的病理组织学类型及各型镜下病变特点和预后。

【参考答案】

一、选择题

1. D　2. B　3. B　4. D　5. D　6. C　7. D　8. C　9. E　10. D　11. A　12. A　13. A　14. A　15. B　16. C　17. E　18. D

二、填空题

1. 缺碘

2. 垂体腺瘤

3. 髓样癌

4. 增生期　胶质储积期　结节期

5. 甲状腺肿　功能亢进

6. 缺碘　功能亢进

7. 乳头状癌　滤泡癌　髓样癌　未分化癌

三、名词解释

1. 单纯性甲状腺肿又称弥漫性非毒性甲状腺肿，是由于碘缺乏，TSH分泌增加，引起甲状腺滤泡上皮增生，滤泡内胶质堆积而使甲状腺肿大，常不伴有甲亢。

2. 弥漫性毒性甲状腺肿是指由于血中甲状腺素过多，作用于全身各组织所引起的临床综合征，临床上统称为甲状腺功能亢进，简称甲亢。主要表现为甲状腺肿大，基础代谢率和神经兴奋性增高，女性多见。

四、判断题

1. √　2. √　3. √　4. √　5. ×　6. √　7. ×　8. ×

五、简答题

1. 结节性甲状腺肿与甲状腺腺瘤的诊断及鉴别病变特点。

结节性甲状腺肿	甲状腺腺瘤
多发结节、无完整包膜	单发，有完整纤维包膜
滤泡大小不一，多比正常大	滤泡大小一致，较小
邻近甲状腺内有相似病变	周围和远处组织正常
周围甲状腺无压迫现象	周围有压迫现象

2. 甲状腺腺瘤常见的组织学类型有:单纯性腺瘤、胶样腺瘤、胎儿型腺瘤、胚胎型腺瘤、滤泡性腺瘤、嗜酸粒细胞腺瘤等。

六、论述题

1. 毒性甲状腺肿是指由于血中甲状腺素过多,作用于全身各组织所引起的临床综合征,临床上统称为甲状腺功能亢进,简称甲亢。主要表现为甲状腺肿大,基础代谢率和神经兴奋性增高,T_3、T_4高,吸碘率高。如心悸、多汗、烦热、潮汗、脉搏快、手震颤、多食、消瘦、乏力、突眼等,女性多见,20~40岁最常见。

光镜下主要表现为:①滤泡上皮增生成高柱状,有的呈乳头样增生,并有滤泡形成;②滤泡腔内胶质稀薄,滤泡周边胶质出现许多大小不一的上皮细胞的吸收空泡;③间质血管丰富、充血,淋巴组织增生。

2. 甲状腺癌常见的病理组织学类型有以下四种。

(1)乳头状癌:最常见的类型,青少年、女性多见,肿瘤生长慢,恶性程度较低,预后较好。光镜下见:乳头分支多,乳头中心有纤维血管间质,间质内常见呈同心圆状的钙化小体,即砂粒体,乳头上皮可呈单层或多层,癌细胞分化程度不一,核染色质少,常呈透明或毛玻璃状,无核仁。

(2)滤泡癌:一般比乳头状癌恶性程度高、预后差,较常见,仅次于甲状腺乳头状癌而居第2位。多发于40岁以上女性,早期易血液转移,癌组织侵犯周围组织或器官时可引起相应的症状。镜下见:不同分化程度的滤泡,要注意是否有包膜和血管侵犯;分化差的呈实性巢状,瘤细胞异型性明显,滤泡少而不完整。

(3)髓样癌:又称C细胞癌,是由滤泡旁细胞发生的恶性肿瘤,属于APUD瘤,90%的肿瘤分泌降钙素,产生严重腹泻和低血钙症。镜下见瘤细胞圆形或多角、梭形,核圆或卵圆,核仁不明显。瘤细胞呈实体片巢状或乳头状、滤泡状排列,间质内常有淀粉样物质沉着。

(4)未分化癌:恶性程度高,预后差。镜下见癌细胞大小、形态、染色深浅不一,核分裂象多。

(李巧琴)

第三十四章　神经系统疾病

【目的要求】
掌握化脓性脑膜炎、乙型脑炎及结核性脑炎的病变性质,比较不同病变的差异。

【大体标体】
21. 化脓性脑膜炎(suppurative meningitis)　病变:脑膜高度充血,大脑顶叶和外侧叶均可见蛛网膜下隙有灰黄色的脓性渗出物堆积,以脑沟为甚,脑回变宽,脑沟变浅(图 G-11)。

76. 脑脓肿(brain abscess)　病变:在脑组织的切面可见数个灰白色脓腔,腔内脓液已排除,个别腔内可见尚未完全液化的坏死组织附着,周边有灰白色的脓肿膜环绕,使之与毗邻的脑组织境界分明(图 G-10)。

【切片】
1. 化脓性脑膜炎(suppurative meningitis)
病变特点:
(1)标本取自化脓性脑膜炎患者的大脑及脑膜组织。
(2)镜下,软脑膜血管扩张充血,蛛网膜下腔内有大量脓液集聚,尤以脑沟为甚。
(3)脑实质表层的血管扩张充血及周围的血管间隙扩张水肿外,无明显炎性细胞浸润(图 S-21)。

2. 流行性乙型脑炎(epidemic encephalitis,type B)
病变特点:
(1)脑实质内血管充血扩张,血管周围间隙增宽(水肿),有以淋巴细胞为主的炎性细胞浸润。
(2)变性坏死的神经细胞周围常有胶质细胞聚集,称卫星现象。有的小胶质细胞进入变性坏死的神经细胞内,称为噬神经细胞现象。
(3)脑组织中可见散在着色淡、呈筛网状结构的圆形或椭圆形的软化灶,其内见有少许白细胞等。
(4)脑组织内胶质细胞增生,有的聚集成群称胶质结节(图 S-76)。

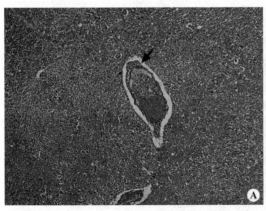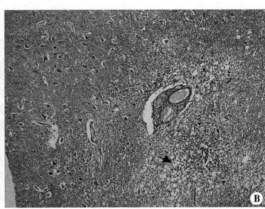

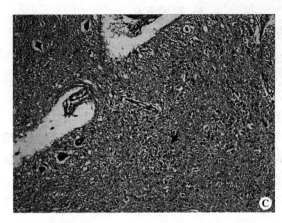

图 S-76　A. 流行性乙型脑炎；B. 流行性乙型脑炎；C. 流行性乙型脑炎

→淋巴血管套　→筛状软化灶　→胶质结节

【思考题】

一、选择题

【A 型题】

1. 下列哪项不是乙型脑炎的病变（　　　）

A.“血管套”形成　　　　　　　B. 小脓肿形成　　　　　　　C. 神经细胞变性坏死

D. 软化灶形成　　　　　　　　E. 胶质细胞增生

2. 下述哪一项流行性脑脊髓膜炎的临床表现是错误的（　　　）

A. 脑脊髓膜刺激征　　　　　　B. 颅内压升高症状　　　　　C. 脑脊液混浊或脓样

D. 脑脊液血性　　　　　　　　E. 皮肤瘀点和瘀斑

3. 神经细胞卫星现象指的是哪一种细胞增生（　　　）

A. 小胶质细胞　　　　　　　　B. 星形胶质细胞　　　　　　C. 少突胶质细胞

D. 淋巴细胞　　　　　　　　　E. 中性白细胞

4. 流行性脑脊髓膜炎的特征性病变是（　　　）

A. 硬脑膜中性白细胞浸润　　　B. 蛛网膜下腔有大量单核细胞

C. 脑实质内软化灶形成　　　　D. 蛛网膜下腔有大量中性白细胞渗出

E. 硬脑膜有大量单核细胞浸润

5. 华弗氏综合征发生于（　　　）

A. 中毒性痢疾　　　　　　　　B. 流行性脑脊髓膜炎　　　　C. 流行性乙型脑炎

D. 大叶性肺炎　　　　　　　　E. 伤寒

6. 关于乙型脑炎，下列哪项是错误的（　　　）

A. 10 岁以下儿童多见

B. 多在夏末秋初流行

C. 累及脑实质、神经细胞变性坏死

D. 大量中性粒细胞沿血管周围呈袖套状浸润

E. 筛状软化灶形成

7. 下列有关流行性脑脊髓膜炎的述说错误的是（　　　）

A. 脑膜刺激征　　　　　　　　B. 筛状软化灶　　　　　　　C. 颅内压升高

D. 脑脊液混浊　　　　　　　　E. 脑膜充血

8. 流行性乙型脑炎的病理改变中,下列错误的是(　　　)

A. 筛状软化灶　　　　　　　　　B. 淋巴细胞浸润的围管现象

C. 蛛网膜下隙见大量中性白细胞　　D. 神经细胞变性坏死

E. 形成胶质结节

9. 关于流行性脑脊髓膜炎的描述,下列错误的是(　　　)

A. 蛛网膜下隙充满脓性渗出物　　B. 有颅内压升高症状　　C. 有脑膜刺激证

D. 多见于儿童和青少年　　　　　E. 脑脊液中蛋白和糖含量增加

10. 流行性乙型脑炎时,下列哪个部位病变最轻(　　　)

A. 基底核　　　　　　　　B. 脑桥　　　　　　　　C. 小脑皮质

D. 大脑皮质　　　　　　　E. 视丘

11. 关于脊髓灰质炎的描述,下列错误的是(　　　)

A. 病变以脊髓颈膨大最重　　B. 病变主要累及脊髓前角运动神经元

C. 病变越向上越轻　　　　　D. 多见于1~6岁儿童

E. 麻痹型的患者出现下肢瘫痪

【B 型题】

(12~15 题)

A. 头痛、呕吐、视神经乳头水肿　　B. 脑疝　　　　　C. 脑水肿

D. 脑积水　　　　　　　　　　　　E. 脑出血

12. 颅内压增高的严重后果(　　　)

13. 颅内压增高的主要临床症状(　　　)

14. 颅内压增高的重要原因(　　　)

15. 脑脊液量增多伴脑室扩张(　　　)

(16~19 题)

A. 多在夏、秋季流行　　　　B. 多在冬、春季流行　　　C. 散在发生或流行

D. 常引起对侧肢体瘫痪　　　E. 常导致两侧瞳孔极度缩小

16. 流行性乙型脑炎(　　　)

17. 脑基底核外侧型出血(　　　)

18. 脑桥出血(　　　)

19. 流行性脑脊髓膜炎(　　　)

二、填空题

1. 流行性乙型脑炎的病变以_____最为严重,_____次之,脊髓病变最轻。

2. 流行性乙型脑炎的镜下病变有_____、_____、_____和_____。

3. 根据病变性质,流行性脑脊髓膜炎属_____炎症、流行性乙型脑炎属_____炎症。

4. 流行性脑脊髓膜炎根据病情进展,一般可分为_____、_____和_____三期。

5. 流行性乙型脑炎病变最严重的部位是_____、_____和_____。

6. 中枢神经系统最常见的并发症_____、_____和_____。

三、名词解释

1. 卫星现象(satellitosis)

2. 噬神经细胞现象(neuronophagia)

3. 筛网状软化灶(cribriform malacoplakia)

四、判断题

( )1. 中枢神经系统感染可由病毒、细菌、立克次体、真菌和寄生虫等引起。

( )2. 脑膜炎主要是指蛛网膜、软脑膜及脑脊液的感染,病变不累及脑实质。

( )3. 颅内压增高的主要原因是颅内占位性病变和脑脊液循环阻塞所致的脑积水。

( )4. 胶质瘤无论良恶性均呈浸润性生长,无包膜形成。

五、简答题

1. 试述流行性乙型脑炎的病理变化。

2. 试述颅内压升高的后果及病变。

【参考答案】

一、选择题

1. B 2. D 3. C 4. D 5. B 6. D 7. B 8. C 9. E 10. B 11. E 12. B 13. A
14. C 15. D 16. A 17. D 18. E 19. C

二、填空题

1. 大脑皮质、基底核、视丘 小脑皮质、丘脑、桥脑

2. 血管周淋巴细胞浸润 卫星现象和噬神经细胞现象 筛状软化灶 小胶质细胞结节

3. 化脓性炎 变质性炎

4. 上呼吸道感染期 败血症期 脑膜炎症期

5. 大脑皮质 基底核 视丘

6. 颅内压增高及脑疝形成 脑水肿 脑积水

三、名词解释

1. 卫星现象是指1个神经元由5个或5个以上少突胶质细胞围绕,一般在神经元变性、坏死时多见。

2. 嗜神经细胞现象是指神经细胞死亡后,小胶质细胞或血源性巨噬细胞的包围、吞噬现象。

3. 流行性乙型脑炎时,局灶神经组织发生坏死液化,可形成质地疏松、染色较淡的软化灶,称为筛网状软化灶。

四、判断题

1. √ 2. × 3. √ 4. √

五、简答题

1. 基本病变:①脑血管改变和炎症反应:脑实质血管扩张充血;血管周隙增宽,以淋巴细胞为主的炎细胞围绕血管呈袖套状浸润,称为淋巴细胞套;②神经细胞变性坏死:病毒在神经细胞内增殖,破坏其代谢功能和功能,引起神经细胞变性坏死,其周常有增生的少突胶质细胞围绕,称为神经细胞卫星现象;小胶质细胞及中性粒细胞侵入变性坏死的神经细胞内,称为噬神经细胞现象;③软化灶形成:病变严重时,神经组织局灶坏死液化,形成质地疏松、染色较淡的筛网状病灶,称为软化灶;④胶质细胞增生:主要是小胶质细胞的弥漫性或局灶性增生,可聚集成群,形成胶质细胞结节,多位于坏死的神经细胞附近或小血管旁。

2. 颅内压增高的原因主要在于颅内占位性病变和脑脊液循环障碍所致的脑积水,病变

可分为三个阶段:①代偿期:通过反应性血管收缩致脑脊液吸收增加或形成减少,使颅内血容量和脑脊液容量相应减少,颅内空间相对增加,以代偿占位性病变引起的脑容积增加;②失代偿期:占位性病变和脑水肿使颅内容物继续增大,超过颅腔所能容纳的程度,可引起头痛、呕吐、眼底视乳头水肿、意识障碍、血压增高及反应性脉搏变慢和脑疝形成;③血管运动麻痹期:颅内压严重持续升高时脑组织灌流量减少,引起脑缺氧,导致脑组织损害和血管扩张,继而引起血管运动麻痹,加重脑水肿,引起意识障碍甚至死亡。

(李久蕊)

第三十五章 传 染 病

第一节 结 核 病

【目的要求】

（1）掌握结核病的病理诊断标准和结核结节的组织结构。

（2）掌握渗出性和增殖性结核病的病变特征。

【大体标本】

1. 肺结核原发综合征恶化进展（primary tuberculosis complex of the lung with progressive exacerbation） 病变：肺切面上见肺膜下灰白色类圆形原发灶，肺门淋巴结肿大；此外，两肺各叶有许多粟粒大小的灰白色结核结节散在（图 G-52）。

2. 空洞型肾结核（avernous tuberculosis of the kidney） 病变：肾实质特别是髓质和乳头有许多个干酪样坏死灶及空洞形成，输尿管管壁增厚，管腔闭塞（图 G-53）。

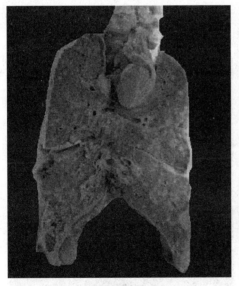 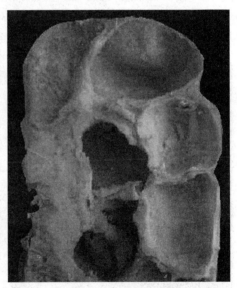

图 G-52 原发性肺结核血行播散　　　　图 G-53 肾空洞型结核

3. 慢性纤维空洞型肺结核（chronic avernous tuberculosis of the lung） 病变：在肺上叶有多个厚壁空洞形成；洞中可见梁状组织，在肺下叶见新旧不一，大小不等灰白色结核灶（图 G-54）。

4. 干酪性肺炎（caseous pneumonia） 病变：肺叶肿大，实变，切面呈灰黄色干酪样（图 G-55）。

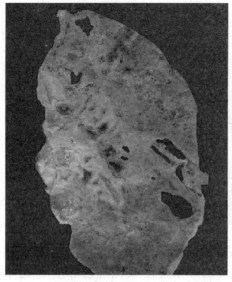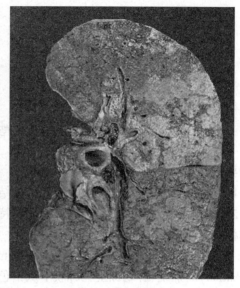

图 G-54　肺空洞型结核　　　　　　　　图 G-55　干酪性肺炎

5. 结核性脑膜炎(tuberculosis meningitis)　病变:以脑底部较明显,可见蛛网膜下隙有灰白色胶冻样渗出物聚集,偶见比粟粒还小的结核结节(图 G-56)。

6. 结核球　病变:肺组织内见一直径为 3～5cm 结节,境界较清楚,周围可见明显的纤维组织包裹,中央主为灰黄色干酪样坏死物(图 G-57)。

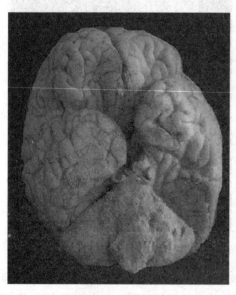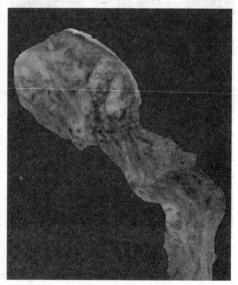

图 G-56　结核性脑膜炎　　　　　　　　图 G-57　肺结核球

【切片】

24. 肺增殖性粟粒性结核病(pulmonary proliferative miliary tuberculosis)

病变特点:

(1)肉眼观,肺组织切片有多数粟粒大小、弥漫分布的圆形结节,即结核结节。

(2)低倍镜下,见肺组织内有多数境界清楚的小结节,部分结节的中央为嗜伊红染色的均质无结构的干酪样坏死物质（图 S-24）。

（3）高倍镜下，见干酪样坏死周围呈放射状排列的类上皮细胞，类上皮细胞呈梭形或多角形，胞质丰富，淡染，境界不清，核呈圆形或卵圆形，染色质少，甚至呈空泡状，核内可见1~2 个核仁。有的结节周围的类上皮细胞已经纤维化。

（4）此外，尚可见朗汉斯巨细胞（Langhans giant cell），其核和类上皮细胞的核形态一样，排列成半月形或花环形。结节的周边部有一些淋巴细胞浸润。

77. 肾结核病（tuberculosis of the kidney）

病变特点：

（1）镜下见肾组织结构被破坏，取而代之的是结核性肉芽组织，偶见结核结节（即上皮样细胞、朗格汉斯巨细胞和炎性细胞）。

（2）并见残存肾小管（图 S-77）。

78. 干酪性肺炎（caseous pneumonia）

病变特点：

（1）标本取自完全陷于病变的肺组织。

（2）镜下遍布为红色颗粒状无结构的物质（干酪样坏死物），其间可见模糊的肺泡壁结构（图 S-78）。

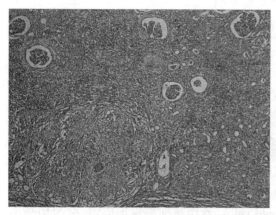

图 S-77　肾结核

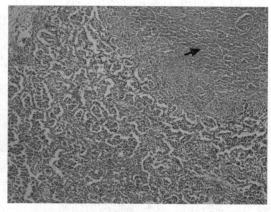

图 S-78　干酪性肺炎

➡干酪坏死　➡肺泡腔内有大量的渗出物

80. 肺渗出性粟粒性结核病（pulmonary exudative tuberculosis）

病变特点：

（1）肉眼观察肺组织切片，可见散在粟粒大小之结节。

（2）镜下见小结节主要由颗粒状红染无结构的坏死物质组成，坏死物周围的肺泡腔内可见浆液渗出和巨噬细胞等炎性细胞浸润。

81. 慢性纤维空洞型肺结核（chronic fibrocavernous tuberculosis of the lung）

病变特点：

（1）肉眼观察，切片中间的空腔即为空洞，其周围淡红染的致密组织即为空洞壁。

（2）镜下见空洞壁的结构由内向外大致分三层：内层主要为干酪样坏死物，中层为不典型的结核性肉芽组织；外层为增生的纤维结缔组织，亦可有淋巴细胞浸润。

9. 结核性淋巴结炎（tuberculous lymphadenitis）

病变特点：

（1）标本取自肺门的淋巴结。

（2）镜下观可见淋巴结的原有结构大部分已破坏，代之以大小不等的红染无结构的干酪样坏死区，其周围可见结核性肉芽组织包绕(图 S-9)。

第二节　其他传染病

【目的要求】

掌握回肠伤寒、细菌性痢疾及阿米巴痢疾的病变特点和溃疡的形态特征。

【大体标本】

1. 回肠伤寒(typhoid fevers of the ileum)

病变：回肠下段的淋巴组织明显肿胀，呈不规则的脑回状隆起于肠黏膜表面，灰红色，质软，集合淋巴小结呈椭圆形(图 G-13)。

【切片】

19. 细菌性痢疾(bacillary dysentery)

病变特点：

（1）标本取自细菌性痢疾(简称菌痢)患者结肠组织。

（2）镜下黏膜表面覆盖一层"膜样"物，由渗出的纤维素、中性粒细胞、坏死的表层细胞、红细胞和细菌等共同组成，称之为"假膜"。

（3）黏膜层及黏膜下层充血水肿；黏膜层、黏膜下层、肌层及浆膜层有中性粒细胞、淋巴细胞和单核细胞浸润(图 S-19)。

26. 回肠伤寒(typhoid fever of the ileum)

病变特点：

（1）标本取自回肠集合淋巴小结处的肠壁组织。

（2）淋巴小结处单核巨噬细胞增生，其胞质丰富，染色较淡，核圆形或肾形，常偏于胞体的一侧，有的细胞质内可见吞噬有伤寒杆菌(特殊染色之切片)、受损的淋巴细胞、红细胞及组织细胞碎屑，这种细胞称为伤寒细胞(typhoid cell)，若伤寒细胞聚集成团，称为伤寒小结(typhoid nodule)。

（3）肠壁血管扩张、充血，单核细胞及淋巴细胞浸润(见图 S-26)。

【思考题】

一、选择题

【A 型题】

1. 下列传染病中哪项不是由细菌感染所致(　　　)

A. 麻风　　　　　　　　B. 流行性脑脊髓膜炎　　　　　C. 钩端螺旋体病

D. 结核病　　　　　　　E. 淋病

2. 诊断结核最主要的根据是(　　　)

A. 上皮样细胞　　　　　B. 多核巨细胞　　　　　　　　C. 干酪样坏死

D. 结核结节加干酪样坏死　　E. 以上均不是

3. 关于原发性肺结核的描述，下列错误的是(　　　)

A. 结核原发病灶　　　　B. 淋巴管炎　　　　　　　　　C. X 线呈哑铃状阴影

D. 肺门淋巴结结核　　　　　　　E. 肺门结核球

4. 局灶性肺结核的病变特点是(　　)

A. 以渗出为主　　　　　　　B. 以增生为主　　　　　　　C. 以坏死为主

D. 境界不清　　　　　　　　E. 常位于肺底

5. 干酪性肺炎是在下列哪种情况下发生的(　　)

A. 原发综合征　　　　　　　B. 局灶性肺结核　　　　　　C. 浸润型肺结核恶化

D. 淋巴管播散　　　　　　　E. 血液播散

6. 下列哪项不符合慢性全身性粟粒性结核病(　　)

A. 急性期迁延 3 周以上　　　B. 结核杆菌少量多次进入血液　C. 病变性质不一致

D. 仅见渗出性和坏死性病变　　E. 病变大小不一致

7. 下列哪项不是伤寒病的并发症(　　)

A. 肠穿孔　　　　　　　　　B. 败血症　　　　　　　　　C. 支气管肺炎

D. 肠梗阻　　　　　　　　　E. 肠出血

8. 下列哪项不是获得性免疫缺陷综合征的特点(　　)

A. 可通过性传播　　　　　　　　B. 伴发恶性肿瘤　　　　　C. 潜伏期 1~2 年

D. 患者可有多种感染混合存在　　E. 淋巴组织萎缩

9. 原发性肺结核病的原发病灶常位于(　　)

A. 肺尖部　　　　　　　　　B. 肺膈面　　　　　　　　　C. 肺门处

D. 肺上叶下部或下叶上部靠近胸膜处　　　　　　　　　　E. 肺内多处

10. 继发性肺结核病下列哪型最常见(　　)

A. 局灶型肺结核　　　　　　B. 浸润型肺结核　　　　　　C. 干酪性肺炎

D. 结核球　　　　　　　　　E. 结核性胸膜炎

11. 下列哪一种疾病最易引起肠道狭窄(　　)

A. 伤寒病　　　　　　　　　B. 肠结核病　　　　　　　　C. 细菌性痢疾

D. 肠阿米巴病　　　　　　　E. 血吸虫病

12. 伤寒患者发病后第一周内给患者做何种培养易获得阳性结果(　　)

A. 血液　　　　　　　　　　B. 尿液　　　　　　　　　　C. 粪便

D. 胃液　　　　　　　　　　E. 胆汁

13. 细菌性痢疾的肠道病变特点是(　　)

A. 浆液性炎　　　　　　　　B. 假膜性炎　　　　　　　　C. 化脓性炎

D. 出血性炎　　　　　　　　E. 卡他性炎

14. 下列哪一项不是结核球的特点(　　)

A. 直径 2~5cm　　　　　　　B. 有纤维性包裹　　　　　　C. 多为单个

D. 多为增生性病灶　　　　　E. 常位于肺叶

15. 下列哪一项是伤寒细胞的特征(　　)

A. 胞质内吞噬有红细胞、淋巴细胞、细胞碎片

B. 胞质内有泡沫　　　　　　C. 细胞呈多核

D. 细胞核大深染　　　　　　E. 细胞核固缩

16. 伤寒时肠穿孔、肠出血好发生于下列哪期(　　)

A. 髓样肿胀期　　　　　　　B. 坏死期　　　　　　　　　C. 溃疡期

D. 愈合期　　　　　　　　　　E. 以上各期均可

17. 细菌性痢疾病变主要发生于(　　)

A. 十二指肠　　　　　　　B. 横结肠　　　　　　　　C. 直肠和乙状结肠

D. 回肠　　　　　　　　　E. 盲肠

18. 下列哪一种病与"冷脓肿"形成有关(　　)

A. 结核病　　　　　　　　B. 风湿病　　　　　　　　C. 阿米巴病

D. 伤寒病　　　　　　　　E. 血吸虫病

19. 下列哪一种病不是病毒引起的(　　)

A. 获得性免疫缺陷综合征　　B. 梅毒　　　　　　　　　C. 尖锐湿疣

D. 乙型脑炎　　　　　　　　E. 慢性肝炎

20. 下列哪一种病原体不是获得性免疫缺陷综合征机会感染的常见菌(　　)

A. 卡氏肺囊虫　　　　　　B. 刚地弓形虫　　　　　　C. 白色念珠菌

D. 幽门螺杆菌　　　　　　E. 鸟型结核杆菌

【B 型题】

(21~25 题)

A. 虫咬状　　　　　　　　B. 长轴与肠的长轴平行　　C. 地图状

D. 烧瓶状　　　　　　　　E. 环带状

21. 阿米巴溃疡(　　)

22. 血吸虫溃疡(　　)

23. 细菌性菌痢(　　)

24. 肠结核溃疡(　　)

25. 肠伤寒溃疡(　　)

(26~30 题)

A. 回盲部　　　　　　　　B. 乙状结肠和直肠　　　　C. 回肠下段

D. 盲肠、升结肠　　　　　E. 直肠、乙状结肠和降结肠

26. 肠伤寒(　　)

27. 肠血吸虫病(　　)

28. 肠结核(　　)

29. 肠阿米巴痢疾(　　)

30. 菌痢(　　)

二、填空题

1. 结核病的典型病变为_____形成,并伴有不同程度的干酪坏死。

2. 结核病的免疫反应和_____常同时发生或相伴出现。

3. 结核结节是在_____的基础上形成的。

4. 骨结核多发生在_____、指骨及_____。

5. 急性菌痢的病理变化初期为_____,随后为_____。

6. 尖锐湿疣好发于潮湿温暖的_____和_____交界的部位。

7. 结核病的基本病变为_____、_____和_____。

8. 伤寒肠道病变按发展过程分_____、_____、_____和_____四期。

9. 结核空洞壁镜下分为_____、_____和_____三层。

10. 结核病转向愈合的形式包括 _____ 和 _____。

三、名词解释

1. 结核结节(rubercle)   2. 伤寒肉芽肿(typhoid granuloma)

3. 结核球(tuberculouss ball)   4. 冷脓肿(cold abscess)

5. 肺原发综合征(pulmonary primary complex)

四、判断题

(   )1. 结核病是一种与变态反应有关的疾病。

(   )2. 机体免疫力较强时才形成结核结节。

(   )3. 继发性肺结核病大多都在原发性肺结核病后短时间内发生。

(   )4. 绝大多数肠结核都继发于开放性肺结核。

(   )5. 若开放型肺结核空洞长期存在,病变就不能愈合。

(   )6. 结核性脑膜炎和结核性腹膜炎都是血液播散所致。

(   )7. 淋巴结结核患者一定有肺结核病史。

(   )8. 伤寒是肠道淋巴组织增生性疾病。

(   )9. 细菌性痢疾的病理变化主要发生在回盲部。

(   )10. 中毒型菌痢常由毒力较强的志贺杆菌感染所致。

(   )11. 尖锐湿疣是由乳头状瘤病毒引起的一种性病。

(   )12. 获得性免疫缺陷综合征病毒很难被一般的消毒剂和清洁剂所灭活。

五、简答题

1. 简述结核结节的主要组成及转归。

2. 肉芽肿性病变可出现在哪几种传染病中?

六、论述题

1. 如何区分原发性肺结核和继发性肺结核?

2. 肠结核、肠伤寒及结肠阿米巴病的病变部位和肠溃疡各有什么特点?

3. 试从病理学的角度概括伤寒病的特征。

4. 急性细菌性痢疾和中毒型茵痢在肠道病变、全身变化及临床过程上各有什么特征?

【参考答案】

一、选择题

1. C   2. D   3. E   4. B   5. C   6. D   7. D   8. C   9. D   10. B   11. B   12. A   13. B

14. D   15. A   16. C   17. C   18. A   19. B   20. D   21. D   22. A   23. C   24. E   25. B

26. C   27. B   28. A   29. D   30. E

二、填空题

1. 结核肉芽肿

2. 变态反应

3. 细胞免疫

4. 脊椎   长骨骨骺

5. 急性卡他性炎   假膜性炎

6. 黏膜   皮肤

7. 以渗出物为主的病变   以增生为主的病变   以变质为主的病变

8. 髓样肿胀期   坏死期   溃疡病   愈合期

9. 洞内壁为干酪样坏死物　中层为结核性肉芽组织　外层为纤维瘢痕组织

10. 纤维化　纤维包裹或钙化

三、名词解释

1. 结核结节是在细胞免疫基础上形成的由上皮样细胞、朗格汉斯巨细胞加上外周局部集聚的淋巴细胞和少量反应性增生的成纤维细胞构成。典型者结节中央有干酪样坏死。

2. 吞噬了伤寒杆菌、红细胞和细胞碎片的巨噬细胞(伤寒细胞)常聚集成团,形成小结节称伤寒肉芽肿。

3. 结核球是继发性肺结核的一种类型,为有纤维包裹的、孤立的、境界分明的干酪样坏死灶,直径常为2~5cm,多为单个,也可多个,常位于肺上叶。

4. 干酪样坏死型骨结核病变常累及周围软组织,引起干酪样坏死和结核性肉芽组织形成,坏死物液化后在骨旁形成结核性"脓肿",由于局部并无红、肿、热、痛,故称"冷脓肿"。

5. 肺的原发病灶、淋巴管炎和肺门淋巴结核称为肺原发综合征。

四、判断题

1. √　2. √　3. ×　4. √　5. ×　6. ×　7. ×　8. ×　9. ×　10. ×　11. √　12. ×

五、简答题

1. 结核结节的主要组成:由上皮样细胞、朗格汉斯巨细胞、淋巴细胞及少量反应性增生的成纤维细胞构成,中央常伴有干酪样坏死。

结核结节的转归:①转向愈合:吸收、消散;纤维化、钙化;②转向恶化:浸润进展、溶解播散。

2. 出现肉芽肿的传染病有:①结核-结核结节;②伤寒-伤寒肉芽肿;③麻风-麻风肉芽肿;④梅毒-梅毒树胶肿。

六、论述题

1. 原发性肺结核与继发肺结核的区别

	原发性肺结核	继发性肺结核
结核杆菌感染	初次	再次
发病人群	儿童	成人
对结核杆菌的免疫力或过敏性	无	有
病理特征	原发综合征	病变多样,新旧病灶复杂
起始病灶	上叶下部,下叶上部近胸膜处	肺尖部
主要传播途径	淋巴液或血液	支气管
病程	短,大多自愈	长,需治疗

2. 肠结核多好发于回盲部,其他肠段少见;肠结核溃疡多呈环形,其长轴与肠腔垂直,溃疡边缘参差不齐,一般较浅,底有干酪样坏死物。

肠伤寒好发于回肠下段,肠伤寒溃疡边缘整齐,底部不平,集合淋巴小结发生的溃疡其长轴与肠的长轴平行,溃疡一般深及黏膜下层,坏死严重者可深达肌层及浆膜层,甚至穿孔,如侵及小动脉,可引起严重出血。

结肠阿米巴病常主要发生在盲肠,其次为乙状结肠和直肠,严重病例整个结肠和小肠下段均可受累,结肠阿米巴溃疡常形成口小底大的烧瓶状溃疡,边缘呈潜行性。

3. 伤寒是由伤寒杆菌引起的以巨噬细胞增生为特征的急性增生性炎症,增生的巨噬细胞常聚集形成伤寒肉芽肿,为本病的特征。其肠道病变以回肠下段集合和孤立淋巴结为病变最为常见和明显,病变过程常分为四期,每期持续一周:①髓样肿胀期:起病的第一周,回肠下段淋巴组织略肿胀,隆起于黏膜表面,色灰红,质软。隆起组织表面形似脑回,以集合淋巴小结最为典型;②坏死期:发生于起病第二周,多种原致病灶局部黏膜坏死;③溃疡期:坏死肠黏膜脱落后形成溃疡,溃疡边缘隆起,底部不平,在集合淋巴小结发生的溃疡,其长轴与肠的长轴平行,溃疡一般深及黏膜下层,坏死严重者可深达肌层及浆膜层,甚至穿孔,如侵及小动脉,可引起严重出血;④愈合期:相当于发病第四周,溃疡处肉芽组织增生将其填平,溃疡边缘上皮再生覆盖而告愈合。

伤寒还常引起其他器官系统的病变,如肠系膜淋巴结、肝、脾及骨髓由于巨噬细胞的活跃而致相应组织器官肿大,形成伤寒肉芽肿与灶性坏死。此外还引起心肌、骨骼肌、肾脏皮肤的病变。

伤寒患者并发症包括肠出血、肠穿孔、支气管肺炎等。

4.

	肠道病变	全身变化	临床过程
急性细菌性痢疾	早期黏液分泌亢进,黏膜充血水肿,中性粒细胞和巨噬细胞浸润。可见点状出血;病变进一步发展黏膜浅表坏死,在渗出物中有大量纤维素,后者与坏死组织、炎症细胞和红细胞及细菌一起形成特征假膜,假膜首先出现于黏膜皱襞的顶部,呈糠皮状,随着病变的扩大可融合成片,灰白色,如出血明显则呈暗红色;大约1周后,假膜开始脱落,形成大小不等、形状不一的地图状溃疡	由于病变肠管蠕动亢进并有痉挛,引起阵发性腹痛、腹泻等症状;由于炎症刺激等原因可出现里急后重和排便次数增多	病变早期为急性卡他性炎,随后为特征性假膜炎和溃疡形成,最后愈合;与肠道的病变相对应,最初为稀便混有黏液,随后转为黏液脓血便,偶尔排出片状假膜,急性菌痢的病程一般为1~2周,少数病例可转化慢性
中毒型菌痢	肠道病变一般为卡他性炎改变,有时肠壁集合和孤立淋巴小结滤泡增生肿大,而滤泡性肠炎改变	出现严重的全身中毒症状	发病后数小时即可出现中毒性休克或呼吸衰竭而死亡

(赵伦华)

第三十六章 寄 生 虫 病

【目的要求】

掌握阿米巴病的病变特点和溃疡的形态特征。

【大体标本】

1. 结肠阿米巴病（ambiasis of the colon）

病变：结肠黏膜面可见许多大小不等类圆形或不规则形的潜掘状、口小底大的溃疡（图 G-58）。

2. 阿米巴肝脓肿

病变：肝右叶切面约有鸡蛋大小的脓腔，脓肿壁上附有尚未彻底液化坏死的汇管区、结缔组织、血管及胆管等，呈破棉絮状外观（图 G-59）。

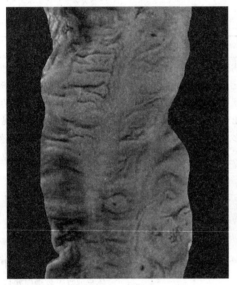 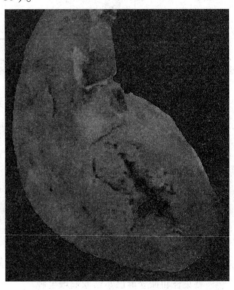

图 G-58　肠阿米巴病　　　　　　　　　图 G-59　阿米巴肝脓肿

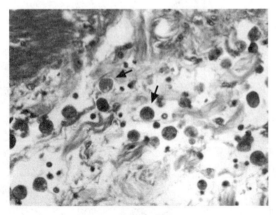

图 S-79　结肠阿米巴病

→阿米巴滋养体

【切片】

1. 结肠阿米巴病（ambiasis of the colon）

病变特点：

（1）本片取材于结肠病变处。

（2）结肠黏膜有数处深浅不一的组织缺损，浅者仅破坏固有膜，而深者已达黏膜下层，呈潜掘状的溃疡，在溃疡表面尚有残存之黏膜（图 S-79）。

（3）在溃疡的坏死组织及其邻近的组织内可见阿米巴滋养体，呈圆形或卵圆形，比单核细胞稍大,胞质染成紫色可含有空泡,阿米巴滋养体的周围常有一空隙。阿米巴滋养体也可见于肠壁的小静脉腔内。

(4)溃疡周围组织水肿,并有单核细胞、淋巴细胞及少量中性粒细胞浸润。

【思考题】

一、单项选择题

1. 下列哪一种病肠道形成烧瓶状溃疡(　　)

A. 阿米巴病　　　　　B. 伤寒病　　　　　C. 细菌性痢疾

D. 血吸虫病　　　　　E. 丝虫病

2. 关于阿米巴病的描述,下列错误的是(　　)

A. 腹泻不伴里急后重　B. 为弥漫性假膜性炎C. 可引起肠腔套状狭窄

D. 常有右下腹压痛　　E. 有烧瓶状溃疡

3. 下列哪一种病其病原体寄生于人体淋巴系统内(　　)

A. 阿米巴病　　　　　B. 丝虫病　　　　　C. 血吸虫病

D. 伤寒病　　　　　　E. 结核病

4. 流行于我国的血吸虫病为(　　)

A. 日本血吸虫病　　　B. 埃及血吸虫病　　C. 曼氏血吸虫病

D. 湄公血吸虫病　　　E. 间插血吸虫病(　　)

5. 下列哪一种病可形成嗜酸性脓肿(　　)

A. 血吸虫病　　　　　B. 伤寒病　　　　　C. 结核病

D. 细菌性痢疾　　　　E. 阿米巴病

二、填空题

1. 阿米巴的主要传染源是_____和_____。

2. 阿米巴原虫的传染阶段是_____,致病阶段是_____。

3. 肠阿米巴的基本病变是以组织溶解为主的_____炎症。

4. 血吸虫卵所致的基本病变是_____,按其病程可分为_____和_____两种。

三、名词解释

阿米巴痢疾

四、判断题

(　　)1. 烧瓶样溃疡和黏液脓血便都是肠道阿米巴病的特征。

(　　)2. 阿米巴肝脓肿主要发生在肝右叶。

(　　)3. 血吸虫病所致病变主要是由成虫引起的。

(　　)4. 嗜酸性脓肿是由血吸虫成熟虫卵所引起的慢性虫卵结节。

(　　)5. 血吸虫病的主要病变是由虫卵引起。

五、简答题

简述阿米巴肝脓肿的病变特点和结局。

六、论述题

如何区别肠阿米巴病与细菌性痢疾?

【参考答案】

一、选择题

1. A　2. B　3. B　4. C　5. A

二、填空题

1. 被感染的人　动物
2. 包囊　滋养体
3. 变质性炎
4. 虫卵结节　急性虫卵结节　慢性虫卵结节

三、名词解释

肠阿米巴病因临床常出现腹痛、腹泻和里急后重等痢疾症状,故常被称为阿米巴痢疾。

四、判断题

1. √　2. √　3. ×　4. ×　5. √

五、简答题

阿米巴肝脓肿常位于肝右叶。大体上,脓肿大小不等,大者可占达儿头大小,几乎占据整个肝右叶,脓肿内容物呈棕褐色果酱色样,由液化性坏死物质和陈旧性血液混合而成,炎症反应不明显,脓肿壁上附有尚未彻底液化坏死的汇管区结缔组织、血管和胆管等,呈破絮状外观;镜下,脓肿壁有不等量尚未彻底液化的坏死组织,有少许炎性细胞浸润,在坏死组织与正常组织交界处可查见阿米巴滋养体,如伴有细菌感染,则可形成典型脓肿,镜下可见不等量的炎细胞和脓细胞,慢性脓肿周围可有肉芽组织及纤维组织包绕。

阿米巴肝脓肿如治疗不及时可继续扩大并向周围组织穿破,形成膈下脓肿、脓胸、肺脓肿、阿米巴性胸腹膜炎或阿米巴炎症等。慢性阿米巴肝脓肿常继发细菌感染而形成混合性脓肿,病情也可相应恶化。

六、论述题

阿米巴与细菌性痢疾的区别:

	阿米巴痢疾	细菌性痢疾
致病因子	阿米巴原虫	痢疾杆菌
病变部位	主要在盲肠、升结肠,其次在乙状结肠和直肠	主要在大肠,尤以乙状结肠和直肠为重
病变特点	主要为变质性炎	主要为假膜性炎
溃疡特点	口小底大的烧瓶状溃疡	大小不等、形状不规则的地图状溃疡
病程特点	急性期与慢性期	急性期与慢性期
临床特点	腹痛、腹泻,大便次数增多,但里急后重症状不明显,继发细菌感染可有毒血症症状;慢性主要为肠腔狭窄,腹部包块(阿米巴肿)	急性期有毒血症、腹痛、腹泻,里急后重;慢性期有腹痛、腹泻、腹胀与便秘交替出现,炎症加剧时可有慢性菌痢急性发作
大便性状	酱褐色、腐败呈腥臭的脓血便	黏液脓血便
并发症	纤维组织增生,肠腔狭窄;腹部包块	急性期肠出血、肠穿孔少见;慢性期肠壁可不规则增厚,变硬,严重者可致肠腔狭窄

(胡承江)

第二篇 综合性实验

实验一 过碘酸雪夫法 Periodic-Schiff(PAS) method

【原理】 过碘酸雪夫为强氧化剂,它可以氧化多糖分子内1,2-乙二醇(顺式和反式)而产生醛基,此醛基再与Schiff试剂结合即产生紫红色。

【方法】 改良的McManus(1946),过碘酸雪夫法标本:

Carnoy固定的大白鼠肝、肾、肠石蜡切片;大白鼠肝恒冷箱切片(未固定)。

【步骤】 切片脱蜡入水,入0.5%过碘酸水溶液,室温放置,2~5min,蒸馏水涮洗,入Schiff试剂,洗3次,每次2min,入SO_2水中,洗3次,每次2min,自来水洗5~10min稍洗,入苏木精副复染核1min,自来水5min,换蒸馏水,脱水、透明、封固。

【结果】 PAS(+)→紫红色或红色;核→蓝色。Carnoy固定,糖原原位定位不佳,有移位现象。

【对照】 用唾液酸淀粉于37℃消化20~30min。苯甲酸或乙酰化法作对照(抑制法)。

【注意事项】 必须按照规定配方配制试剂,按规定的时间反应,以避免非特异反应。例如,入高碘酸水溶液时间不宜过长,否则非特异着色。

多糖大多都易溶于水,固定时应避免扩散或移位。冷冻切片+苦味酸、福尔马林→固定→避免扩散或移位。

注意溶液的pH:高碘酸液的pH不应超过5。

注意温度:反应宜在<25℃的室温下进行,否则可氧化醛基为羧酸。

高碘酸溶液的浓度宜控制在0.5%~1%(0.02~0.1mol/L),浓度过高则会发生非特异反应。

为充分显示多糖中的糖原,可在过碘酸中加入5%乙酸或纯乙醇固定,但往往有溶解和扩散。

为阻止胶原纤维和网状纤维阳性反应,可于使用Schiff液之前使用还原液。

【分析结果】

PAS反应阳性物质:糖原、中性黏蛋白、中性唾液性黏蛋白。

(邓成国)

实验二 神经细胞培养

一、设 备

无菌操作设备。

二、大 型 设 备

CO_2 培养箱:恒温 5%、10% CO_2 维持培养液中 pH。

倒置显微镜:每天观察贴壁细胞生长情况。

解剖显微镜,用于准确地取材。

常温冰箱:-4℃,用于保存各种培养液,解剖液和鼠尾胶。

低温冰箱:-80~20℃,用于储存血清酶、贵重物品和试剂。

电热干烤箱:用于消毒玻璃器皿。

高压消毒锅:用于消毒培养皿、手术器械。

过滤器:配制解剖液、培养液,必须过滤后才可使用,以去除细菌。

渗透压仪,pH 剂,天平等。

三、培养器皿及手术器械

(1) 培养皿:常用 35mm 塑料及玻璃皿,解剖取材用 15~90mm 直径的培养皿。

(2) 培养板:24~40 孔,可用于开放培养。

(3) 培养瓶。

(4) 吸管:常用 1ml、5ml、10ml,均需泡酸、洗涤、灭菌后方可使用。

(5) 各类培养液储存器。

(6) 小型手术器械。

四、准 备

(一) 配制培养液

(1) 解剖液:以无机盐(去除 Ca^{2+},Mg^{2+})加葡萄糖配制成 PBS 缓冲液,保持一定的渗透压和 pH。

(2) 基础培养基(MEM):主要为多种氨基酸,加入葡萄糖、双蒸馏水溶解。

(3) 接种培养液:用于胰酶消化后的细胞分散,做成细胞悬液,其成分为 MEM 中含 1% 谷氨酰胺,另加入 10% 马血清,当天配制。

(4) 维持培养液:接种后 24h,全部换成此液,后每 2 周换 1 次,每次换 1/2。其成分为 MEM 中含 5% 马血清、1% 谷氨酰胺,及适量的支持性营养物质。

（二）培养基质

常用鼠尾胶、小牛皮胶，多聚赖氨酸，再涂胶。

（三）消毒培养皿的备用

所有培养器皿均需清水冲洗 2~3 天，达两次双蒸水（ddH_2O），每遍洗刷 3~4 次，加塞包装，置于烤箱中干燥消毒，于培养前 1 天进行。

五、神经细胞分散培养

（一）选材

常用胚胎动物或新生鼠神经组织。鸡胚常用胚龄 6~8 天，新生鼠或胎鼠（12~14 天）或人胚胎。不过也有认为与组织相关才可。如大白鼠胚胎以 19 天为宜，小鼠以 18 天为宜，大鼠纹状体以 10 天为宜；若纹状体与黑质联合培养的大鼠胚，则黑质以 13 天，纹状体 18~21 天为宜；小脑以 20~21 天小鼠胚胎，所获蒲氏细胞成活率高，颗粒细胞正在分化；脊髓与 DRG 联合培养，常用 4~7 天鸡胚或 12~14 天小鼠胚胎，取材易，神经成活率高。

（二）取材

脑则取出相应组织，在解剖液中先剪碎，使胰酶消化。脊髓则固定于琼脂板上，用小刀将其分成背腹两侧，分别培养。

（三）细胞分离与接种

神经组织用 0.125%~0.25% 胰蛋白酶在 37℃ 孵育 30min，移入接种液，停止消化，并洗去胰蛋白酶液，用细口吸管吹打细胞悬液，使其充分分散，如此多次，待沉淀后吸出上层细胞悬液，计数，预置细胞密度，接种于培养皿（1×10^6），做电生理应为 5×10^5 或更低。

（四）抑制胶质细胞生长

培养 3~5 天，也有人认为培养 7 天后，用阿糖胞苷或氟尿嘧啶抑制神经胶质细胞的生长。

（五）观察

接种 6~12h，开始贴壁，并有集合现象，细胞生长突起明显，5~7 天胶质细胞增生明显；7~10 天胶质细胞成片于神经细胞下面，形成地毯；2 周时神经细胞生长最丰满，四周晕光明显；1 个月后，有些神经细胞开始退化、变形，甚至出现空泡。一般培养 2~4 周最宜。

但神经细胞只能增大，而不能增殖；只能原代，不能传代，不会有细胞周期，而且随培养时间的延长，细胞数量会下降。但胶质细胞可以，神经胶质细胞也可以。在培养过程中，早期 9~12 天时，有较多的神经细胞死亡，这是第一次死亡阶段，应注意保持条件的恒定。在此之后存活下去的细胞一般突起长而多，且相互形成突触。

（六）常用培养细胞实验

实验包括：FCM 的蛋白总量分析；膜片钳与离子通道的分析；免疫组化分析。

但免疫组化分析应注意，由于抗体直接作用于活细胞，不易穿透活细胞，故对核内抗原定位时，首先考虑膜对抗体的通透性问题。采用化学试剂以增加其通透性或采用冰冻方法解决。

在免疫组化中，或其他组织学染色中，常用不同的染色方法以区分不同细胞。如半乳糖脑苷脂对小树突胶质细胞标记明显；GFAP 对星形胶质细胞具有特异性染色等。这对研究神经系统中胶质细胞功能具有极大的应用价值。神经胶质细胞以往多被忽视，其在脑血管疾病（如缺血性损伤）、退行性疾病（如 AD、PD）、损伤后胶质细胞的填充等具有不可忽视的作用。它也是神经细胞功能和营养支持的物质基础。

（杨　虹）

实验三　内皮细胞的培养

以培养人脐静脉内皮细胞为例。

一、材料与方法

（一）材料

1. 新生儿脐带　由重庆医科大学附属第一医院提供。在无菌条件下,于健康产妇分娩后立即取新生胎儿脐带。长度>20cm,两端扎紧投入到4℃脐带保存液中,1 h内送细胞培养室。

2. 仪器与试剂　倒置相差显微镜(日本 Olympus 公司);超净工作台(苏州净化仪器厂);5%CO_2 培养箱(美国 Heraeus 公司);离心机(上海安亭仪器厂);25cm² 培养瓶、六孔培养板(美国 CAstar 公司);胎牛血清(美国 Gibco 公司);促内皮细胞生长添加物(ECGS)、M199 培养基、Ⅰ型胶原酶(美国 Sigma 公司);明胶、胰酶(美国 A1Tlresco 公司);灭菌生理盐水(锦州医学院附属第一医院制剂室);鼠抗人Ⅷ因子单克隆抗体、辣根酶标记的二抗(北京中杉金桥生物技术有限公司)。

（二）方法

1. 试剂配制

(1) 脐带保存液:生理盐水、葡萄糖 100mmoL/L、100U/ml 青霉素—100U/ml 链霉素。

(2) 磷酸盐缓冲液(PBS)。

(3) D-Hanks 液。

(4) 0.1% Ⅰ型胶原酶:用 PBS 配制。

(5) 0.05% 胰酶—0.02% 乙二胺四乙酸二钠盐(ED-TA)溶液:用 D-Hanks 液配制。

(6) 内皮细胞培养液:含 20% 胎牛血清、ECGS、肝素,100U/ml 青霉素—100U/ml 链霉素的 M199 培养基。

(7) 0.2% 明胶:用 PBS 配制。以上试剂均过滤除菌。

2. 人脐静脉内皮细胞的分离与原代培养　参照 Jaffe 和 Lin S 等方法并加以改进。在无菌条件下取新生胎儿脐带,长度>20cm。剪去脐带两端和脐带上有夹痕及血肿部分,尽量挤干净脐带内血液。用生理盐水冲洗脐带表面至无血色。用输血器内接有穿刺器的软管,找到脐静脉,将软管针头一端插入脐静脉,用止水夹固定,另一端接 20ml 注射器,吸取 PBS 反复冲洗脐静脉直至无血色液体流出为止;将脐带另一端用止血钳夹闭,向脐静脉中灌入 0.1% Ⅰ型胶原酶溶液,使之充盈,夹闭软管,37℃水浴中孵育 20min,其间轻轻挤压并旋转脐带,以使酶溶液充分接触血管内壁,然后将细胞—酶溶液收集于预先装有温培养液小三角瓶中。用 2 倍于消化液的温 PBS 冲洗脐静脉,一并收集于小三角瓶中,将细胞悬液装入 10ml 离心管,1000r/min 离心 10min,弃上清,吹打悬浮,再次离心 10min,重悬细胞并接种于铺有明胶的 25cm² 培养瓶中,置于 37℃ 5% CO_2 饱和湿度培养箱中培养,24h 后更换培养液,以后每隔 2d 换液 1 次。

3. 人脐静脉内皮细胞的传代培养　当原代细胞融合 80% 以上后,加入 0.05% 胰蛋白酶-0.02%EDTA 溶液消化,倒置显微镜下观察,当细胞皱缩变圆、彼此分离时弃消化液,加入细胞培养液终止消化,收集细胞悬液。1000r/min 离心 10min,弃上清,制成单细胞悬液。此时可用 0.5% 台盼兰染色,计算活细胞百分率,并以血细胞计数板计数。调整细胞浓度为 1× 10^3 个/ml,接种于培养瓶或培养板中继续培养。待细胞长满,彼此融合成片时依上述方法继续传代培养。

(杨　虹)

实验四　见习病理组织切片的制作过程

病理组织切片是病理实习中最主要的内容之一,了解病理组织切片的制作过程,有助于学生理解镜下结构,对进一步认识疾病的本质有着重要的意义。

【目的要求】

了解病理组织切片的制作过程。

【实习内容】

见习取材、固定、脱水、透明、浸蜡、包埋、切片、贴片、染色和封片过程,并了解其意义。

1. 取材　组织取材是制作切片的一个重要程序,根据教学、科研及外检的具体要求对取自人体(外科手术切除标本、活检标本、尸检标本)或动物的标本进行取材。取材要结合解剖学、组织学、病理学的基本理论知识,确定取材的部位和方法,取材以病变为主,兼顾病变周围组织。实际操作过程中,每个组织器官的取材都有一定的方法,不能任意切取组织作为制片材料,否则无法达到教学、科研和临床诊断的目的。具体要求如下。

(1) 材料新鲜:标本越新鲜越好,人体组织一般在离体后、动物组织在处死后迅速固定,以保证原有的形态学结构。

(2) 组织块的大小:所取组织块较理想的体积为 2.0cm×2.0cm×0.3cm,以使固定液能迅速而均匀地渗入组织内部,但根据制片材料和目的的不同,组织块的较理想体积也不同,如制作病理外检、科研切片,其组织块可以薄取 0.1~0.2cm 即可,这样可以缩短固定脱水透明的时间,若制作教学切片厚取 0.3~0.5cm,这样可以同一蜡块制作出较多的教学切片。

(3) 勿挤压组织块:切取组织块用的刀剪要锋利,切割时不可来回锉动。夹取组织时切勿过紧,以免因挤压而使组织、细胞变形。

(4) 规范取材部位:要准确地按解剖部位取材,病理标本取材按照各病变部位、性质的不同,根据要求规范化取材。

(5) 选好组织块的切面:根据各器官的组织结构,决定其切面的走向。纵切或横切往往是显示组织形态结构的关键,如长管状器官以横切为好。

(6) 保持材料的清洁:组织块上如有血液、污物、黏液、食物、粪便等,可用水冲洗干净后入固定液。

(7) 保持组织的原有形态:新鲜组织固定后,或多或少会产生收缩现象,有时甚至完全变形。为此可将组织展平,以尽可能维持原形。

2. 固定

(1) 小块组织固定法:从人体或动物体取下的小块组织,须立即置入液态固定剂中进行固定,标本固定液为 1:(4~20),这是最常用的方法,但组织块不易过大、过厚,否则固定液不能迅速渗透。故取组织块的大小一般为 2.0cm×2.0cm×0.3cm 为宜。

(2) 注射、灌注固定法:某些组织块由于体积过大或固定液极难渗入内部,或需要整个脏器或整个动物体进行固定。这时宜采用注射固定或灌注固定法。将固定液注入血管,经血管分支达整个组织和全身,从而得到充分的固定。

(3) 蒸汽固定法:比较小而厚的标本,可采用锇酸或甲醛蒸汽固定法。如血液涂片,则应在血片未干燥前采用锇酸或甲醛蒸汽接触固定。

最常用的固定液有 10% 甲醛固定液和 95% 乙醇固定液。

3. 脱水透明　标本经过固定和冲洗后,组织中含有较多的水分,必须将组织块内的水分置换出来,这一过程叫做脱水。无论是用石蜡切片,还是用火棉胶切片,都必须除去组织中所含水分,因含水组织与石蜡、火棉胶等包埋材料不相容,常用的脱水剂为一系列不同浓度的乙醇。

脱水的步骤是:80%、90%、95%、100% 各种浓度乙醇溶液脱水 2h,可以根据组织不同,适当调整。

丙酮也是一种脱水能力很强的脱水剂,但因其脱水能力很强,对组织有剧烈收缩作用,在制作科研、教学切片时一般不用该试剂。因乙醇、丙酮等不溶于石蜡,还要经过一个能溶于石蜡的溶剂替代过程称为透明。常用的透明剂有二甲苯、三氯甲烷、冬青油等。

4. 浸蜡、包埋

(1) 使石蜡浸入组织中,取代组织中含有的透明剂。

(2) 包埋:将浸蜡后的组织置于融化的液体石蜡中,待石蜡凝固后,组织即被包在其中,称为蜡块,此过程称为包埋。

5. 切片和贴片

(1) 修整蜡块:可视其组织的大小,在组织边缘 0.1~0.2cm 处,切除余蜡部分,以保持包埋蜡块切面的平整。

(2) 准备好切片用具:切片刀、毛笔、眼科镊子(弯)、漂烘温控仪。

(3) 安装蜡块:将修好的蜡块安装在金属或木制持蜡器上。

(4) 安装切片刀:将切片刀安装在切片机的刀台上,把刀台上的紧固螺丝旋紧,使用切片时不产生振动,能保持一定的切片厚度。

(5) 切片的厚度:切片机的厚度调节器上刻有 0~50μm 或 0~25μm,可任意选择其厚度,石蜡切片的厚度一般在 4~6μm。

(6) 切片。

(7) 铺片:用眼科镊子镊起蜡带轻轻平铺在 40~45℃ 的水面上,借水的张力和水的温度,将略皱的蜡带自然展平。

(8) 贴片、烘片:待切片在恒温水面上充分展平后,将蜡片捞到载玻片的中段处倾去载玻片上的余水,置入 60~65℃ 恒温箱内或切片漂烘温控仪的烘箱内烤片 15~30min,脱去溶化于组织间隙内的石蜡。

6. 染色和封片　常用的染色方法是苏木素-伊红(Hematoxylin Eosin)染色法,简称 HE 染色法。这种方法对任何固定液固定的组织和应用各种包埋法的切片均可使用。苏木素是一种碱性染料,可使组织中的酸性物质(又称嗜碱性物质)染成蓝色,如细胞核中的染色质等;伊红是一种酸性染料,可使组织中的酸性物质(又称嗜酸性物质)染成红色,如多数细胞的胞质、核仁等在 HE 染色的切片中均呈红色。

HE 染色程序为:脱蜡、脱苯、复水、染色、脱水、透明、封固。

常规苏木素染色中的对比染色是用伊红,近年来在英、美国家的一些实验室则采用焰红(phloxine),此外也有用橘黄 G(OrangeG)、比布里希猩红(Biebrich scarlet)、波尔多红(Bordeaux red)等作为对比染色。伊红为染胞质、胶原纤维、肌纤维、嗜酸性颗粒等常用的染料。

(王　珏)

实验五 临床病理讨论

患者,男性,60 岁,发现血压升高 3 年。

现病史:3 年前患者无明显诱因出现头晕,心悸,视物模糊,量血压值为 200/120mmHg,自服降压药(具体不详),症状有所好转,平时未监测血压,逐渐出现腰痛、夜尿增多、贫血、氮质血症。2003 年 6 月因劳累不适、头痛、头晕、眼花、呕吐、意识障碍入院。

家族史:母亲、一兄及一姐有高血压。

体格检查:血压 230/140 mmHg,心率 130 次/min。神志不清,心界向左明显扩大,腹软,肝脾未触及。

辅助检查:头颅 CT 示"脑出血"。

入院后 1 天死亡。

尸检:见本病例标本及切片。

讨论

(1) 此患者的临床诊断、病理诊断和死亡原因各是什么?

(2) 高血压时(内脏病变期)心、脑、肾和视网膜的主要病变特点各是什么?

(国宏莉)

实验六　临床病理讨论

病例1:患者,男性,61岁,胸骨后压榨性疼痛半天,口含硝酸甘油无缓解而就诊。

心电图显示:Ⅱ、Ⅲ、AVF出现异常Q波,ST段弓背抬高。

查体:血压150/90mmHg,心率92次/min。

讨论

(1) 问此患者可能患什么病?

(2) 病变部位(答案:下壁)?

病例2:患者,女性,45岁。患高血压,心前区不适感,与其夫吵架后,吃完午饭,上床午休,出现头痛晕厥,急送医院途中死亡,家属拒绝解剖。

讨论

(1) 引起患者死亡的可能疾病有哪些?

(2) 简述各疾病的病变特点。

(国宏莉)

实验七　临床病理讨论

　　患者,女性,63 岁,5 个月前出现胃疼,逐渐加重,服胃舒平、去痛片等稍见缓解。近 3 个月持续胃痛、胃胀、呕吐,并有便血和呕血。入院后体检发现左锁骨上多个淋巴结肿大变硬,肝脏肿大。胃肠透视发现胃小弯侧近幽门处有龛影,B 超显示肝脏有多个大小不等强回声团。临床考虑胃恶性肿瘤并广泛转移,采用化疗和营养支持疗法。此后患者逐渐消瘦、贫血,腹胀及腹水。经抗感染治疗无效,入院后 2 个月死亡。

　　尸检:见本病例标本及切片。

　　讨论

　　(1) 此患者的临床诊断、病理诊断和死亡原因各是什么?

　　(2) 通过此例,如何判断肿瘤的良恶性?

　　(3) 肿瘤对机体的危害有哪些表现?

　　(4) 肿瘤的转移方式有哪些? 此例表现如何?

（国宏莉）

实验八 临床病理讨论

患者,男性,6岁。因水肿10天,无小便4天于6月10日入院。

病史:1993年6月1日起面部水肿,迅速波及全身,伴食欲缺乏。5月6日起无小便,大便次数增多、稀薄,并有呕吐及鼻出血。发病前无急性感染史。

查体:体温、脉搏正常,呼吸40次/min,血压正常,神志清。面部、双睑及阴囊水肿,四肢凹陷性水肿。心肺(-)。腹软,移动性浊音(+),肝肋下4cm。实验室检查,尿中有红细胞、蛋白及管型、血NPN升高。入院后一直无尿,血压逐渐升高至170/140mmHg,第4天出现呼吸困难、昏迷及抽搐,经抢救无效死亡。

讨论

(1) 患者诊断患有什么病? 主要依据有哪些?

(2) 分析可能的死亡病因。

(3) 如果做尸解,主要脏器有哪些病理改变?

(国宏莉)

实验九　临床病理讨论

　　患者,女性,28岁,农民,患者停经3个月后自然流产,流出物不详,清宫术后月经基本恢复正常。2个月后再次出现阴道不规则流血,并有"烂肉样"碎组织排出,常有咳嗽、胸痛、头痛、抽搐等症状。近日症状加重,咯血2天入院。

　　体格检查:脉搏90次/min,呼吸18次/min,血压120/90mmHg,心、肺(-),肝脾未及。胸片示双肺有结节状阴影。实验室检查血红蛋白40g/L,白细胞$17.1×10^9$/L;尿妊娠试验(+)。次日早晨起床后突感头痛,随即倒地,昏迷,瞳孔散大,呼吸、心跳停止。

　　尸检:见本病例标本及切片。

　　讨论

　　(1) 死者患有何种疾病? 因何死亡?

　　(2) 请结合本病的病理学知识,解释死者生前出现的一系列症状和体征。

（国宏莉）

实验十 临床病理讨论

　　患者,男,48岁,工人。上腹饱胀不适、纳差乏力1个月余入院。患者2年前发现有乙肝病史,近1个月前感到上腹饱胀不适,食欲减退,有时恶心,服胃药多次未见好转,乏力明显,体重较前明显减轻,近1周来牙龈时有出血。2年前发现乙肝"大三阳"(HBsAg 阳性、HBeAg 阳性、抗 HBc 阳性),肝功能异常,白球比(A/G)下降。

　　入院体检:腹水征阳性;肝肋下7cm,质硬,表面结节状,边缘不规则;脾肋下3cm,质中;双下肢凹陷性水肿。

　　实验室检查:血常规白细胞计数 $12.8 \times 10^{12}/L$,红细胞计数 $3.08 \times 10^{12}/L$,血小板 $35 \times 10^9/L$。肝肾功能总蛋白 56.9g/L,白蛋白 24.0g/L,球蛋白 32.9g/L,A/G 0.7,总胆红素 93.9μmol/L,直接胆红素 46.70μmol/L。HBsAg 阳性、HBeAg 阳性、抗 HBc 阳性。甲胎蛋白 AFP>1000μg/L(正常 20μg/L)。腹水病理(腹水)离心沉淀涂片未找见癌细胞。B 超肝右叶内见 10cm×12cm 强回声光团。治疗过程中因高热、感染、呕血、黑便、少尿、昏迷而死亡。

　　讨论

(1) 根据症状体征、检查结果做出诊断,列出诊断依据。

(2) 分析该患者所患疾病临床和病理联系。

(3) 分析患者可能的死因。

(4) 原发性肝癌的肉眼及组织学类型。本例患者按肉眼分型可能属何型?

(5) 患者有病毒性肝炎病史,叙述病理性肝炎基本病理变化、临床病理类型和病变特征。

(国宏莉)

实验十一 临床病理讨论

患者,女性,36岁。8年前四肢大关节游走性痛,时有心悸感。3年前劳累后即觉心悸、气急。1年半前上述症状加重并有反复双下肢水肿及腹胀。入院前1日咳嗽、咳痰,痰中带血,伴高热。

体格检查:体温 38.5℃,脉搏 98 次/min,呼吸 35 次/min,口唇及指趾发绀。颈静脉怒张,双肺湿啰音,心浊音界向左右扩大,心尖区有Ⅲ级收缩期杂音和舒张期杂音。肝在肋下3cm,脾刚触及,肝颈静脉征阳性。治疗无效死亡。

尸检摘要:

心脏:心体积增大呈球形,重量为320g(正常250g),左、右心房室壁增厚,心腔扩张。二尖瓣口约指尖大、呈鱼口状,瓣膜增厚变硬,腱索增粗,乳头肌肥大。心包积液。镜检心肌纤维增大。

肺:双肺表面可见黑色及褐黄色斑点,切面呈浅褐色较致密,亦见黑色和褐黄色斑点。镜检肺泡壁增厚,毛细血管扩张充血,纤维组织增生。肺泡腔变小,腔内有红细胞及成堆含有含铁血黄素的巨噬细胞。

肝:体积增大,包膜紧张,边缘圆钝。表面和切面均见红黄相间网状结构。镜下见中央静脉及周围肝窦扩张,充满红细胞,肝细胞体积变小。周围肝细胞内有大小不等圆形空泡。

脾:体积增大,切面暗红色。

脑:脑回变平,脑沟变浅,有小脑扁桃体疝。

其他:双下肢肿胀,压之有凹陷;双侧胸腔及腹腔分别有清亮液体200ml及400ml。

讨论

(1)患病脏器正常组织结构应是怎样?

(2)请做出各脏器的病理诊断及诊断依据。

(3)各脏器的病变的本质及其发生机制是什么?

(4)哪些脏器的病变有联系?请用箭头将其联系起来。

(国宏莉)

实验十二 临床病理讨论

病例1:患者,男性,49岁。今年4月份因腹部灼烧、不适,总有饥饿感来院检查。半年以来食欲下降,伴餐后腹胀,有时一天要大便2~3次,便溏。如吃较油腻食物如鸡汤、骨头汤后,便会引起腹泻,通常要持续4~5天,但大便、小便等常规临床检验正常。

胃镜检查:肉眼所见胃窦黏膜光滑,轻度红白相间。

讨论

1. 该病例临床诊断是什么?

2. 为何出现溏便样腹泻?

病例2:李某,男性,65岁。

现病史:死者生前患高血压20多年,半年前开始双下肢发凉、发麻,走路时常出现阵发性疼痛,休息后缓解。近一个月右足剧痛,感觉渐消失,足趾发黑渐坏死,左下肢逐渐变细。三天前生气后,突然昏迷,失语,右半身瘫,渐出现抽泣样呼吸。今晨4时25分呼吸、心跳停止。

尸检摘要:老年男尸,心脏明显增大,重950g,左心室明显增厚,心腔扩张。主动脉、下肢动脉及冠状动脉等内膜不光滑,有散在大小不等黄白色斑块。右胫前动脉及足背动脉,管壁不规则增厚,有处管腔阻塞。左股动脉及胫前动脉有不规则黄白色斑块。右足趾变黑、坏死。左下肢肌肉萎缩、明显变细。左大脑内囊有大片状出血。

讨论

1. 各脏器有哪些病变?正常结构应怎样?

2. 右足发黑坏死的原因是什么?

3. 左心室肥大、扩张及左下肢萎缩的原因类型是什么?

4. 死亡原因是什么?

（国宏莉）

实验十三 临床病理讨论

患者,男,67 岁,以"心前区压榨性疼痛伴大汗半小时"为主诉,于 2009 年 12 月 8 日 6 时 30 分入院。半小时前患者在用力排便时突然出现心前区压榨性疼痛,舌下含服硝酸甘油后无缓解,伴大汗、烦躁不安。入院后心电监护提示:$V_1 \sim V_6$ 导联 ST 段呈弓背向上型抬高。立即给予吸氧、硝酸甘油静脉滴注、抗心率失常等治疗,病情缓解不明显,出现呼吸困难、咳嗽等症状,给予速尿、硝普钠等利尿剂和扩血管药物治疗,未见好转,抢救无效于当晚 22 时 10 分死亡。

既往史:一个月前曾感胸部不适,活动后心悸、气短,到医院检查后诊断为"冠心病,心绞痛",予扩冠治疗后症状缓解。

尸检摘要:男性尸体,身长 165cm,肥胖体型,口唇、指(趾)甲发绀。心脏重 350g,左心室壁厚 1.2cm,肉眼颜色不均匀,右心室壁厚 0.3cm。左心室及室间隔多处取材光镜下见大片心肌细胞核溶解消失。左冠脉主干动脉粥样硬化,使管腔狭窄 75%以上。

讨论

(1) 请说出该病例的主要病理诊断。

(2) 指出患者的死亡原因。

(3) 如果患者存活,机体将如何修复损伤部位? 为什么?

(国宏莉)

第三篇 创新性实验

实验十四 上皮细胞纤毛运动实验

本实验要求学生熟悉实验方法及操作技巧。了解假复层柱状纤毛上皮与肾小管近端小管曲部上皮刷状缘的形态,掌握纤毛细胞游离面纤毛的运动(呈有规律的麦浪式摆动),这种活跃的摆动,在一般固定切片上是观察不到的。

1. 实验准备

(1) 材料:青蛙数只。

(2) 用具:解剖镊、止血钳、小剪刀、培养皿。

(3) 药品:0.9%的氯化钠溶液。

(4) 仪器:显微镜。

2. 方法步骤　将活青蛙在温水中浸泡半天,然后固定在木板上,取其上颚黏膜或颊黏膜,剪成小块,置载玻片上,滴加 0.65% 的氯化钠溶液,加盖玻片在镜下观察。可清楚地看到纤毛似麦浪式有规律地摆动。

(邓成国　柯奇周)

实验十五　疏松结缔组织铺片-显示巨噬细胞功能

【实验目的】

(1) 掌握巨噬细胞的结构与功能。

(2) 掌握疏松结缔组织纤维的结构。

(3) 了解疏松结缔组织铺片的制作方法。

(4) 了解活体染料动物体内注射的方法。

(5) 通过显微镜观察加深对巨噬细胞功能了解。

【实验步骤】

(1) 大白鼠腹腔注射 0.8% 台盼蓝 4ml(隔日注射,共注射 4 次)。于末次注射后间隔 3~4h,用 20 钨拉坦腹腔注射麻醉(5 ml/kg)后,取大白鼠皮下结缔组织和肠系膜,用大头针摊开铺展在载玻片上。小鼠注射剂量为 0.1ml,时间同上。

(2) Bouin 液固定 30min。

(3) 固定后在醛复红染液中 10min(染弹性纤维和肥大细胞)。蒸馏水洗去浮色。

(4) 经 70%、80%、90% 乙醇溶液分色各 30s~1min。

(5) 偶氮卡红染 5min 染胶原纤维。蒸馏水洗去浮色。

(6) 经各级乙醇溶液脱水,二甲苯透明后封片。

(7) 显微镜下观察各种细胞和纤维的形态。

【注意事项】

(1) 每个实验室分为 3 组,每组 1 只大鼠、1 只小鼠分别放在大鼠笼子和小鼠笼子里。每个实验室由 3~4 位同学负责领取、饲养动物,按照实验设计时间间隔,将注射配置好的台盼蓝注射到大鼠腹腔。

(2) 抓取大鼠时带教老师要做示教,特别要注意不要被动物咬伤。

(3) 注射锥虫蓝要严格消毒,以防腹腔感染。

(邓成国　晏长荣)

实验十六　血涂片制作

（1）涂片：人血液、Wright 或 Giemsa 染色。

（2）标本制作：将耳垂或手指消毒后，用消毒针刺入皮内约 0.2mm，用棉球拭去第一滴血，然后取少许血液滴在载玻片右端，用另一载玻片的一端与有血液的载玻片倾斜成 30 ~ 45°角，把血液推向左方，制成厚薄一致的血涂片。干后用蜡笔把薄而均匀的部分划上两条线。

（3）染色方法：Wright 染色，在两条蜡线范围内滴上 Wright 染液数滴，1 ~2min 后滴加等量蒸馏水，轻轻摇动使之混合，5 ~15min 后用水洗去多余的染料，吸水纸吸干或自然干燥后即可用光镜观察。Giemsa 染色，血涂片干后，用甲醇固定 2 ~3min，然后以 Giemsa 染色染 15 ~30min，水洗后自然干燥，即可镜检。

（杨　虹　郭青平）

实验十七 皮肤创伤愈合的形态学观察

皮肤创伤的愈合是指机体遭受外力作用,皮肤及皮下组织出现离断或缺损后的愈复过程,包括各种组织的再生和肉芽组织增生、瘢痕形成的复杂组合,表现出各种过程的协同作用。创伤愈合的基本过程包括伤口的早期变化、伤口收缩、肉芽组织增生、瘢痕形成、表皮及其他组织再生。

【目的要求】

（1）了解创伤愈合的过程及愈合类型。

（2）掌握肉芽组织的结构、功能及不同组织的再生能力。

（3）熟悉瘢痕组织的结构和功能。

【手术器械】

手术刀柄、手术刀片、有齿镊、无齿镊、敷料、持针器、针、缝线、针筒

【实验动物】

小白鼠(或兔子)。

【实验用品】

2%戊巴比妥钠。

【实习内容】

2%戊巴比妥钠腹腔麻醉(40~50mg/kg)。小白鼠(或家兔)左后肢股内侧皮肤,做一切口,深达皮下压迫止血、外翻缝合、包扎伤口。术后观察皮肤创伤后切口表面。术后4天及14天分别取伤口处组织制片,镜下观察新生肉芽组织和创口表面覆盖的表皮。

【讨论】

（1）创伤愈合的过程。

（2）肉芽组织的结构和功能是什么？

（3）小鼠(或家兔)皮肤创伤愈合的类型是什么？为什么？

（4）影响创伤愈合的因素有哪些？

（国宏莉 徐臣利）

实验十八 空气栓塞动物实验

【目的要求】

通过本实验加深对空气栓塞发生的原因和机制的认识,进一步了解空气栓塞死亡的机制及病理变化。

【实验方法】

用 20ml 注射器,从家兔耳静脉注入空气(7ml/kg)。注意观察家兔的表现,死亡经过;死后进行解剖;切开胸腔,暴露心脏,从上、下腔静脉剪开右心到肺动脉及分支。观察空气栓塞的部位、空气栓子的形状和心、肺等器官的病理变化并记录之。

【讨论】

(1)空气栓塞死亡的机理是什么?

(2)心、肺主要脏器有何病理变化?

(国宏莉　徐臣利)

实验十九　肿瘤组织的免疫组织化学标记及分析

免疫组织化学(immunochistochemistry)是指用免疫学原理,通过特异的抗原、抗体反应标记上可见的显示物系统来检查细胞及组织上原位抗原或抗体成分的方法。此方法可以识别定位各种细胞组织成分,如蛋白质、多肽、核酸、部分类酯、多糖、激素、病原体(寄生虫、细菌病毒)、受体、神经介质、肿瘤的标记物(抗原或相关抗原)等,一般认为凡具有抗原性或半抗原性的物质都可以用免疫组织化学方法检查并显示出来。在光学显微镜、荧光显微镜或电子显微镜下观察其性质定位,还可以利用细胞分光光度计、图像分析仪、共聚焦显微镜等进行细胞原位定量测定。

免疫组织化学技术这种方法特异性强、灵敏度高、定位准确和简便快速,是科研和临床诊断中常用的病理技术。

【目的要求】

(1) 了解肿瘤组织的取材方法及 HE 染色方法。

(2) 了解免疫组织化学技术。

(3) 了解免疫组织化学方法在科研及临床诊断中的应用。

【实验内容】

(1) 从临床收集肿瘤标本,学生动手取材。

(2) 常规制片,HE 染色。

(3) 选择常用抗体对肿瘤做相应免疫组化标记。

(4) 镜下观察所制 HE 染色和免疫组化染色切片(图 S-36)。

(5) 对结果进行判断、分析、讨论,做出诊断。

【讨论】

(1) 简述疾病临床病理诊断的主要流程。

(2) 简述免疫组化技术在科研和临床诊断中的作用。

(国宏莉　徐臣利)

实验二十　宫颈细胞学制片及分析

　　脱落细胞学是利用生理或病理情况下,自然脱落下来的细胞标本作为研究对象,如痰、胸腔积液、腹水、胃液、尿液、宫颈涂片等的检查。细胞学检查包括:标本采集、涂片、固定、染色、封片、阅片等过程,其中细胞学制片是诊断细胞学的基础。制片的目的是将采集的细胞成分均匀置于载玻片上,以便镜下检查。因此,涂片要求:①细胞涂布均匀,分布在载玻片一侧 2/3 范围内,其余 1/3 留作贴标签;②涂片时,勿用力挤压或摩擦,防止细胞由于挤压损伤或变形;③做好标记,刻写编码,防止错号。细胞学制片的方法很多,常用的方法是涂抹法、拉片法、推片法、印片法。

　　细胞学检查方法简便易行,结果又较为可靠。目前已成为恶性肿瘤早期诊断的重要手段之一,广泛应用于临床和肿瘤普查。

【目的要求】

　　(1) 了解细胞学取材及制片技术。

　　(2) 了解细胞学技术在科研及临床诊断中的应用。

　　(3) 了解细胞学诊断的方法及标准。

【实验内容】

　　(1) 从临床收集宫颈细胞学标本,学生动手取材。

　　(2) 常规制片,HE 染色或巴氏染色。

　　(3) 镜下观察所制 HE 染色切片或巴氏染色切片(图 S-36)。

　　(4) 对结果进行判断、分析、讨论,做出诊断。

【讨论】

　　(1) 简述疾病临床病理诊断的主要流程。

　　(2) 简述细胞学技术在科研和临床诊断中的作用。

(国宏莉　徐臣利)

附录

正常器官的重量和大小

1. 脑:重量(男性)1300~1500g;(女性)1100~1300g。

2. 脊髓:大小40~50cm;重量25~27g。

3. 心脏:重量(男性)250~270g、(女性)240g~260g。
左、右心房壁厚度0.1~0.2cm;左心室厚度0.9~1.0cm;右心室厚度0.3~0.4cm;三尖瓣周径11cm;肺A瓣周径8.5cm;二尖瓣周径10cm;主A瓣周径7.5cm;

4. 肺脏:左肺重量325~450g,右肺重量375~550g。

5. 主A:升部周径7.5cm;胸主A周径4.5~6cm;腹主A周径3.5cm~4.5cm。

6. 肝脏:重量1300~1500g;大小(25~30)cm×(19~21)cm×(6~9)cm。

7. 脾脏:重量140~180g;大小(3~4)cm×(8~9)cm×(12~14)cm。

8. 肾脏:重量(一侧)(120~140)g;大小(3~4)cm×(5~6)cm×(11~12)cm;皮质厚0.3~0.6cm。

9. 胰腺:重量90~120g;大小3.8cm×5.0cm×18cm。

10. 甲状腺:重量30~70g;大小(1.5~2.5)cm×(3~4)cm×(5~7)cm。

11. 肾上腺每个重量为5~6g。

主要参考文献

回牟中,译. 2006. 阿克曼外科病理学. 第 9 版. 北京:北京大学医学出版社.

李玉林. 2013. 病理学. 第 8 版. 北京:人民卫生出版社.

王恩华. 2008. 病理学. 第 2 版. 北京:高等教育出版社.

姚俊霞,胡承江. 2010. 病理学实验教程. 第 2 版. 人民卫生出版社.

Cotran RS,Kumar V,Collins T. 2009. Robbins Pathologic Basis of Disease. 8th ed. Philadelphia:W. B. Saunder.

彩　图

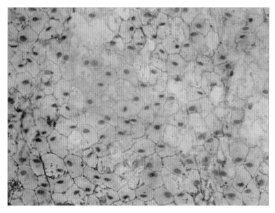

图 2-1　肠系膜铺片示单层扁平上皮（高倍）

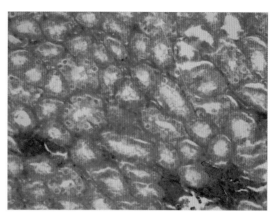

图 2-2　单层立方上皮（高倍）

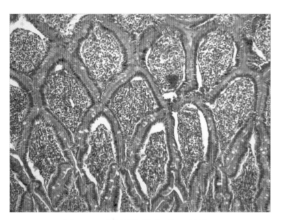

图 2-3　单层柱状上皮（低倍）

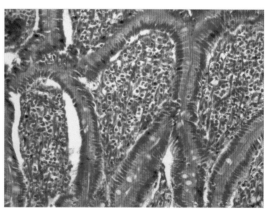

图 2-4　单层柱状上皮（高倍）

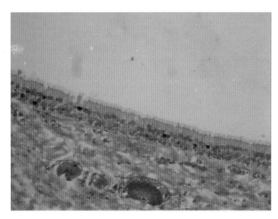

图 2-5　假复层纤毛柱状上皮（高倍）

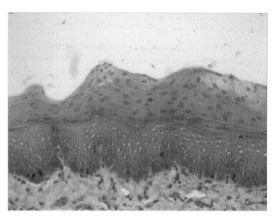

图 2-6　复层扁平上皮（高倍）

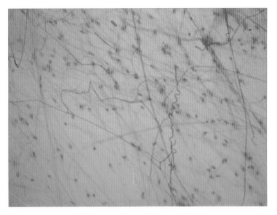

图 3-1　疏松结缔组织铺片示胶原纤维、弹性纤维
（低倍）

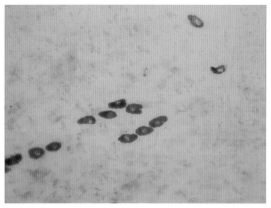

图 3-2　肥大细胞（高倍）

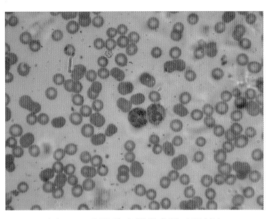

图 4-1　血涂片中性粒细胞（油镜）

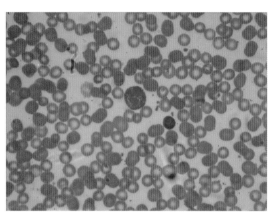

图 4-2　血涂片　嗜酸性粒细胞（油镜）

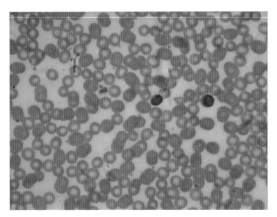

图 4-3　血涂片　淋巴细胞（油镜）

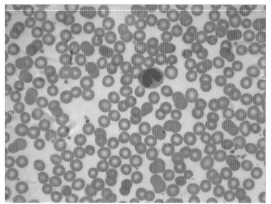

图 4-4　血涂片　单核细胞（油镜）

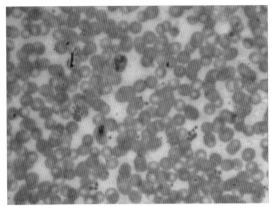

图 4-5 血涂片 血小板 (油镜)

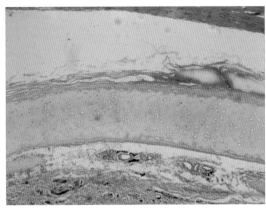

图 5-1 透明软骨 (低倍)

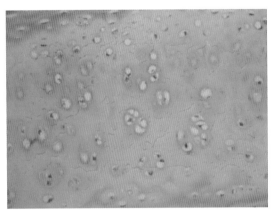

图 5-2 透明软骨 (高倍)

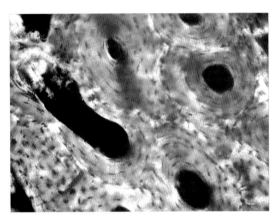

图 5-3 骨切片特殊染色 (低倍)

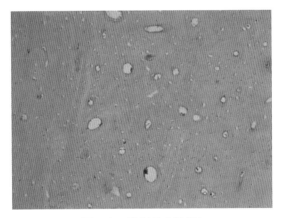

图 5-4 脱灰骨 (低倍)

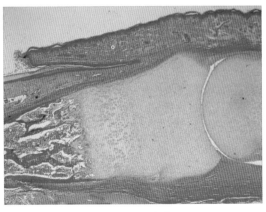

图 5-5 骨发生

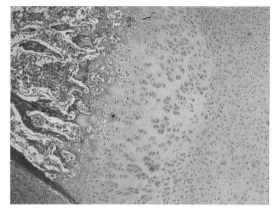

图 5-6　骨发生（低倍）

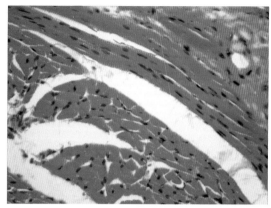

图 6-1　骨骼肌纵横切（高倍）

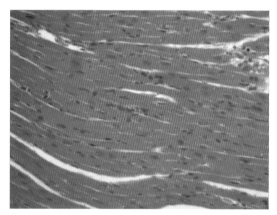

图 6-2　心肌横切（低倍）

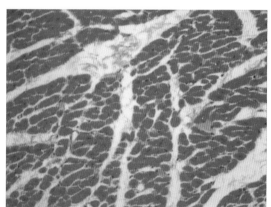

图 6-3　心肌横切（高倍）

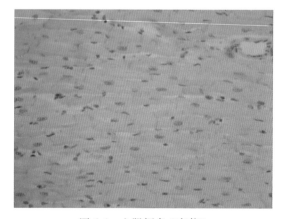

图 6-4　心肌闰盘（高倍）

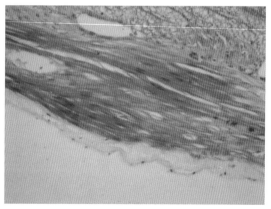

图 6-5　平滑肌纵切（高倍）

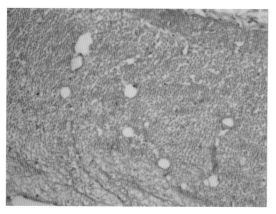

图 6-6　平滑肌横切（高倍）

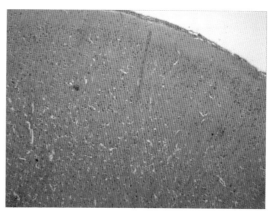

图 7-1　大脑皮质（低倍）

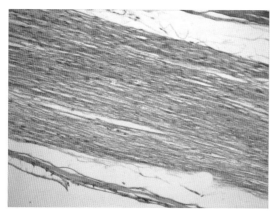

图 7-2　有髓神经纤维纵切（低倍）

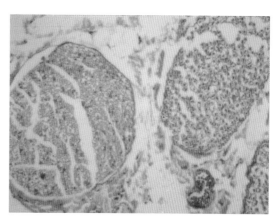

图 7-3　有髓神经纤维横切（高倍）

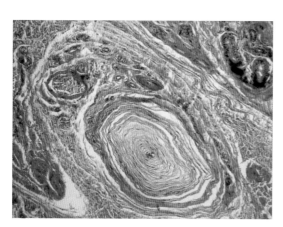

图 7-4　环层小体（低倍）

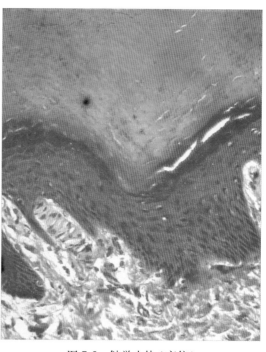

图 7-5　触觉小体（高倍）

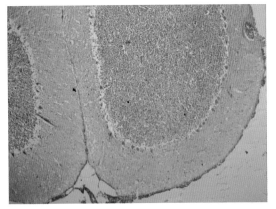

图 8-1　小脑皮质（低倍）

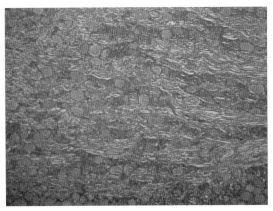

图 8-2　脊神经节（低倍）

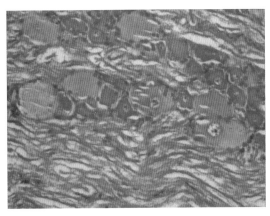

图 8-3　脊神经节（高倍）

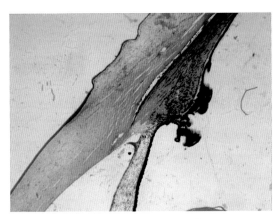

图 9-1　眼球壁前部（低倍）

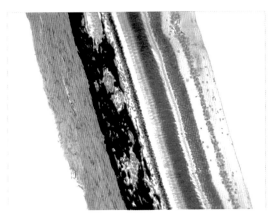

图 9-2　视网膜（高倍）

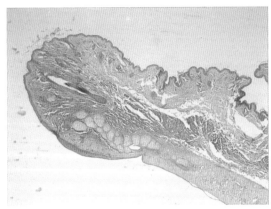

图 9-3　眼睑（低倍）

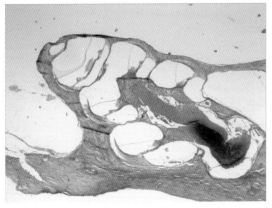

图 9-4　内耳（低倍）

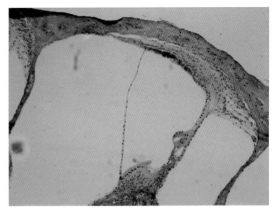

图 9-5　膜蜗管与螺旋器（低倍）

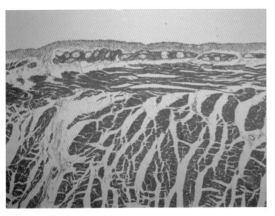

图 10-1　心内膜（低倍）

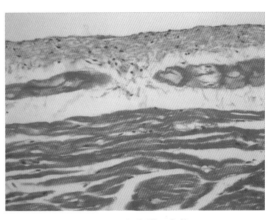

图 10-2　心内膜（高倍）

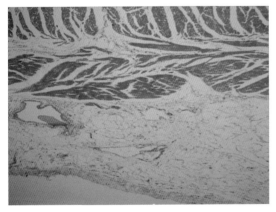

图 10-3　心外膜（低倍）

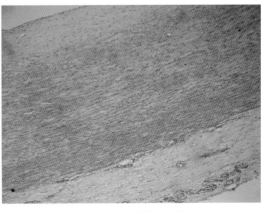

图 10-4　大动脉（低倍）

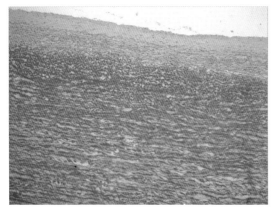

图 10-5　大动脉（低倍）内膜

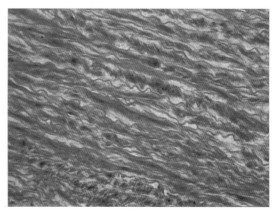

图 10-6　大动脉中膜（高倍）

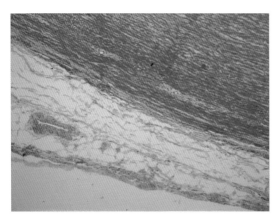

图 10-7　大动脉（外膜）

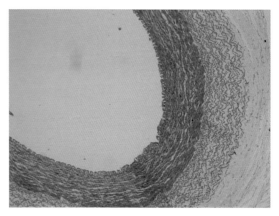

图 10-8　中动脉（低倍）

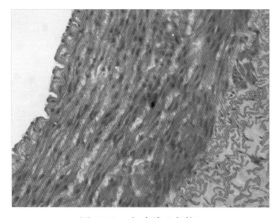

图 10-9　中动脉（高倍）

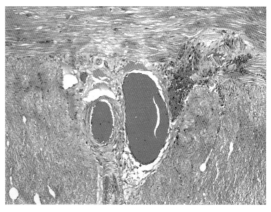

图 10-10　小动静脉（低倍）

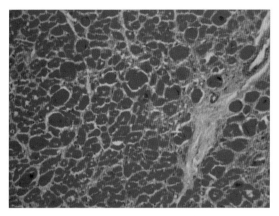

图 10-11　毛细血管（高倍）

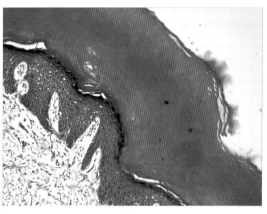

图 11-1　手指皮（低倍）

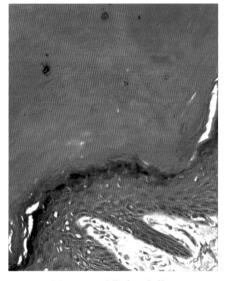

图 11-2　手指皮（高倍）

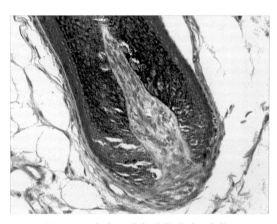

图 11-3　头皮示毛发毛囊毛球（高倍）

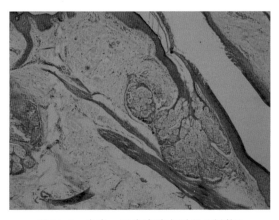

图 11-4　头皮　示皮脂腺立毛肌（低倍）

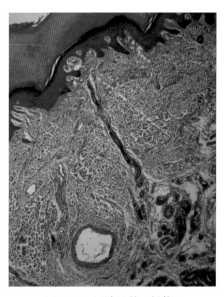

图 11-5　汗腺导管（低倍）

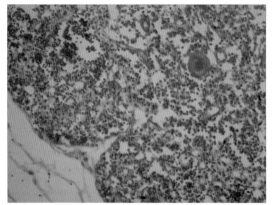

图 12-1　胸腺小体（高倍）

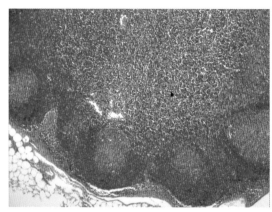

图 12-2　淋巴结皮质（低倍）

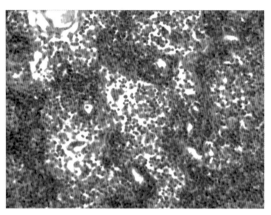

图 12-3　淋巴结髓质（低倍）

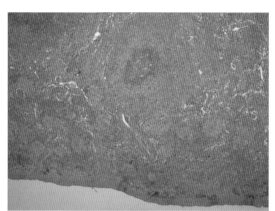

图 12-4　脾（低倍）

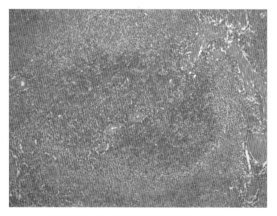

图 12-5　脾动脉周围淋巴鞘（高倍）

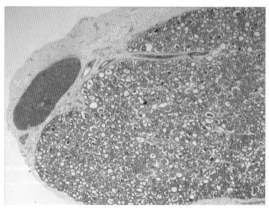

图 13-1　甲状腺及甲状旁腺（低倍）

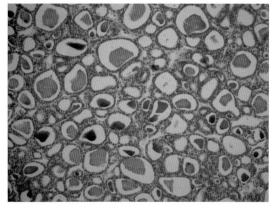

图 13-2　甲状腺（低倍）

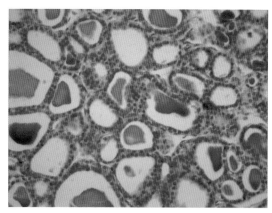

图 13-3　甲状腺（低倍）

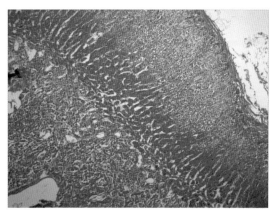

图 13-4　肾上腺（低倍）

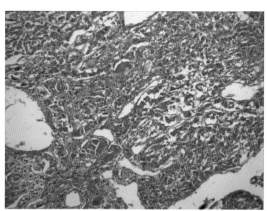

图 13-5　肾上腺髓质（高倍）

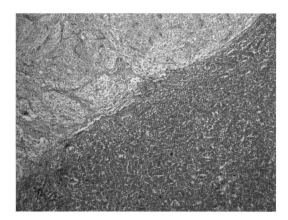

图 13-6　垂体（低倍）

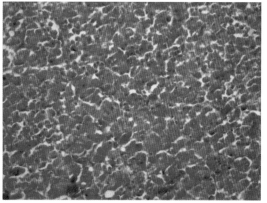

图 13-7　腺垂体远侧部（高倍）

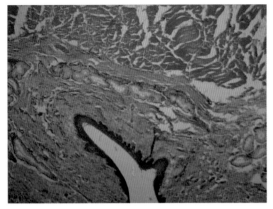

图 14-1　食管（低倍）

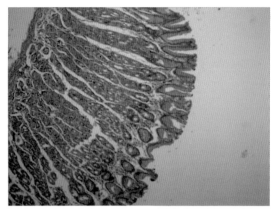

图 14-2　胃底部黏膜（低倍）

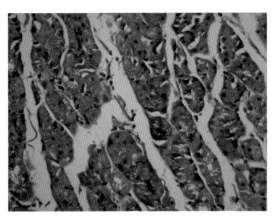

图 14-3　胃底腺（高倍）

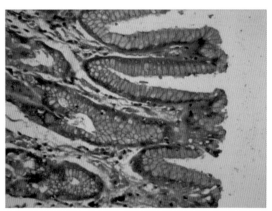

图 14-4　胃底部上皮（高倍）

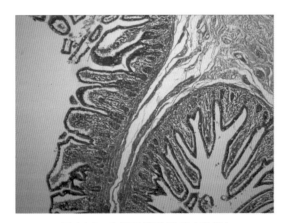

图 14-5　空肠皱襞及绒毛（低倍）

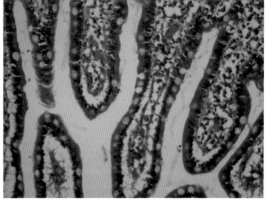

图 14-6　小肠绒毛（低倍）

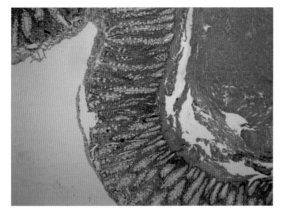

图 14-7　结肠腺（低倍）

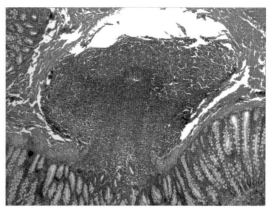

图 14-8　结肠淋巴小结（低倍）

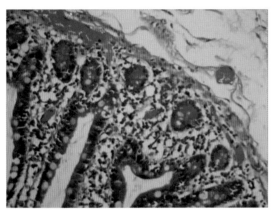

图 14-9　小肠腺（高倍）

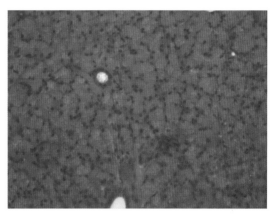

图 15-1　腮腺（高倍）

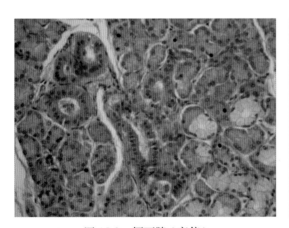

图 15-2　颌下腺（高倍）

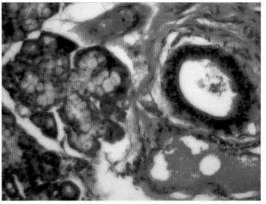

图 15-3　舌下腺（高倍）

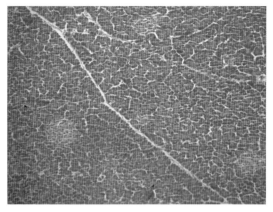

图 15-4　胰腺 (低倍)

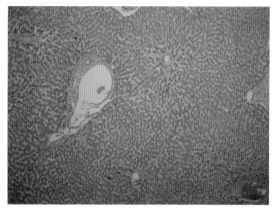

图 15-5　肝 (低倍)

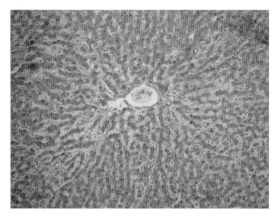

图 15-6　肝小叶 (低倍)

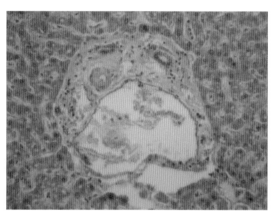

图 15-7　肝门管区 (高倍)

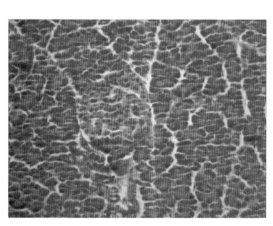

图 15-8　胰岛 (高倍)

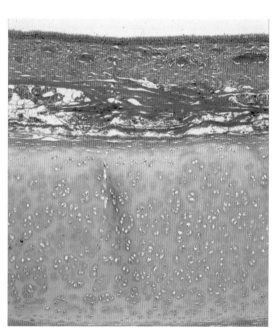

图 16-1　气管 (低倍)

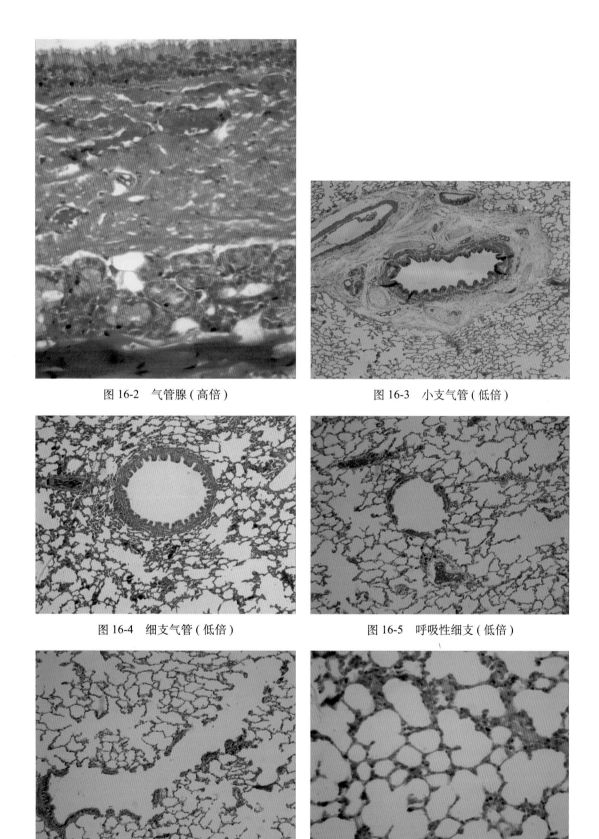

图 16-2　气管腺（高倍）

图 16-3　小支气管（低倍）

图 16-4　细支气管（低倍）

图 16-5　呼吸性细支（低倍）

图 16-6　呼吸性细支 - 肺泡管（低倍）

图 16-7　肺泡（高倍）

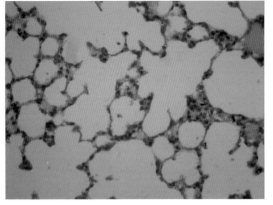

图 16-8 肺巨噬细胞（高倍）

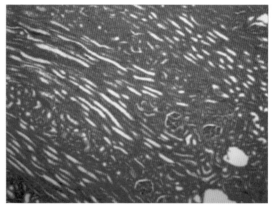

图 17-1 肾皮质（低倍）

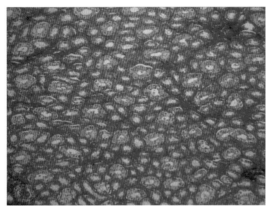

图 17-2 肾髓质（低倍）

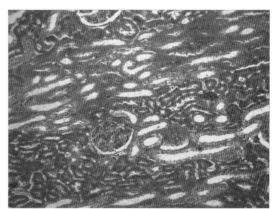

图 17-3 肾皮质（高倍）

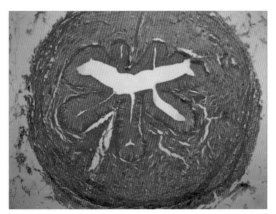

图 17-4 输尿管（低倍）

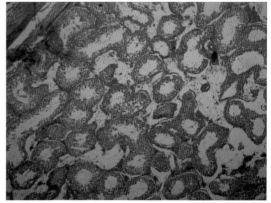

图 18-1 睾丸（低倍）

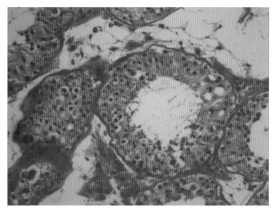

图 18-2　睾丸生精小管（高倍）

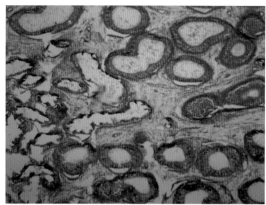

图 18-3　附睾　示输出小管及附睾管

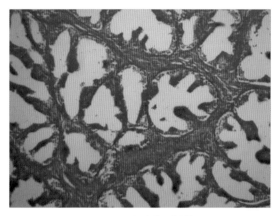

图 18-4　前列腺（低倍）

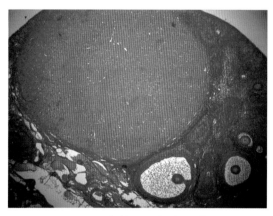

图 19-1　卵巢　示皮质（低倍）

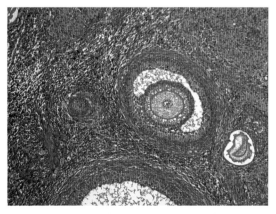

图 19-2　卵巢　示次级卵泡（低倍）

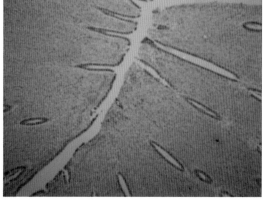

图 19-3　子宫内膜　示子宫腺（低倍）

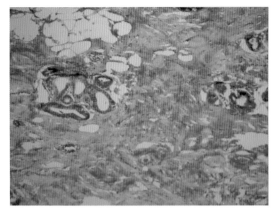
图 19-4 静止期乳腺（低倍）

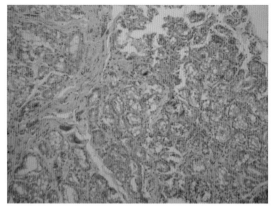
图 19-5 活动期乳腺（低倍）

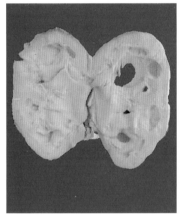
图 G-1 肾压迫性萎缩

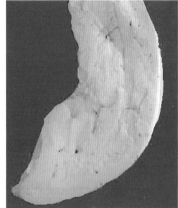
图 G-2 脂肪肝

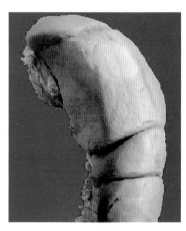
图 G-3 糖衣脾

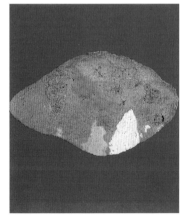
图 G-4 脾凝固性坏死

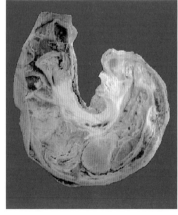
图 G-5 小肠湿性坏疽

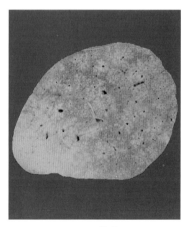
图 G-6 槟榔肝

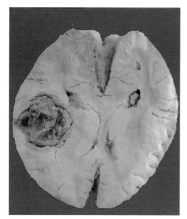

图 G-7　脑出血

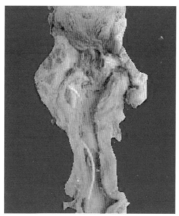

图 G-8　气管白喉

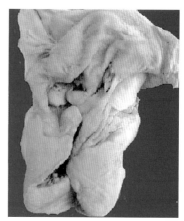

图 G-9　绒毛心

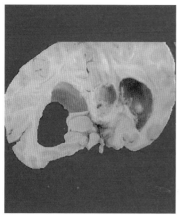

图 G-10　脑脓肿

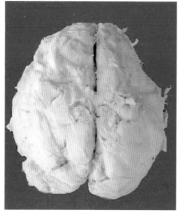

图 G-11　化脓性脑膜炎

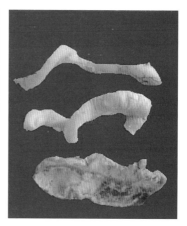

图 G-12　急性阑尾炎

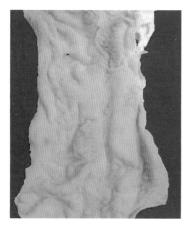

图 G-13　肠伤寒

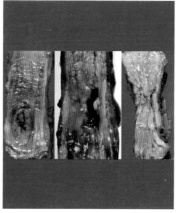

图 G-14　食管癌

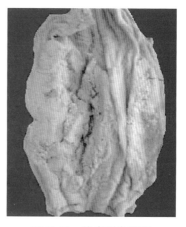

图 G-15　溃疡型食管癌

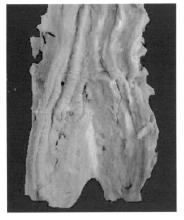

图 G-16　髓质型食管癌

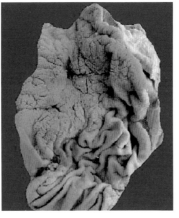

图 G-17　溃疡型胃癌

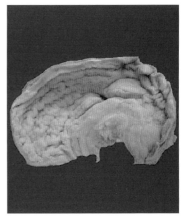

图 G-18　革囊胃

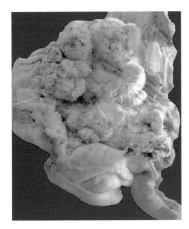

图 G-19　结肠胶样癌

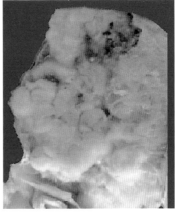

图 G-20　卵巢黏液性囊腺瘤

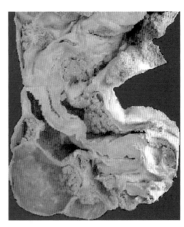

图 G-21　卵巢乳头状囊腺瘤

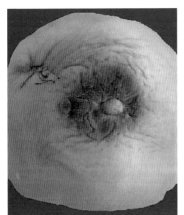

图 G-22　乳腺癌（体表）

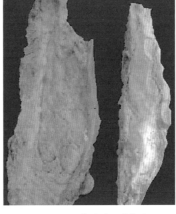

图 G-23　乳腺癌（剖面）

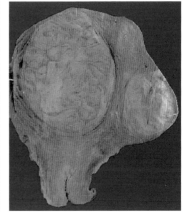

图 G-24　子宫多发性平滑肌瘤

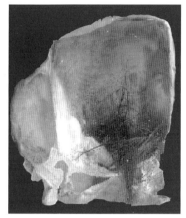

图 G-25　卵巢囊性畸胎瘤

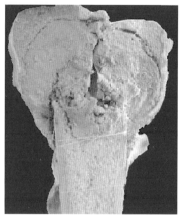

图 G-26　骨肉瘤

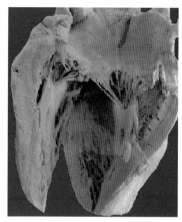

图 G-27　风湿性心内膜炎

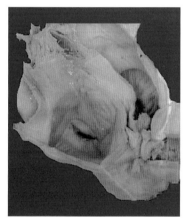

图 G-28　二尖瓣狭窄

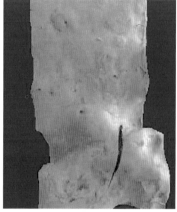

图 G-29　主动脉粥样硬化

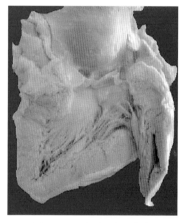

图 G-30　高血压心脏病

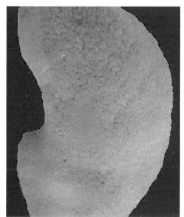

图 G-31　颗粒性固缩肾

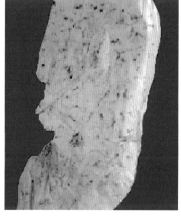

图 G-32　大叶性肺炎

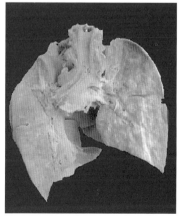

图 G-33　小叶性肺炎

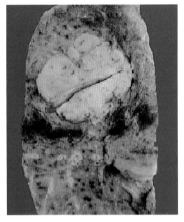

图 G-34　中央型肺癌

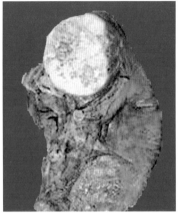

图 G-35　周围型肺癌

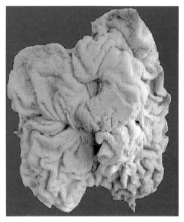

图 G-36　慢性胃溃疡

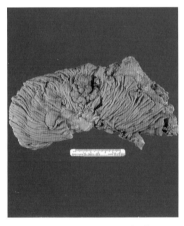

图 G-37　结肠乳头状癌

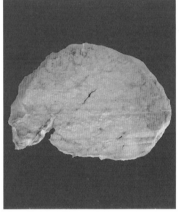

图 G-38　亚急性重型肝炎

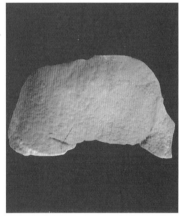

图 G-39　门脉性肝硬化（表面）

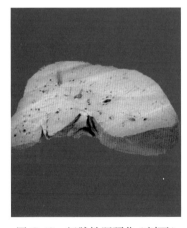

图 G-40　门脉性肝硬化（剖面）

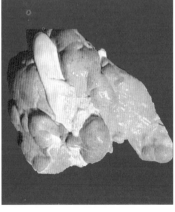

图 G-41　坏死后性肝硬化

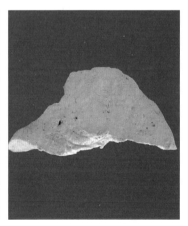

图 G-42　结节性肝癌

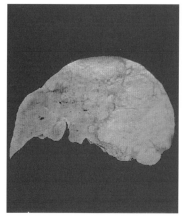

图 G-43　巨块型肝癌

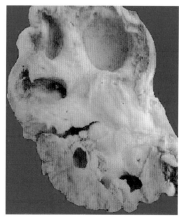

图 G-44　慢性肾盂肾炎

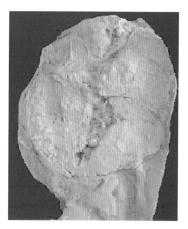

图 G-45　肾细胞癌

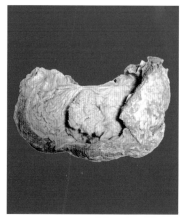

图 G-46　膀胱癌

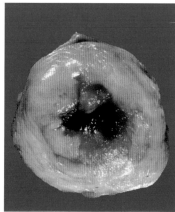

图 G-47　宫颈癌

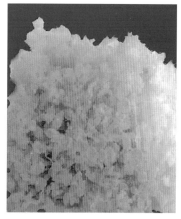

图 G-48　良性葡萄胎

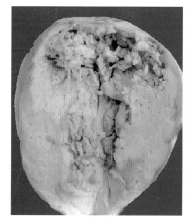

图 G-49　恶性葡萄胎

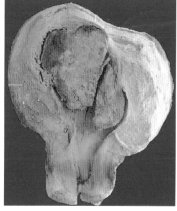

图 G-50　子宫绒毛膜癌

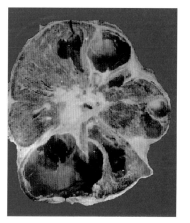

图 G-51　结节性甲状腺肿 - 囊
性变

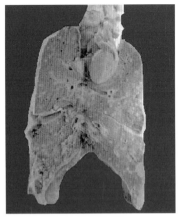

图 G-52 原发性肺结核血行播散

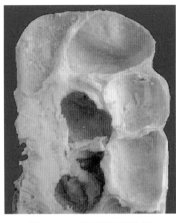

图 G-53 肾空洞型结核

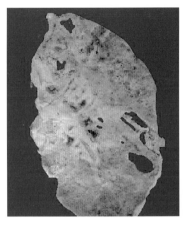

图 G-54 肺空洞型结核

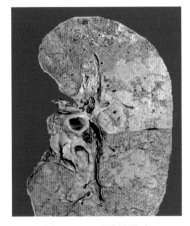

图 G-55 干酪性肺炎

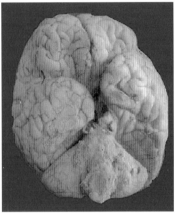

图 G-56 结核性脑膜炎

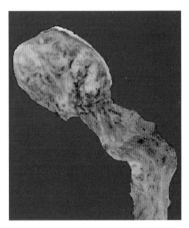

图 G-57 肺结核球

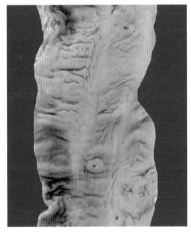

图 G-58 肠阿米巴病

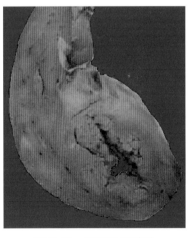

图 G-59 阿米巴肝脓肿

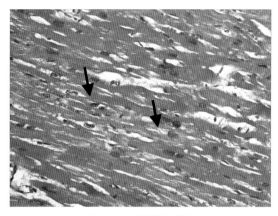

图 S-1　心肌褐色萎缩
→ 脂褐素

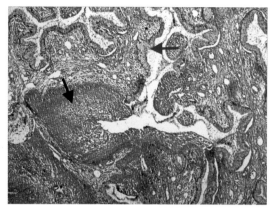

图 S-2　宫颈鳞状上皮化生
→ 化生的鳞状上皮　→ 宫颈腺体正常的柱状上皮

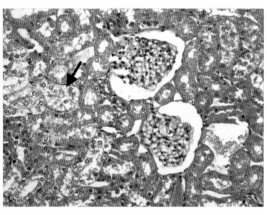

图 S-3　肾水变性
→ 肾小管上皮细胞水肿，胞质内布满大小不等的红染细小
颗粒

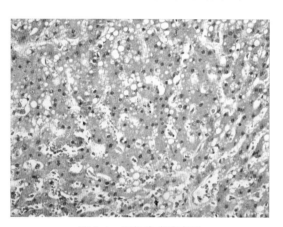

图 S-4　肝细胞脂肪变性
肝细胞内出现大小不等的圆形空泡，部分细胞核被压成月牙
形，偏向一侧

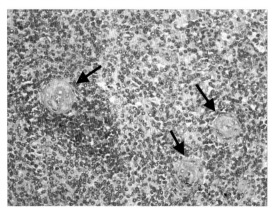

图 S-5　脾细动脉玻璃样变性
→ 玻变的脾中央动脉

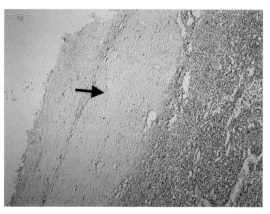

图 S-6　脾被膜玻璃样变性
→ 玻变的脾被膜

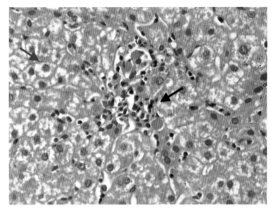

图 S-7　肝细胞坏死

→肝细胞局灶性坏死　→水肿的肝细胞

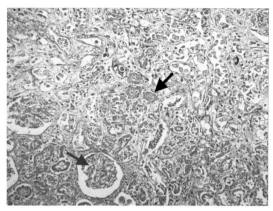

图 S-8　肾凝固性坏死

→肾小球坏死　→肾小管坏死

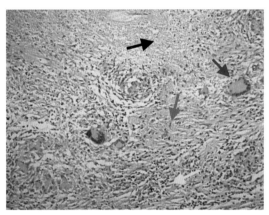

图 S-9　干酪样坏死

→干酪样坏死　→朗格汉斯巨细胞　→类上皮细胞

→淋巴细胞

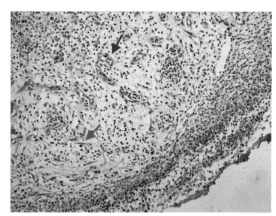

图 S-10　肉芽组织

→新生毛细血管　→成纤维细胞

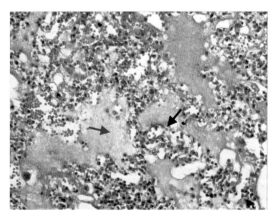

图 S-11　急性肺淤血

→肺泡壁扩张的毛细血管　→肺泡腔内的水肿液

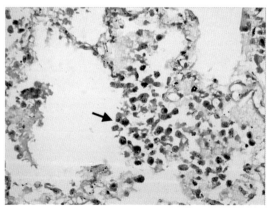

图 S-12　慢性肺淤血

→心衰细胞

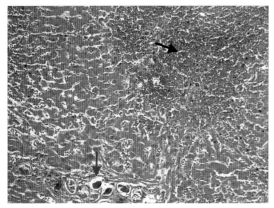

图 S-13 慢性肝淤血

→ 肝窦扩张淤血 → 钙化的血吸虫虫卵

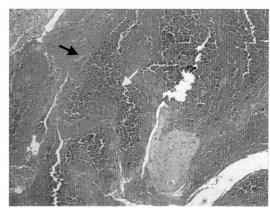

图 S-14 混合血栓

→ 白色血栓 → 红色血栓

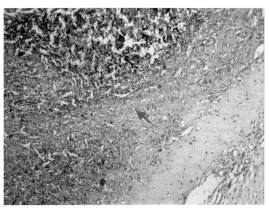

图 S-15 血栓机化

→ 血栓 → 机化

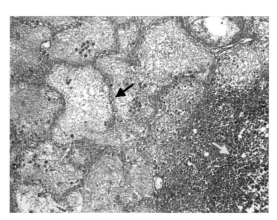

图 S-16 肺出血性梗死

→ 梗死区 → 炎症反应带

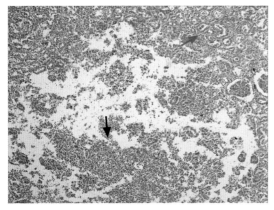

图 S-17 肾小脓肿

→ 小脓肿灶 → 肾组织

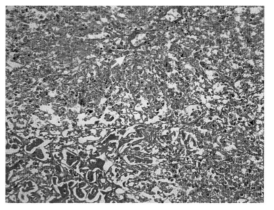

图 S-18 亚急性重型肝炎

→ 肝细胞大片坏死 → 小胆管再生

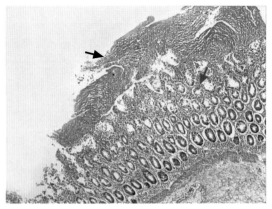

图 S-19　细菌性痢疾
→ 假膜　→ 黏膜炎性细胞浸润

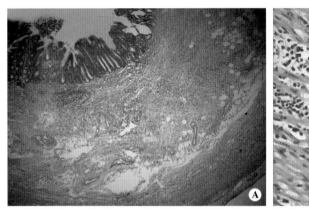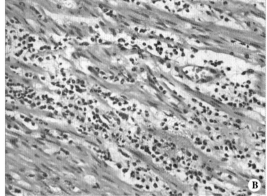

图 S-20　A.急性蜂窝织炎性阑尾炎；B.急性蜂窝织性阑尾炎
肌层中性粒细胞浸润

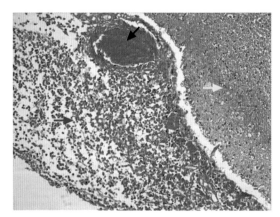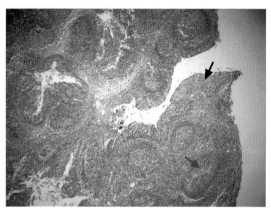

图 S-21　化脓性脑膜炎
→ 脑膜血管扩张充血　→ 脑实质病变轻微　→ 蛛网膜下
腔大量脓性渗出物

图 S-22　慢性扁桃体炎
→ 表面被覆的鳞状上皮　→ 淋巴滤泡增多，　生发中心
扩大

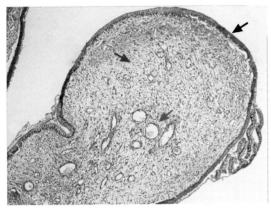

图 S-23　宫颈息肉

➡ 表面被覆的柱状上皮　➡ 间质水肿，炎细胞浸润

➡ 血管扩张、充血

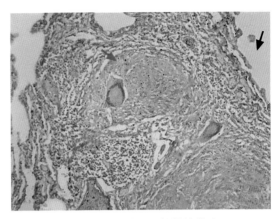

图 S-24　肺增殖性粟粒性结核病

➡ 肺泡　➡ 结核结节

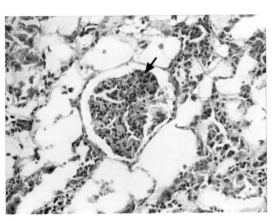

图 S-25　急性增生性肾小球肾炎

➡ 肾小球体积增大，细胞数目增多

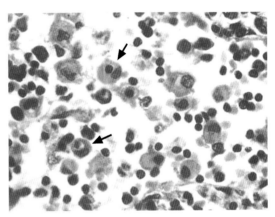

图 S-26　回肠伤寒

➡ 伤寒细胞

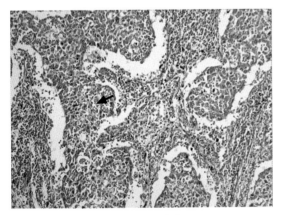

图 S-27　肝细胞癌

➡ 癌巢成条索状，团块状

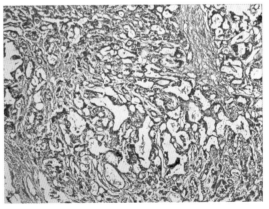

图 S-28　肝胆管细胞癌

癌细胞排列呈腺管样结构

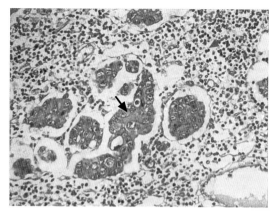

图 S-29　淋巴结转移癌
➡ 转移之癌巢　➡ 淋巴组织

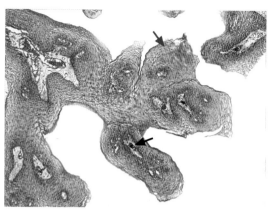

图 S-30　皮肤乳头状瘤
➡ 肿瘤实质　➡ 肿瘤间质

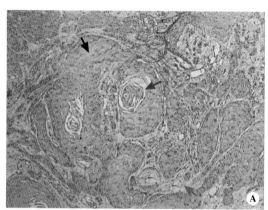

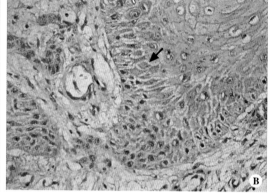

图 S-31　角化性磷状细胞癌
A. ➡ 癌巢　➡ 角化珠　➡ 肿瘤间质；B. ➡ 细胞间桥

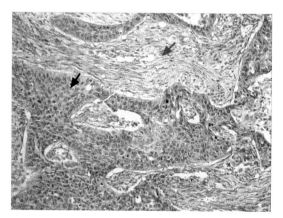

图 S-32　非角化鳞状细胞癌
➡ 癌巢　➡ 肿瘤间质

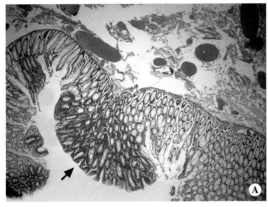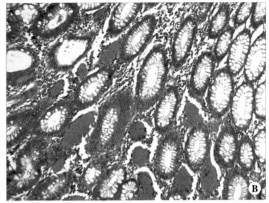

图 S-33　结肠息肉状腺瘤
→ 腺上皮增生形成的息肉

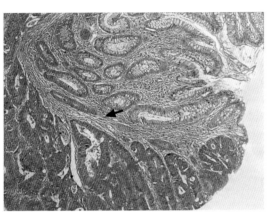

图 S-34　直肠腺癌
→ 癌巢　→ 肿瘤间质

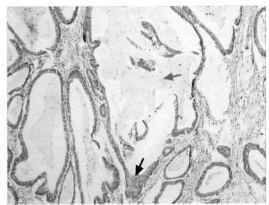

图 S-35　直肠黏液癌
→ 癌细胞　→ 黏液湖

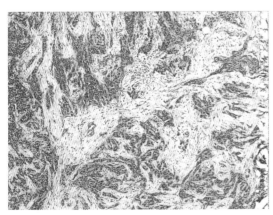

图 S-36　乳腺浸润性导管癌
癌细胞排列成巢状、团索状

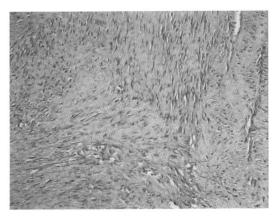

图 S-37　纤维瘤
癌细胞呈长梭形，束状、编织状或栅栏状排列

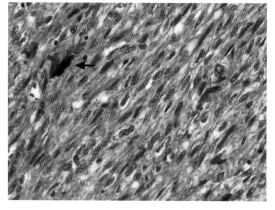

图 S-38　纤维肉瘤

→ 异形细胞核

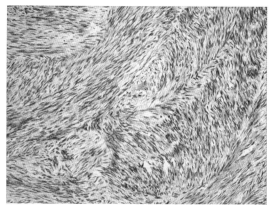

图 S-39　平滑肌瘤

癌细胞分化成熟，呈束状、编织状或栅栏状排列

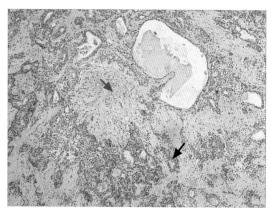

图 S-40　腮腺多形性腺瘤

→ 癌细胞排列成腺管状、条索状、片块状　→ 黏膜组织

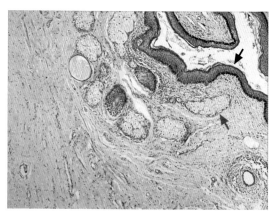

图 S-41　良性畸胎瘤

→ 鳞状上皮　→ 皮脂腺　→ 毛囊

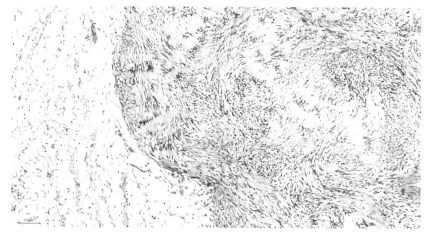

图 S-42　神经鞘病

瘤组织似正常的脂肪组织

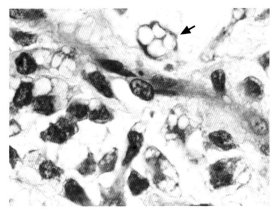

图 S-43　脂肪肉瘤
➡ 脂肪母细胞

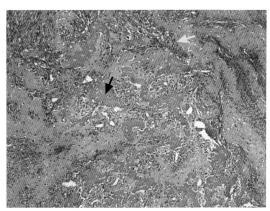

图 S-44　骨肉瘤
➡ 高度异形的肉瘤细胞　➡ 肿瘤性类骨组织

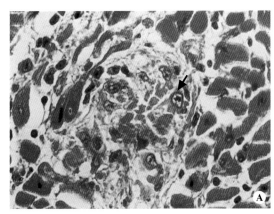

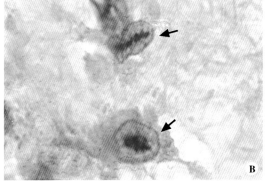

图 S-45　风湿性心肌炎
➡ 风湿细胞

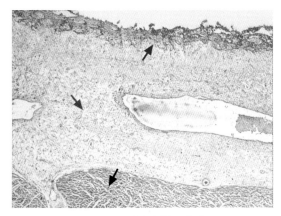

图 S-46　纤维素性心包炎
➡ 心肌　➡ 心外膜　➡ 渗出的纤维素

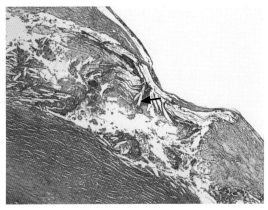

图 S-47　主动脉粥样硬化
➡ 胆固醇结晶

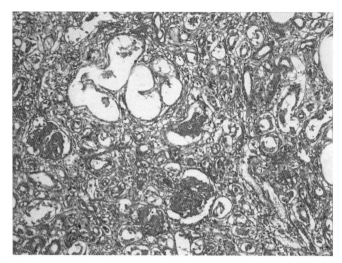

图 S-48 原发性颗粒性固缩肾

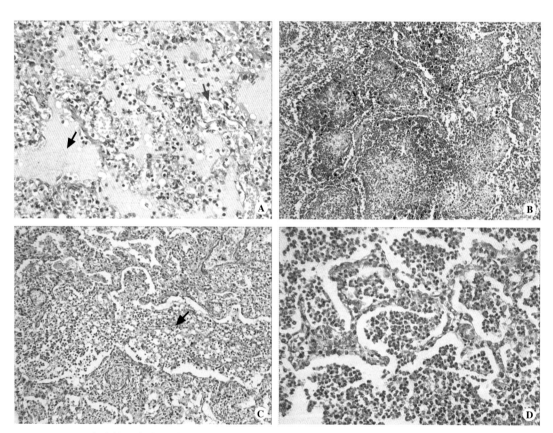

图 S-49 A, 大叶性肺炎充血肿期；B. 大叶性肺炎红色肝样变期；C. 大叶性肺炎灰色肝样变期；
D. 大叶性肺炎溶解消散期

A. → 肺泡壁毛细血管充血扩张 → 肺泡腔内大量水肿液；C. → 肺泡腔内大量的纤维素渗及中性粒细胞渗出

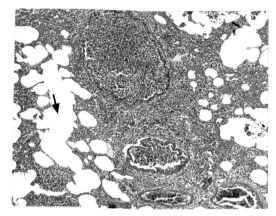

图 S-50　小叶性肺炎

⟶ 细支气管管壁炎细胞浸润　➡ 代偿性肺气肿

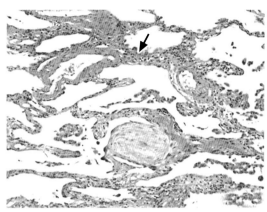

图 S-51　间质性肺炎

➡ 肺泡壁增厚

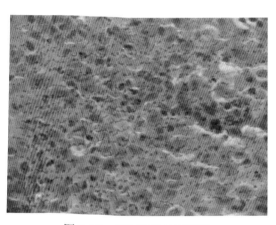

图 S-52　鼻咽泡状核细胞癌

癌细胞体积大，核呈空泡状

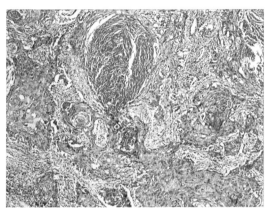

图 S-53　肺鳞状细胞癌

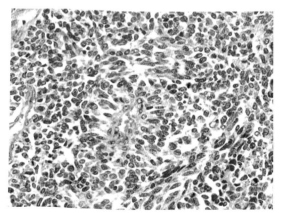

图 S-54　肺小细胞癌

癌细胞小，成短梭形或瓜子性，核深染，癌细胞分布弥漫

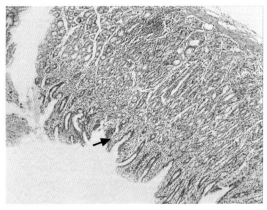

图 S-55　慢性浅表性胃炎

➡ 表层胃黏膜炎细胞浸润

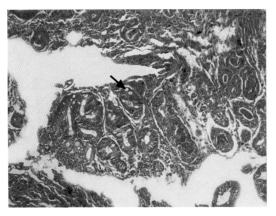

图 S-56　慢性萎缩性胃炎
→ 肠上皮化生

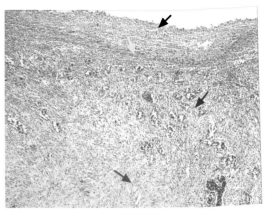

图 S-57　胃溃疡
→ 渗出层 → 坏死层 → 肉芽组织层 → 瘢痕层

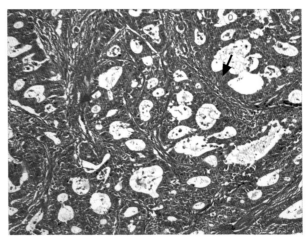

图 S-58　胃腺癌
→ 癌巢 → 间质

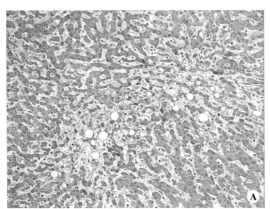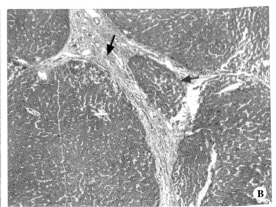

图 S-59　A.轻度慢性肝炎；B.重度慢性肝炎
→ 汇管区纤维结缔组织增生，炎性细胞浸润 → 假小叶形成

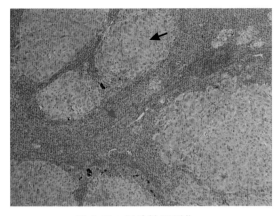

图 S-60 门脉性肝硬化

➤ 假小叶 ➤ 间质纤维结缔组织增生，炎性细胞浸润

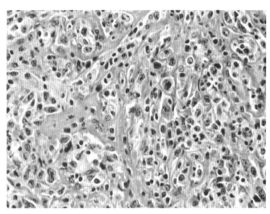

图 S-61 弥漫性大 B 细胞淋巴瘤

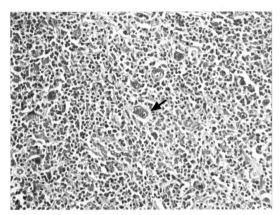

图 S-62 混合细胞型霍奇金淋巴瘤

➤ 镜影细胞

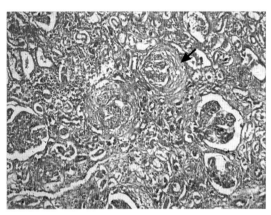

图 S-63 快速进行肾小球肾炎

➤ 新月体

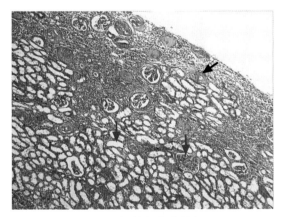

图 S-64 慢性肾小球肾炎

➤ 纤维化的肾小球 ➤ 代偿肥大的肾小球及肾小管

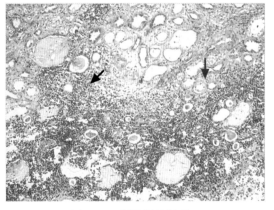

图 S-65 慢性肾盂肾炎

➤ 肾间质炎细胞浸润 ➤ 肾小管萎缩

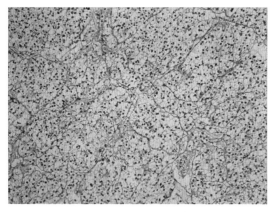

图 S-66　肾透明细胞癌

癌细胞体积大，轮廓清晰，胞浆透亮，细胞核深染

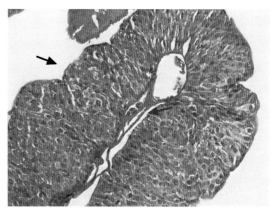

图 S-67　膀胱移行细胞癌

→ 乳头状上皮增生　→ 肿瘤间质

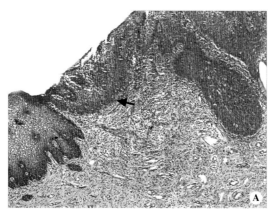

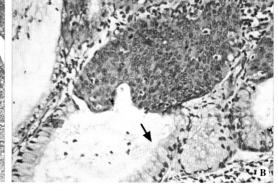

图 S-68　A.宫颈原位癌；B.宫颈原位癌累及腺体

A. → 基膜；B. → 鳞癌组织　→ 腺体柱状上皮

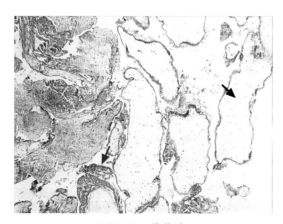

图 S-69　葡萄胎

→ 胎盘绒毛高度水肿，间质血管消失　→ 滋养层细胞增生

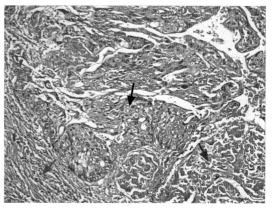

图 S-70　绒毛膜癌

→ 肿瘤细胞　→ 肌层　→ 出血

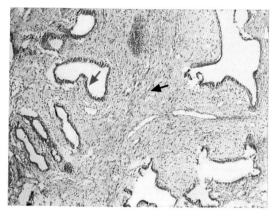

图 S-71　乳腺纤维腺瘤

→ 纤维结缔组织增生　→ 腺管

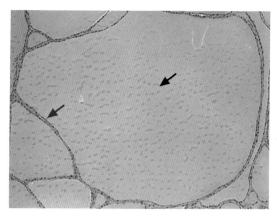

图 S-72　弥漫性胶样甲状腺肿

→ 滤泡上皮受压变扁　→ 滤泡显著扩张，腔内大量的类
胶质

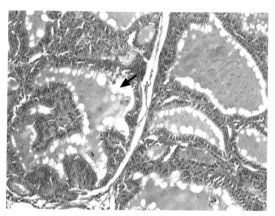

图 S-73　弥漫性毒性甲状腺肿

→ 滤泡腔内胶质稀薄，吸收空泡增多

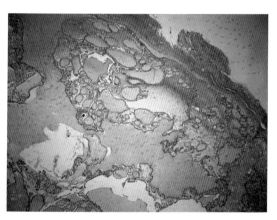

图 S-74　甲状腺滤泡性腺瘤

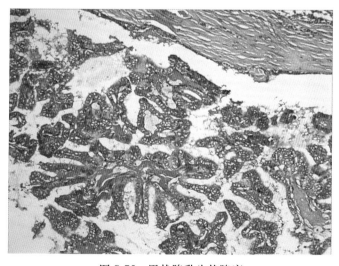

图 S-75　甲状腺乳头状腺癌

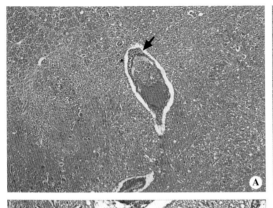

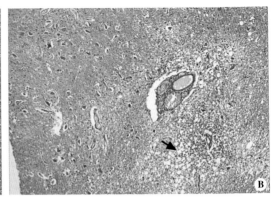

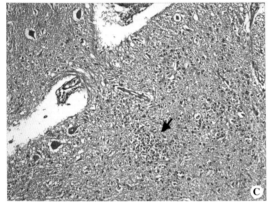

图 S-76　A. 流行性乙型脑炎；B. 流行性乙型脑炎；
C. 流行性乙型脑炎
➡ 淋巴血管套　➡ 筛状软化灶　➡ 胶质结节

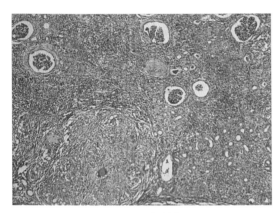

图 S-77　肾结核

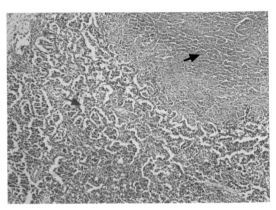

图 S-78　干酪性肺炎
➡ 干酪坏死　➡ 肺泡腔内有大量的渗出物

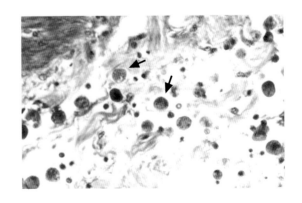

图 S-79　结肠阿米巴病
➡ 阿米巴滋养体